Paul Clairmont

Verletzungen und chirurgische Krankheiten der Mund- und Rachenhöhle, des Halses einschl. der Speicheldrüsen, der Speiseröhre, des Kehlkopfes und der Trachea

Salzwasser

Paul Clairmont

Verletzungen und chirurgische Krankheiten der Mund- und Rachenhöhle, des Halses einschl. der Speicheldrüsen, der Speiseröhre, des Kehlkopfes und der Trachea

1. Auflage | ISBN: 978-3-84609-881-3

Erscheinungsort: Paderborn, Deutschland

Erscheinungsjahr: 2014

Salzwasser Verlag GmbH, Paderborn.

Nachdruck des Originals von 1926.

Diagnostische und therapeutische Irrtümer und deren Verhütung

Chirurgie

Bearbeitet von

Prof. Dr. **Chiari**, Oberarzt der Chirurgischen Universitätsklinik in Innsbruck, Prof. Dr. **Clairmont**, Vorstand der chirurgischen Universitätsklinik in Zürich, Prof. Dr. **Haberer**, Vorstand der Chirurgischen Universitätsklinik in Graz, Geh. San.-Rat Prof. Dr. **Körte**, Direktor der Chirurgischen Abteilung des städtischen Krankenhauses am Urban in Berlin, Geh. Med.-Rat Prof. Dr. **Ledderhose** † in München, Geh. Med.-Rat Prof. Dr. **P. Müller**, Direktor der Chirurgischen Universitätsklinik in Rostock, Geh. Med.-Rat Prof. Dr. **Payr**, Direktor der Chirurgischen Universitätsklinik in Leipzig, Geh. Med.-Rat Prof. Dr. **Pels Leusden**, Direktor der Chirurgischen Universitätsklinik in Greifswald, Prof. Dr. **Sonntag**, Direktor des Chirurgisch-poliklinischen Instituts der Universität Leipzig, Geh. Med.-Rat Prof. Dr. **Tilmann**, Direktor der Chirurgischen Universitätsklinik in Köln-Lindenburg, Prof. Dr. **Voelcker**, Direktor der Chirurgischen Universitätsklinik in Halle a. S.

Herausgegeben von

Prof. Dr. J. Schwalbe
Geh. San.-Rat in Berlin

Siebentes Heft

Verletzungen und chirurgische Krankheiten der Mund- und Rachenhöhle, des Halses

einschl. der Speicheldrüsen, der Speiseröhre, des Kehlkopfes und der Trachea

Von

Professor Dr. Paul Clairmont
Vorstand der Chirurgischen Klinik in Zürich

Mit 97 Textabbildungen

Leipzig 1926
Verlag von Georg Thieme

Verletzungen
und chirurgische Krankheiten
der Mund- und Rachenhöhle,
des Halses

einschl. der Speicheldrüsen, der Speiseröhre, des Kehlkopfes und der Trachea

Von

Professor Dr. Paul Clairmont
Vorstand der Chirurgischen Klinik in Zürich

Mit 97 Textabbildungen

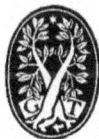

Leipzig 1926
Verlag von Georg Thieme

Roßberg'sche Buchdruckerei, Leipzig.

Inhaltsverzeichnis.

Seite

I. Angeborene Spaltbildungen des Gaumens. 5

II. Verletzungen im Bereiche der Mundhöhle. 9

III. Erkrankungen der Mundschleimhaut. Allgemeines 10
    1. Akute Entzündungen. 10
    2. Chronische Entzündungen. 14
    3. Geschwülste 15

IV. Erkrankungen der Zunge 18
    1. Oberflächenveränderungen. 18
    2. Geschwürsbildungen 21
    3. Allgemeine und umschriebene Vergrößerungen der Zunge 23
        a) Angeborene Zustände 24
        b) Akute pyogene Entzündungen 24
        c) Chronische Entzündungen 26
        d) Gutartige Geschwülste. 28
        e) Bösartige Geschwülste 31
    4. Zungenblutungen. 34

V. Harter und weicher Gaumen. 36
    1. Abszesse 36
    2. Ulzera 37
    3. Perforationen 38
    4. Narben und Verwachsungen. 39

VI. Gaumenbögen 41

VII. Tonsille 42
    1. Fremdkörper. 42
    2. Entzündungen 42
    3. Hypertrophie und Tonsillektomie 47
    4. Tuberkulose, Aktinomykose, Lues 49
    5. Karzinom, Lymphosarkom 50

VIII. Pharynx 51
    1. Epipharynx 51
    2. Mesopharynx 54
    3. Hypopharynx 59

IX. Mundboden mit Speicheldrüsen (Glandula submaxillaris und sublingualis) 61
    1. Karzinom der Schleimhaut des Mundbodens 61
    2. Entzündungen des Mundbodens 61
    3. Geschwülste des Mundbodens 63

X. Parotis. 72
    1. Entzündungen 72
    2. Bluterkrankungen 77
    3. Geschwülste 78
    Erkrankungen des Ductus stenonianus 82

Seite

XI. Hals 83
    1. Veränderungen und Erkrankungen der Haut 84
    2. Verletzungen der Halsorgane 94
    3. Abnorme Kopfhaltungen 106
    4. Entzündungen . . . . : 114
    5. Geschwülste 116
        I. Allgemeines 116
           Organzugehörigkeit 117
           Therapeutische Grundsätze 118
       II. Spezielles 119
          1. Regio submentalis 119
          2. Regio submandibularis 120
          3. Regio hyothyreoidea 121
          4. Oberes seitliches Halsdreieck 122
          5. Vorderes Halsdreieck (Schilddrüse) 131
          6. Regio supraclavicularis 157
          7. Regio nuchalis 159

XII. Larynx und Trachea 159

XIII. Ösophagus 164

Literatur 177

Register 182

I. Angeborene Spaltbildungen des Gaumens.

Diagnostische Irrtümer können bei der Unterscheidung angeborener Spaltbildungen gegenüber erworbenen auftreten. Die Lage der angeborenen Spaltbildungen ist die Mittellinie. Unveränderte Schleimhaut und fehlende Narbenentwicklung in der Umgebung sind Zeichen der kongenitalen Mißbildung; sie sind aber nicht verläßlich, weil auch erworbene Perforationen die Mittellinie einhalten können und mißglückte Versuche, angeborene Spaltbildungen zu schließen, zur Narbenbildung in der Umgebung führen müssen. Unter Berücksichtigung dieser Tatsachen darf als Regel gelten, daß bei Erwachsenen Defekte mit strahligen Narben in der Umgebung den Verdacht auf Lues erwecken müssen. Nur die traumatische Ätiologie kann daneben noch ernstlich in Betracht kommen.

Welch große Bedeutung der richtigen Beurteilung eines Gaumendefektes zukommen kann, zeigt der folgende Fall (Abb. 1).

Die 61 jährige Frau Romana K. (1924/2187) wurde wegen schwerster Magenblutung in die chirurgische Klinik eingeliefert. Früher angeblich niemals krank, habe sie vor etwa 3 Wochen plötzlich ein Druckgefühl in der Magengegend gefühlt und erbrechen müssen. Vor etwa 4 Tagen wiederholt reichlicher pechschwarzer Stuhl. Hämatemesis. Schwerste Anämie. Auch nach der Untersuchung in der Klinik wird eine

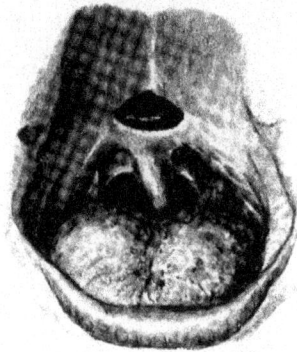

Abb. 1. Luetischer Gaumendefekt. Links geringe strahlige Narbenbildung. Die Beobachtung dieses Defektes klärt das ganze Krankheitsbild auf (vgl. Krankengeschichte).

Magenblutung und als wahrscheinlichste Quelle der Hämorrhagie ein Karzinom angenommen. Die Blutung wird durch wiederholte Bluttransfusionen zu stillen versucht; dies gelingt immer wieder, doch rezidiviert dieselbe außerordentlich rasch und hartnäckig. Zunächst wird an der Diagnose Magenblutung festgehalten. Erst nach mehrwöchentlicher Beobachtung stellt sich heraus, daß die Blutung aus dem Nasen-Rachenraum stammt. Am Übergang vom harten in den weichen Gaumen besteht der abgebildete Defekt, auf dessen linker Seite, eben erkennbar, strahlige Narben liegen; kongenital war er nicht vorhanden (Fig. 1). Trauma ist nicht erfolgt. Er erweckt unbedingt den Verdacht auf Lues. Die weitere Untersuchung ergibt, daß am hinteren Ende der linken unteren Muschel eine kleine blutende Geschwürsfläche liegt, deren Probeexzision bei der histologischen Untersuchung chronisches Granulationsgewebe ergibt. Die Wassermannsche Reaktion ist negativ und bleibt es auch nach Provokation. Die bestehende Herzdilatation nach links mit dem systolischen Geräusch über dem ganzen Herzen findet eine restlose Erklärung durch die bei der Röntgenuntersuchung nachgewiesene Dilatation der Aorta. Die Deutung des Falles ist Mesaortitis luetica und Aorteninsuffizienz. Luetischer Defekt im Gaumen. Sekundäre parenchymatöse Blutungen.

Diagnostische Irrtümer sind weiterhin durch Verwendung einer unrichtigen Nomenklatur für die angeborenen Spaltbildungen möglich. Nach der Ausdehnung in der sagittalen Richtung sind zu unterscheiden: Totale Spalten, welche weichen und harten Gaumen sowie den Alveolarfortsatz betreffen, subtotale Spalten, welche von der Uvula bis zum Foramen incisivum ziehen, also neben normalem, minder entwickeltem oder gekerbtem Alveolarfortsatz bestehen, und schließlich partielle Spalten, die den weichen Gaumen betreffen (die gespaltene Uvula als geringster Grad). Für diese Unterscheidung sind auch die Ausdrücke Uranoschisma totale, partiale und Uranocoloboma posticum gebräuchlich.

Die Spaltbildung im weichen Gaumen kann immer nur als mediane gelten (Abb. 2), die im harten Gaumen wird als einseitig oder doppelseitig bezeichnet, je nachdem die Vereinigung des Vomers (Stirnfortsatz) mit einer Gaumenplatte (Kieferfortsatz) zustande gekommen ist oder nicht. Danach wird von rechter, linker oder beiderseitiger Gaumenspalte gesprochen (Abb. 3).

Die Kombination dieser verschiedenen Spaltbildungen im Bereiche des harten und weichen Gaumens mit verschiedenen Spaltbildungen der Oberlippe (Hasenscharte) ergibt mehrfache, aber typische Variationen (Abb. 4).

Als Wolfsrachen wird nur die vollkommene beiderseitige Gaumenspalte mit beiderseitiger Hasenscharte bezeichnet (Abb. 5).

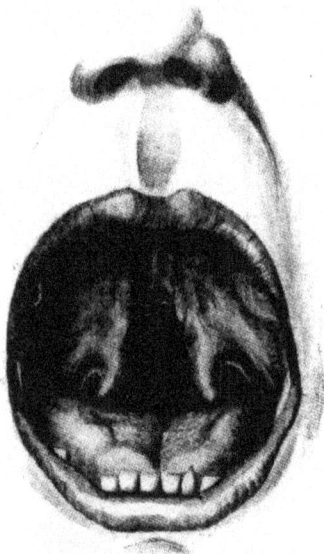

Abb. 2. Uranocoloboma posticum bei erwachsener Frau.

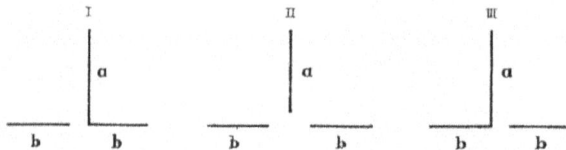

Abb. 3. Schema der angeborenen Spaltbildungen des harten Gaumens: I. rechtseitiges Uranoschisma, II. beiderseitiges Uranoschisma, III. linkseitiges Uranoschisma. a Vomer, b Gaumenplatte.

Die Beobachtung, genaue Beschreibung und richtige Bezeichnung dieser verschiedenen Arten von Spaltbildungen gewinnt ihre Bedeutung nicht nur vom Standpunkt der entwicklungsgeschichtlichen Störung, sondern vor allem von dem der Prognose und Indikationsstellung. Hier sehen wir uns einer Reihe von Fragen gegenübergestellt, welche die **Therapie** betreffen. Zunächst die grundsätzliche:

Soll die Gaumenspalte durch Operation oder durch Obturator (Prothese) geschlossen werden?

Die unbedingte Ablehnung der operativen Behandlung, wie sie noch 1897 Albert vertrat, kann als überwunden gelten, wenn wir uns auch der vielen Schwierigkeiten, die sich dem chirurgischen Erfolge gegenüberstellen, bewußt sein müssen. Eine operative Mortalität ist nicht zu vermeiden. Sie ist aber nach letzten Berichten gering. So verlor v. Eiselsberg unter 105 Fällen 4, Monnier unter 115 Kindern nur 3. Diese ausgezeichneten Resultate brechen wohl endgültig den Widerstand gegen die operative Behandlung.

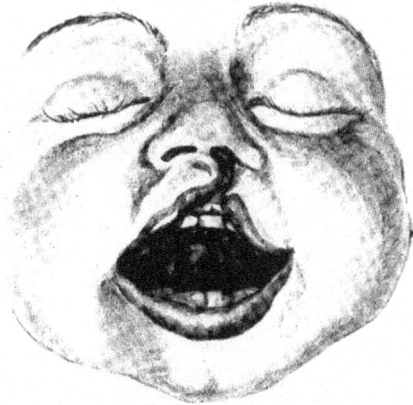

Abb. 4. Uranoschisma bilaterale partiale mit Labium leporinum sinistrum totale. Einblick in die Spaltbildung, in der Mitte der freie Vomer.

Es ergibt sich eine Reihe weiterer Fragen: Wann soll operiert werden? Wie ist zu operieren? Was ist zu erwarten?

Den besten Zeitpunkt zur Operation haben die verschiedensten Autoren durch klinische Beobachtungen und statistische Bearbeitung ihres Materials festzustellen versucht. Den Anhängern der Operation im frühesten Kindesalter (wie J. Wolff, Lane, Brophy u. a.) stehen die Chirurgen gegenüber, welche das 2. bis 4. Lebensalter für die günstigste Zeit halten. Über die Schwierigkeiten der Ernährung, über die Gefahren für die Atmungswege kann die moderne Säuglingspflege hinweghelfen. Eine vitale Indikation wird von erfahrenen Autoren nicht zugegeben.

Die Frage des bleibenden Erfolges in Abhängigkeit vom Zeitpunkt der Operation wird verschieden beantwortet.

Nicht zu übersehen sind die Untersuchungen Drachters, der die Frage, wann operiert werden soll, durch anatomische

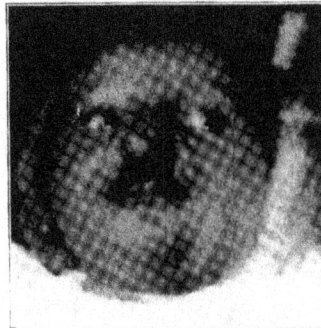

Abb. 5. Wolfsrachen.

Untersuchungen abzuklären versucht hat. Seine wichtigen Feststellungen führen zu dem Schluß, daß in einem bestimmten Zeitpunkt ein anatomisches Optimum besteht (Stadium der optimalen Spaltbreite), das die Vornahme der Operation vorschreibt, das ist Ende des 1., Anfang des 2. Lebensjahres. Diese Untersuchungen erledigen auch die für den Praktiker wichtige Frage, was mit der begleitenden Hasenscharte geschehen solle. Früher wurde diese erst nach der Gaumenspalte geschlossen. Drachter wies nach, daß die geschlossene Oberlippenspalte den Gaumenspalt günstig beeinflußt, daß sich unter dem Einfluß der geschlossenen Oberlippe die Spalte des harten Gaumens im vorderen Abschnitt verengt, Dreieckform annimmt, zum Schluß des Alveolarbogens führt, während die Spaltränder des weichen Gaumens, ursprünglich parallel verlaufend, in der Verlängerung der Spaltränder des harten Gaumens nach hinten auseinanderweichen (Abb. 6).

Die Frage nach der besten Methode muß vorläufig als nicht endgültig erledigt angesehen werden. Die Einteilung Drachters in Überbrückungs-, Ausfüllungs- und Annäherungsmethoden gibt den besten Überblick. Die Annäherungsmethode, nach Vorläufern in der deutschen Literatur, zuerst von Brophy angegeben, kann nur im frühesten Alter, d. h. in den ersten Lebenstagen bis zum 3. Monat ausgeführt werden. Tatsächlich stehen die Alveolarfortsätze bei der Gaumenspalte in frontaler Richtung weiter voneinander als beim normalen. Insofern ist das Prinzip der Operation anatomisch richtig. Hohe Mortalität, bleibende und störende Stellungsänderung des Proc. alveolaris, unbefriedigende Resultate bezüglich Verkleinerung des Spaltes lassen verschiedene Autoren diese Operationsmethode nicht anwenden. Auch die Modifikationen des Brophyschen Vorgehens haben daran nichts geändert.

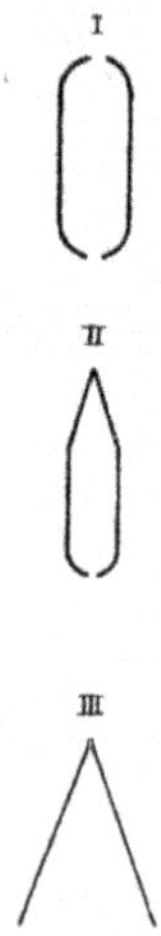

I. Stadium (unberührte Gaumenspalte). Parallele Spaltränder. Zäpfchen einander zugekehrt, Spaltbreite in allen frontalen Ebenen dieselbe.

II. Stadium (optimale Spaltbreite). Dreieckform der Spalte des harten Gaumens. Parallele Spaltränder im Bereiche des weichen Gaumens.

III. Stadium (Definitivum). Dreieckform. Größte Breite zwischen den hinteren Enden des gespaltenen Zäpfchens.

Abb. 6. Stadien der Gaumenspalte (nach Drachter). Vgl. auch Abb. 2.

Die Überbrückungsmethode von Langenbeck, die Naht der angefrischten Spaltränder nach Mobilisierung der beiderseitigen Schleimhautperiostbrückenlappen, vor allem mit der Modifikation Billroths (Abmeißelung des Hamulus pterygoideus), oder nach der Technik Lanes ist für viele Chirurgen die Methode der Wahl geblieben.

Was mit der Operation der Gaumenspalte geleistet werden kann, zeigen die Arbeiten von Kappeler, Kassel, Ranzi und Sultan, Monnier. Ein gutes anatomisches Ergebnis ist meist gleichbedeutend mit einem befriedigenden funktionellen Resultat. Eine gute Sprache ohne Näseln kann sofort in einem Viertel der Fälle erreicht werden. Bei den anderen ist durch Nachbehandlung mit Sprachunterricht, eventuell Protheseneinlegung eine weitere sehr wesentliche Verbesserung zu erreichen.

Zusammenfassend ergibt sich also: Diagnostische Irrtümer kommen bei der Abgrenzung der angeborenen gegen die erworbenen Gaumenspalten gelegentlich in Betracht. Bezüglich der Therapie ist nach dem heutigen Stande die Ablehnung der operativen Behandlung unrichtig. Prognostisch dürfen die unmittelbaren operativen

Aussichten als sehr gut, die funktionellen Resultate als günstig und verbesserungsfähig durch Nachbehandlung (Sprachunterricht) bezeichnet werden. Eine Hasenscharte, die die Gaumenspalte begleitet, soll zuerst und im Laufe des ersten Lebensjahres geschlossen werden. Über den günstigsten Zeitpunkt und die beste Methode zur Operation der Gaumenspalte gehen die Ansichten noch hinaus. Anatomisch liegen die Verhältnisse am besten gegen Ende des 1. und zu Beginn des 2. Lebensjahres. In keinem Falle darf die Operation in das 3.—4. Lebensjahr verzögert werden. Bisweilen sind Nachoperationen, die restierende Spaltbildungen verschließen sollen, notwendig.

II. Verletzungen im Bereiche der Mundhöhle.

Die Diagnose dieser Verletzungen ist die genaue Feststellung aller Unfallsfolgen. **Diagnostische Irrtümer** sind daher vor allem nach der Richtung möglich, daß Läsionen übersehen oder unterschätzt werden. Verletzungen im Bereiche der Mundhöhle betreffen meist mehrfache Organe: also Kiefer- bzw. Alveolarfortsätze, Mundschleimhaut, vor allem Mundhöhlenboden und Wangen, Zunge, harten und weichen Gaumen, Gaumenbögen, Tonsille. Im engeren Sinne werden hier nur die **Verletzungen** verstanden, die **durch von außen einwirkende Gewalt** entstehen. Es liegt ein weiter Spielraum zwischen der Stichverletzung durch eine Gräte, einen Zahnstocher usw. und einer schweren Pfählungsverletzung oder Verletzung durch Schuß (Handgranate). Für keinen Fall darf die Infektion außer acht gelassen werden, obwohl sie für keine Verletzung im Bereich der Mundhöhle grundsätzlich sehr groß ist.

Der Zungenbiß (charakteristisch in der Unterscheidung zwischen epileptischem und hysterischem Anfall für Epilepsie), das Einstoßen eines Fremdkörpers in die Zunge, in den harten oder weichen Gaumen, in den Mundhöhlenboden neben der Zunge, in die Tonsillargegend oder hintere bzw. seitliche Pharynxwand, das Steckenbleiben von Fremdkörpern in einzelnen Organen, vor allem der Zunge, die Sportverletzungen der Mundhöhle (v. Saar) sind die häufigsten Beispiele.

Therapeutische Streitfragen sind: Inwieweit kann eine Wundtoilette mit primärem Verschluß (Naht) der Mundhöhlenwunde angewendet werden? Wie werden Blutungen am besten beherrscht? Läßt sich eine Prophylaxe gegen die drohende Infektion ausführen und wie soll, wenn nötig, dräniert werden?

Im allgemeinen kann von der Naht bei Wunden im Bereich der Mundhöhle in weitem Maße Gebrauch gemacht werden. An verschiedenen Organen verschieden: am besten an der Zunge, gut an Gaumen und Wangen, am vorsichtigsten am Mundhöhlenboden. Bei schweren Schußverletzungen, die mit Zertrümmerung des Knochens einhergehen, ist die Naht der beste Schutz gegen die Knocheninfektion.

Die Naht ist gleichzeitig die beste Methode zur Blutstillung. Unterbindungen der Art. lingualis oder Carotis externa kommen bei kleineren Verletzungen nur ausnahmsweise in Betracht. Ihre Bedeutung liegt meist vor allem in der Beherrschung einer Nachblutung. Gegen die pyogene Infektion hat die Mundhöhle im Speichelfluß ein natürliches Schutzmittel. Gegen die Infektion mit Fäulniserregern, vor allem gegen die im Mund zahlreichen Spirochäten schützt in ausgezeichneter Weise das Neosalvarsan, neben dem die übrigen gebräuchlichen Desinfizientien (3 %ige H_2O_2, rosa Lösung von Kaliumpermanganat) gebraucht werden.

An der Züricher Klinik werden die Neosalvarsaninjektionen bei Mundhöhlenwunden (d. h. also auch nach operativen Eingriffen im Bereiche der Mundhöhle) grundsätzlich ausgeführt. Es ist wohl keine Täuschung, wenn der überraschend gute Verlauf, den wir beobachten, auf dieses Moment zurückgeführt wird.

Ich verweise auf die Mitteilung von A. Ritter, der einen hierhergehörigen Fall von Pfählung durch den Mund und die günstige Beeinflussung durch Neosalvarsan (0,15, 0,3, 0,45 jeden zweiten Tag endovenös gegeben) beschrieben hat.

Zwingen die Verhältnisse der Wunde oder einsetzende bzw. fortschreitende Infektion zum Öffnen der Nähte und zu weitergehender Dränage, so wird diese von der Ausbreitung per continuitatem und auf dem Wege der Lymphbahn diktiert. Die Dränage ist in solchen Fällen ungenügend gegen die Mundhöhle. Sie muß nach außen erfolgen, vor allem submandibular, und muß weiter von der Vorstellung ausgehen, daß der Halsgefäßspalt nach abwärts von der Karotisteilung der Weg in das Mediastinum ist.

Zu den Verletzungen gehören ferner die **Wespen- und Bienenstiche** im Munde, Verbrennungen, Verbrühungen und Verätzungen. Die Insektenstiche führen vor allem zu starken, am Anfang schmerzhaften Schwellungen, die — bei Kindern — bedrohlich werden können. Ruhe und Eisanwendung (äußerlich wie innerlich) lassen eine Tracheotomie vermeiden. Verbrennungen gehen meist mit charakteristischen äußeren Veränderungen einher. Verbrühungen der Mundhöhle sind in der Regel oberflächlich, können aber bei Aspiration der Flüssigkeit zu Larynxoedem und zur Tracheotomie führen. Die schweren Verätzungen sind Säure- oder Alkalivergiftungen, die leichteren durch Drogen bedingt oder auf Idiosynkrasien zurückzuführen. Es ist bekannt, daß die Farbe des Schorfes die Säure erkennen läßt (weißer Schorf bei Salz-, gelber bei Salpeter-, brauner bis schwarzer Schorf bei Schwefelsäure) und daß die Laugenverätzungen tiefer greifende Veränderungen setzen. Für alle diese thermischen und chemischen Verletzungen — die Prognose ist durch die Läsion der tiefer liegenden Organe bestimmt — steht therapeutisch die Schmerzstillung in erster Linie. Besonders zu empfehlen ist das Spülen mit Emulsio gummosa mit Zusatz von 2 % Anästhesin. Floerr hat das Subkutinmundwasser empfohlen (2 %ige Lösung von paraphenolsaurem Anästhesin des chemisch-pharmazeutischen Instituts von Rickers in Frankfurt).

III. Erkrankungen der Mundschleimhaut.

Allgemeines.

1. Akute Entzündungen.

Ich habe das Übergreifen eines Erysipels von der äußeren Haut auf die Schleimhaut der Mundhöhle noch nicht gesehen. Es soll vorkommen und durch die Schwellung, vor allem der Zunge, zu Beschwerden führen. Häufiger wird die primäre Entstehung endonasal (nach Operationen, Kratzeffekten) oder endoral (Tonsille) beobachtet mit Wanderung nach außen. Diagnostiziert kann ein Erysipel in dieser Form wohl nur dann werden, wenn es sich um eine wirkliche Progredienz über die Schleimhaut bzw. Haut handelt und eine Phlegmone ausgeschlossen werden kann. Therapeutisch ist neben einer symptomatischen Behandlung nicht viel zu leisten.

Dann kommt im Bereiche der Mundhöhle eine Reihe von Entzündungen vor, die verschiedener Natur sind. Diagnostische Irrtümer sind durchaus möglich, ja gelegentlich schwer zu vermeiden. Eine Stomatitis simplex, wie sie katarrhalische Infektionen der Luftwege, vor allem eine Angina begleiten kann, äußert sich in den leichten Fällen in Rötung, geringer Auflockerung, vermehrter Schleimbildung, Speichelfluß und subjektivem Gefühl des Brennens, in schwereren Fällen in oberflächlicher Geschwürsbildung, Exkoriationen und so heftigen Schmerzen, daß die Nahrungsaufnahme fast ganz verhindert wird. Ausgeschlossen müssen in diesen Fällen spezifische Stomatitiden wie die merkuriale Form und die Übertragung der Maul- und Klauenseuche werden.

Eindeutig ist meist wohl der Befund bei einer Stomatitis aphthosa, die vielfach ihre Entstehung kleinen Traumen (Biß in die Wange, Fremdkörper unter der Zunge) oder gewissen Nahrungsmitteln (z. B. roher Milch) verdankt. Die grauweißen, ovalen, bläschenartigen Veränderungen in der Schleimhaut, umgeben von einem roten Hofe, deren Berührung äußerst schmerzhaft ist, die sich nach einigen Tagen reinigen und wieder epithelisieren, bei oft multiplem Auftreten sind sehr charakteristisch.

Die Stomatitis mercurialis, saturnina und phosphorica entwickeln sich unter dem spezifischen Einfluß und gewinnen dadurch auch für den Chirurgen an diagnostischer Bedeutung, namentlich dann, wenn die Einwirkung von Quecksilber, Blei oder Phosphor erst an der Veränderung der Mundschleimhaut erkannt wird. Ganz besonders gilt das für den Saturnismus, dessen übriges klinisches Bild meist vielfache differentialdiagnostische Fragen aufwirft.

Eine Stomatitis saturnina kann nur angenommen werden, wenn der typische Bleisaum, d. h. der weißgraue, vor allem die Schneidezähne des Unterkiefers umkleidende 1—2 mm breite Saum tatsächlich vorhanden ist. Fast scheint es, daß diagnostische Irrtümer häufiger nach dieser Richtung vorkommen, daß ein Bleisaum angenommen wird, wo er nicht in typischer Weise besteht. Weißgelbe Beläge um die Zähne herum dürfen nicht verwechselt werden. Gerade wegen der großen Bedeutung, die dem richtigen Erkennen einer Stomatitis saturnina zukommt, ist hier strengste Kritik geboten.

Die Stomatitis phosphorica ist durch die verbesserte Gewerbehygiene, den Verbot des gelben (weißen) Phosphors für die Zündhölzchenfabrikation, die Stomatitis mercurialis durch die Einführung des Neosalvarsans in die Syphilistherapie sehr viel seltener geworden. Beide Formen führen über die allgemeine entzündliche Schwellung der Mundschleimhaut, vor allem der Gingiva, im Bereiche der oberen und unteren Schneide- sowie der letzten Backenzähne zur Alveolarpyorrhoe, Geschwürsbildung und Lockerung der Zähne, zum Übergreifen der Entzündung über Periost auf Knochen der

Kiefer, vorwiegend des Unterkiefers. Die Stomatitis mercurialis begleitet bei ungenügender Prophylaxe den externen oder internen Quecksilbergebrauch. Die Stomatitis phosphorica entsteht vor allem durch dauernde Inhalation von Phosphordämpfen, unvermutet und daher in der Regel erst in den späteren Stadien erkannt. Nur ganz ausnahmsweise kommt sie auch nach internem Phosphorgebrauch bei Kindern und Erwachsenen vor. Sie darf nicht grundsätzlich als Kontraindiktion gegen diese Medikation gelten, wenn sie auch zu Vorsicht mahnt. Ihre schwersten Folgezustände sind die Partial- oder Totalsequester der Kiefer, die chirurgisches Eingreifen nötig machen. Ergänzend sei erwähnt, daß auch Jod, Brom, Arsen und Wismut Stomatitiden bedingen können.

Eine besondere, aber ätiologisch nicht scharf begrenzte Form wird als Stomatitis ulcerosa oder Stomakake bezeichnet. Sie kann endemisch vorkommen und betrifft vor allem Kinder. Zunächst auf der Schleimhaut um die Zähne auftretend, breitet sie sich auf die Wangen- und Zungenschleimhaut aus. Sie geht mit Fieber und schweren Allgemeinstörungen einher. Rasch nekrotisiert die blaurot gewulstete Schleimhaut, es entstehen Ulzera mit gelb zerfließendem Schorf, der unter Eiterung abgestoßen wird. Differentialdiagnostisch sind die Noma und Diphtherie zu unterscheiden.

Die Stomatitis gangraenosa kommt heute nur ausnahmsweise zur Beobachtung. Sie betrifft Kinder, seltener Erwachsene, die eine vorausgegangene Erkrankung, wie Masern, Typhus, erschöpft hat. Sie beginnt einseitig, nahe dem Mundwinkel als Stomatitis der Wangenschleimhaut, ohne Störung des Allgemeinbefindens, auch ohne die sonst die Stomatitis begleitenden schweren lokalen Reizerscheinungen. Es bildet sich rasch ein Infiltrat, dann ein die Wange penetrierender Zerfallsherd, dessen Nekrose progredient ist. Nach Küttners Darstellung ist der unmittelbare Übergang der gangränös gewordenen Wangenpartie in die unverfärbte Haut ohne eine entzündliche oder anderweitig markierte Randzone für Noma charakteristisch. Der feuchte Brand schreitet rapid vorwärts und kann nur durch energisches Eingreifen aufgehalten werden.

Schwerste Formen der Diphtherie, wie sie gegen Ende des Krieges vorgekommen sind, können zu ähnlichen Veränderungen auf der Mundschleimhaut führen wie die Stomatitis ulcerosa, ohne aber ähnlich progressiv destruktiv zu wirken.

Die Maul- und Klauenseuche kann gelegentlich auf den Menschen übertragen werden, obwohl die Empfindlichkeit gering ist. Die Übertragung dieser Stomatitis epidemica erfolgt durch die Milch, durch die Beschäftigung mit erkrankten Tieren. Das Bild ähnelt sehr der Stomatitis aphthosa, ist aber lokal und allgemein schwerer. Nach dreitägigen Prodromalerscheinungen (Fieber) treten unter Brennen auf der diffus geröteten und geschwellten Mundschleimhaut hanfkorn- bis erbsengroße Bläschen auf, die ein trübes Sekret enthalten, platzen und dann durchaus einer Aphthe gleichen. Bisweilen kommen ähnliche Eruptionen auf der äußeren Haut (Gesicht, Nagelränder von Fingern und Zehen) vor. Blutungen aus Nase, Nieren, Darm werden beobachtet. Der Verlauf ist ungefähr der gleiche wie bei der Stomatitis aphthosa. (Vgl. Schmedern, Hetsch.)

Anschließend an die Entzündungen der Mundschleimhaut seien noch erwähnt:

Die Sooransiedlung (Oidium) im Munde, ohne Reaktion seitens de
Mukosa, bei Säuglingen, aber vor allem auch bei schwerkranken Erwachsenei
in Form von stecknadelkopfgroßen oder größeren weißen Körnchen ode
Plaques, welche der Unterlage fest anhaften. Der Lieblingssitz sind der Mund
die Wangen, der harte Gaumen, das Zahnfleisch. Das Auftreten des Soor
ist ein prognostisch durchaus ungünstiges Zeichen.

Eigene Erfahrungen fehlen mir über die Sporotrichose der Mundschleimhaut, be
der sich am Gaumen und an der Zunge kleine strahlige weiße Flecken bilden, die späte
konfluieren und von geschwellter Schleimhaut umgeben sind. Die ursprünglich kleinei
Ulzera werden später größer, haben unterminierte, verfärbte Ränder und bleiben schmerzlos

Die Veränderungen beim Skorbut, die zunächst in Schwellung und Auf
lockerung der Gingiva, dann kleinsten Blutungen bestehen, können weiterhin zu
einer ulzerösen Stomatitis führen (W. Tobler). Ähnliche Erscheinungen sind be
Morbus Werlhofii, Purpura beobachtet (Tschiassny). Hierher gehörei
auch die äußerst seltenen Erkrankungen der Mundschleimhaut: die Stomatiti
gonorrhoica, herpetica, die Urticaria, Psoriasis und der Pemphigus
Bedenkt man noch weiter, wie viele Erkrankungen, vor allem infektiöse
Art, wie die akuten Exantheme, dann Stoffwechsel- und Blutkrankheiten mi
Veränderungen in der Mundhöhle einhergehen (vgl. die Darstellung voi
Hoffendahl), oft in so charakteristischer Weise, daß diese Veränderungei
hohen diagnostischen Wert besitzen, so folgt daraus, wie wichtig die genaue
Inspektion der Mundhöhle ganz allgemein für die ärztliche
Untersuchung ist, wie schwierig aber auch die Differentialdiagnose sein
kann und wie oft die Gelegenheit zu diagnostischen Irrtümern gegeben ist
Um diese auf ein Minimum einzuschränken, ergibt sich für die entzünd
lichen Erkrankungen der Mundschleimhaut eine Hauptforderung: die
bakteriologische Untersuchung durch Abstrich von Geschwüren
Die Frage, ob eine Diphtherie vorliegt, muß in vielen Fällen zuerst erledigt
werden. Der Nachweis von fusiformen Bazillen und Spirochäten ist für die
Therapie wichtig. Der Nachweis von Streptokokken, Oidium, von Tuberkelbazillen, wie wir das bei den chronischen Entzündungen sehen werden, kann
maßgebend sein.

Die bakteriologische Untersuchung zu unterlassen, muß als
ein Fehler gewertet werden.

Auch die Therapie hat gewisse allgemeine Richtlinien: Dort, wo ein
schädigendes Agens angenommen oder nachgewiesen werden kann, muß es
ausgeschaltet werden. In vielen Fällen besteht ein Zusammenhang der Affektion mit dem Vorhandensein kariöser Zähne. Die Behandlung muß sich gegen
diese richten.

In den meisten Fällen der akuten Entzündungen ist eine Reihe von wieder-
·kehrenden Symptomen zu bekämpfen: die Schmerzen, der Fötor, die Salivation
und die begleitende Lymphadenitis. Neben der Anwendung schmerzstillendei
Mundwässer (s. oben, vor allem 2%iges Anästhesin) kommen örtliche Appli-
kationen in Betracht: Betupfen mit 5—10%igem Kokain und folgendei
Ätzung, 10—20%iger Argent.-nitr.-Lösung oder Stift, 10—20%igem Acid.
bromicum, 20%igem Acid. boricum, Alkohol absolutus. Der Fötor wird außer
durch Mundspülungen mit indifferenten Wässern am besten durch Kalium-
permanganatlösungen und ganz besonders durch endovenöse Neosalvarsan-

injektionen beherrscht. Die Salivation belästigt den Patienten vor allem durch das fortwährende Überlaufen des Mundes, durch die Unmöglichkeit den Speichel selbsttätig zu entfernen. Hier erleichtert die ständige Aspiration mit Sauggebläse, Wasserstrahlpumpe oder dem de Quervainschen Saugapparat den Zustand des Patienten sehr.

Ergänzend muß noch eine Gegend genannt werden, die ein Lieblingssitz von Entzündungen, Ulzera und tiefer gehenden Infektionen ist: der Winkel zwischen horizontalem und aufsteigendem Unterkieferast hinter dem Weisheitszahn. Wenn schon dieser gelegentlich seines Durchbruches oder auch später zu Verletzungen der Schleimhaut führen kann und damit zu einer Eintrittspforte für Infektionserreger, so kommen auch ohne Zusammenhang mit dem letzten Molarzahn dort Stomatitis, Ulzeration und submuköse Abszeßbildungen zustande, die außerordentlich schmerzhaft sind, nicht leicht erkannt werden, aber ganz besonders deshalb zu beachten sind, weil sie rechtzeitig inzidiert werden müssen, da sich sonst an der schlecht zugänglichen Stelle des Kieferwinkels eine Periostitis und Ostitis mit Nekrose entwickeln kann. Die Entzündung führt meist zur Taschenbildung gegen den aufsteigenden Kieferast. Dort hat die Inzision zu erfolgen.

2. Chronische Entzündungen.

Die **Lues** in ihren drei Stadien wird noch für einzelne Organe, wie Zunge, Tonsille, besonders zu besprechen sein. Der Primäraffekt, der sich wohl allenthalben in der Mundhöhle etablieren kann, wird relativ selten an der Wange, Gingiva, Mundbodenschleimhaut zu finden sein. Hingegen ist die diagnostische Bedeutung der sekundären Schleimhautveränderungen hinreichend bekannt, als daß es nötig wäre, sie besonders hervorzuheben. Differentialdiagnostische Irrtümer können sich gegen die verschiedenen Formen der Stomatitis ergeben. Die tertiären Erkrankungen betreffen vor allem wieder die später noch besonders zu besprechenden Organe und Teile der Mundhöhle.

Die **Tuberkulose** der Mundschleimhaut ist zwar nicht häufig, tritt aber überraschend auf und ist der Behandlung schwer zugänglich. Sie kommt in zwei Formen vor: der lupösen und ulzerösen. In der ersten Form von einer Erkrankung der Gesichtshaut auf die Mundschleimhaut übergreifend oder autochthon hier entstehend, bisweilen mit so rascher Ausbreitungstendenz, daß die charakteristischen Knötchen von Tag zu Tag sich vermehren (miliare Form, Glas). Bei der ulzerösen Form entstehen große, mannigfach zerklüftete Substanzverluste, die eitrig-schmierig belegt und deren Ränder zum Teil unterminiert sind. Die bevorzugten Stellen sind in der Mundhöhle die Schleimhaut des Bodens, der Wangen und die Gingiva. Die Tuberkulose kann Menschen betreffen, bei denen ein anderweitiger Herd, vor allem eine Lungentuberkulose, nicht nachweisbar ist. Die Franzosen nennen diese Form die Maladie d'Isembert. Die Tuberkulose der Mundschleimhaut muß nicht kombiniert sein mit einer Infektion des Larynx.

Den eigentümlichen Verlauf, die diagnostischen Schwierigkeiten und die Tendenz zum Rezidiv beleuchtet der von v. Redwitz publizierte Fall aus der Klinik v. Eiselsberg: 40 jähriger Mann ohne tuberkulöse Anamnese, Onkel an Tuberkulose gestorben, bemerkt vor 5—6 Jahren ziemlich weit hinten an der rechten Wangenschleimhaut eine Verhärtung. Der konsultierte Arzt nahm an, daß diese von einem kariösen Zahn ausgehe, und ließ diesen und mehrere andere ziehen. Nach 3 Monaten keine Besserung. Deshalb Probeexzision, nach der angeblich ein karzinomatöser Prozeß angenommen wurde. 1907 Exzision des fraglichen Wangenstückes. Die histologische Untersuchung ergibt Tuberkulose. Bald darauf Rezidiv an derselben Stelle. Mai 1908 neuerliche Exzision. August 1911 wieder eine kleine Wucherung auf der linken Seite, die rasch zunahm und zu Zerfall führte. Schmerzen nur bei Berührung.

Es scheint sicher, daß für manche Fälle von Tuberkulose ein kariöser Zahn oder die Alveolarwunde nach Extraktion eines solchen die Eingangspforte darstellt. Die örtliche Entwicklung des Prozesses spricht dafür. Schon aus dem Gesagten ist zu erkennen, daß chronische Entzündungszustände nach andauerndem Reiztrauma und karzinomatöse Veränderungen sehr große differentialdiagnostische Schwierigkeiten bieten werden, ja daß es näher liegen wird, ein Epitheliom als eine Tuberkulose zu diagnostizieren. Auch der Lymphdrüsenbefund entscheidet nicht. Wenn für die akuten Entzündungen der Abstrich und die bakteriologische Untersuchung gefordert wurde, ist für alle diese diagnostisch zweifelhaften Fälle von chronischen Entzündungen oder Neoplasma die Probeexzision und histologische Untersuchung unbedingt angezeigt. Die operative Behandlung der Mundschleimhauttuberkulose ist nicht ermunternd. Günstigere Erfolge sind vielleicht von der Bestrahlungstherapie mit Radium oder Mesothorium zu erwarten.

Die **Aktinomykose** setzt sehr häufig den Primäraffekt in der Wangenschleimhaut, ausgehend von einem kariösen Zahne, einer Verletzung oder unbekannten Eintrittspforte. Es kann durchaus nicht daran festgehalten werden, daß zur Infektion das Kauen von Getreidegrannen, Gräsern, das In-den-Mund-Nehmen von Blättern, Halmen nötig· sei. Keiner der zahlreichen Fälle, die in den letzten 6 Jahren an der Züricher chirurgischen Klinik zur Beobachtung kamen, hat eine derartige Angabe gemacht. Obwohl die Infektion ein orale ist, wird die Aktinomykose nicht an der Veränderung der Schleimhaut, sondern an der der äußeren Haut diagnostiziert (vgl. S. 88). Sie stellt also nicht eine Erkrankung der Mundschleimhaut im klinischen Sinne vor.

Seltene chronische Entzündungen sind das Sklerom und der Rotz. Soweit sie die Mundschleimhaut betreffen, sind sie nur Teilerscheinungen des Gesamtbildes. Bei Sklerom bestehen sehr viel weitergehende Erkrankungen der Schleimhaut der Nase, des Pharynx, der oberen Luftwege, beim Malleus (chronische Form) die Erscheinungen der schweren Infektion anderer Schleimhäute. Fehlerhaft wäre es wieder, in diesen seltenen Fällen nicht von der bakteriologischen und pathologisch-histologischen Untersuchung Gebrauch zu machen.

3. Geschwülste.

Einleitend sei die Leukoplakie erwähnt, die auf der Schleimhaut der Wange, des Mundhöhlenbodens und der Zunge (s. später) ein häufiger Befund ist. Die milchweißen Plaques, größer und kleiner, nicht konfluierend, sehr derb und als Hyperkeratosen des Epithels von der Unterlage nur sehr schwer entfernbar, sind nicht zu verkennen. Für viele Fälle mag ätiologisch das Zusammentreffen von Lues und übermäßigem Rauchen bestehen. Es scheint aber sicher, daß es Fälle gibt, die jeder luetischen Genese entbehren. Über ihre Beziehung zum Karzinom und ihre Behandlung sei auf das bei den Erkrankungen der Zunge Gesagte verwiesen (vgl. S. 19).

Der Leukoplakie zuzurechnen sind die Veränderungen der Wangenschleimhaut, die bei Glasbläsern vorkommen (Scheier). An den Backen finden sich weißgraue Stellen, an denen die Schleimhaut verdickt, rauh, manchmal reibeisenartig ist. Die Mündung des Ductus Stenonianus liegt gewöhnlich oberhalb der veränderten Partie und tritt aus der weißgrauen Umgebung als dunkelroter Fleck heraus. Es handelt sich um eine Wucherung des Epithels mit Verhornung. Die Schleimhaut wird in Fetzen abgestoßen. Ein Karzinom wurde auf dem Boden dieser Veränderung bisher nicht bobachtet (vgl. Pneumatozele der Parotis).

Verdickungen der Schleimhaut kommen durch verschiedene nicht geschwulstartige Prozesse zustande. Es seien erwähnt die Elephantiasis der Gingiva, leukämische Infiltrate und die lokale Amyloidose (vgl. Zunge, Gaumen, Tonsille). Hier wird meist nur die Probeexzision endgültige diagnostische Entscheidung bringen.

Zu den Geschwülsten leiten über die Retentionszysten von Schleimdrüsen, bis erbsengroße, bläulich durchschimmernde Gebilde in der Wangenschleimhaut, den in der Lippe beobachteten durchaus identisch. Ferner das eigentümliche Bild, das die Amerikaner als Fordycesche Affektion bezeichnen (Delbanco). Sie beruht auf dem Vorkommen von freien Talgdrüsen in der Wangen- und Oberlippenschleimhaut, die dadurch eine gelbe Körnelung aufweist. Die Talgdrüsen werden erst unter irgendwelcher Reizwirkung wie Stomatitis sichtbar; ihr Lieblingssitz ist die den Zahnreihen entsprechende Partie der Wangenschleimhaut.

Die Zahl der echten Geschwülste ist nicht allzu groß. Die angeborenen Hämangiome bilden große entstellende Geschwülste, welche in gleicher Weise die Schleimhaut wie die äußere Haut der Wange betreffen (vgl. O. M. Chiari) und sich auf die Umgebung ausdehnen. Sie sind leicht an der Blaufärbung, der sichtbaren Gefäßzeichnung, der schwammigen kompressiblen Konsistenz zu erkennen. Besteht die Geschwulst aus Lymphgefäßen, so fehlt die blaue Färbung. Auf die Gefahr der operativen Behandlung wurde schon an der zitierten Stelle hingewiesen. Nicht selten sind Fibrome, bisweilen auch Lipome der Wangenschleimhaut: bis frankenstückgroße, flache bis kugelige Geschwülste, die sich derb anfühlen, schmerzlos sind und die deckende Schleimhaut unverändert lassen. Irrtümlicherweise werden sie für Karzinome gehalten. Die Exstirpation kann gut von innen her gemacht werden; ein äußerer Schnitt ist nicht nötig.

Die häufigste Geschwulst ist das Karzinom. Der Ausgangspunkt kann ein verschiedener sein: die Wangenschleimhaut gegenüber den Zähnen, dann wohl durch chronischen Reiz (Reiben einer kariösen Zahnspitze, Biß) mitbedingt, oder die Übergangsfalte gegen den Oberkiefer, seltener gegen den Unterkiefer. Das Ulkus ist erhaben, in der Mitte vertieft; differentialdiagnostisch kommen traumatische, tuberkulöse, seltener luetische oder andersartige Geschwüre in Betracht. Kleine, runde, harte Lymphdrüsen präaurikulär, am vorderen Masseterrand, submental und submandibular müssen als verdächtig gelten. Bei Zweifel entscheidet wieder die Probeexzision. Bei weiterem Fortschreiten kommt es zu tiefgreifenden Zerstörungen mit Durchbruch nach außen (Abb. 7).

Die Therapie dieser Karzinome ist entweder die operative oder die Strahlenbehandlung. Solange das Karzinom operabel ist, soll es exstirpiert werden. Dieser allgemeine Grundsatz gilt vorläufig noch ganz besonders für die Plattenepithelkarzinome der Mundhöhle, die in allen Fällen als sehr maligen anzusehen sind. Es wäre ein Irrtum, bei dem heutigen Stande der Strahlentherapie und namentlich der Radiumbehandlung von dieser Grundregel abzuweichen. Gerüchte, daß an manchen Orten die operative Behandlung der Mundhöhlenkarzinome durch die Radiumbehandlung verdrängt sei, sind wieder verstummt. Das geht auch daraus hervor, daß die Anwendung sehr hochwertiger Radiumemanationsnadeln wieder verdrängt wurde durch Nadeln, die mit Radiumsalz gefüllt sind. Dazu kommen noch die großen Schwierigkeiten in der technischen Anwendung, in der Dosierung und in der Behandlung gleichzeitig bestehender verdächtiger oder erkrankter Drüsen. Wird die Radiumbehandlung für solche Fälle gewählt, sei es, daß sie inoperabel sind, sei es, daß die eingreifende und entstellende Operation verweigert

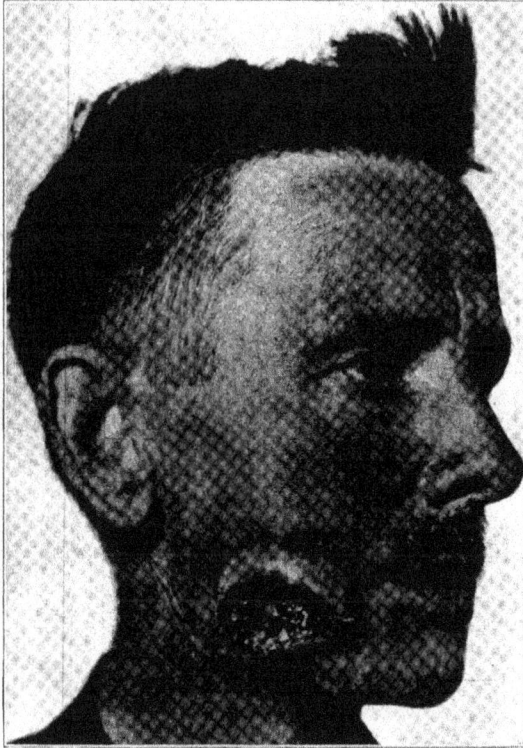

Abb. 7. Karzinom der Wangenschleimhaut, nach außen durchgebrochen (51jähr. Mann).

wird, so kann sie nur von dem mit der Strahlenbehandlung ganz vertrauten Facharzte und nicht von dem praktischen Arzte durchgeführt werden.

Die radikale Operation des Wangenkarzinoms stellt den Chirurgen vor sehr schwierige Probleme. Der Defekt, der in der Regel ein äußerer und innerer ist, sollte naturgemäß so gedeckt werden, daß beide Seiten mit Epithel bekleidet sind. Um dieser Forderung zu genügen, liegen verschiedene Vorschläge vor: die gedoppelten Lappen, die Epithelisierung mit Thierschlappen nach Esser usw. Die Plastik erleichtert es, einer Forderung nachzukommen: der gründlichen Ausräumung des ganzen Lymphdrüsengebietes, namentlich der Glandulae lymphaticae cervicales profundae an und unter der Teilungsstelle der Karotis.

Sarkome der Mundschleimhaut sind meines Wissens nicht bekannt.

Der von Hopmann beschriebene Fall von Melanosarkom ist wohl sehr selten: 53 jähriger Mann; der Mukosa am aufsteigenden Kieferast aufsitzend ein Tumor, der kirschgroß, derb, schwärzlich ist und von dem aus blauschwarze Streifen in das Gaumensegel hineinziehen. Abtragung mit dem Galvanokauter. Histologisch Melanom. 3 Jahre später örtliches Rezidiv, dann Lungenmetastasen.

IV. Erkrankungen der Zunge.

Rein klinisch betrachtet, treten die Erkrankungen der Zunge in dreierlei Formen in Erscheinung: als Oberflächenveränderungen, als Geschwüre und als umschriebene oder allgemeine Vergrößerungen der Zunge.

1. Oberflächenveränderungen.

Zum Teil werden sie als konstitutionell aufgefaßt. Hierher gehört die **Faltenzunge** (Skrotalzunge, Lingua plicata, dissecata): mehr oder minder zahl-

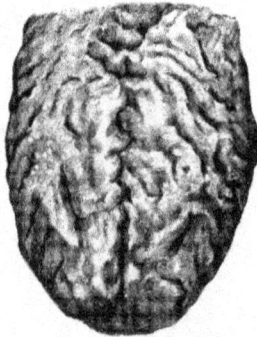

Abb. 8. Faltenzunge (Lingua scro-
talis). (Aus Moral und Frieboes,
Atlas der Mundkrankheiten:
Abb. 81, Tafel 22.)

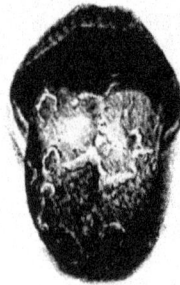

Abb. 9. Lingua geographica. (Aus
Moral und Frieboes, Atlas der
Mundkrankheiten: Abb. 301,
Tafel 111.)

reiche symmetrisch geordnete Furchen von verschiedener Länge und Tiefe durchsetzen die Zunge. Sie kommt öfter beim Manne als beim Weibe vor. Bauer faßt sie als diagnostisches Stigma der Neuropathie auf. Zum Chirurgen kommen diese Patienten aus Krebsangst. Wülste, welche zwischen den Furchen liegen, eine begleitende Glossitis, wozu die Faltenzunge besonders disponiert, beunruhigen die Träger (Abb. 8). Die Palpation läßt irgendeine Konsistenzvermehrung nicht erkennen. Damit wird das Karzinom ausgeschlossen. Irrig ist jede eingreifende Behandlung.

Eine zweite häufig vorkommende Oberflächenveränderung ist die **Lingua geographica**: auf der Zungenoberfläche liegen unregelmäßig begrenzte veränderliche, gerötete Partien, die von einem grauweißen Saum ganz oder teilweise umschlossen sind und ein landkartenähnliches Bild ergeben. Die Deutung ist verschieden (vgl. Bauer). (Abb. 9.)

Die Lingua papillo-cystica (Abb. 10) gehört zu den Lymphangiomen und besteht nur selten ohne gleichzeitige Vergrößerung der Zunge.

Auf **Atrophie der Zungenschleimhaut** ist das subjektive Symptom des Wundseins der Zunge zurückzuführen. Wir wissen heute, daß es diagnostische Bedeutung hat. Zabel hat darauf aufmerksam gemacht, daß die Empfindung schmerzhaften Brennens in der Zunge ein Frühsymptom der perniziösen Anämie ist. Andere Autoren (Stern, Cobet, Morawitz) bestätigen diesen Befund.

Die Atrophie der Zunge, die glatte belagfreie Oberfläche infolge Atrophie der Papillen findet sich nahezu regelmäßig bei perniziöser Anämie, außerdem ziemlich häufig bei atypischen, der perniziösen nahestehenden Anämien. Differentialdiagnostisch kommt in Betracht, daß Atrophie der Zunge im höheren Alter und bei Achylia gastrica vorkommt, bei Magenkarzinom nur in etwa der Hälfte der Fälle. Auch für den Chirurgen haben diese diagnostischen Beobachtungen Bedeutung.

Zur Hypertrophie der Mukosa gehören die **Lingua nigra** und die **Leukoplakie**. Die **schwarze Haarzunge** stellt einen schwärzlichen, filzig erscheinenden Zungenbelag dar, der auf eine Hypertrophie und Hyperkeratose der Papillae filiformes zurückzuführen ist. Differentialdiagnostisch kommt die trockene schwarze Zunge bei schweren Krankheitszuständen in Frage, wobei der Belag durch Pilzansiedlung bedingt ist.

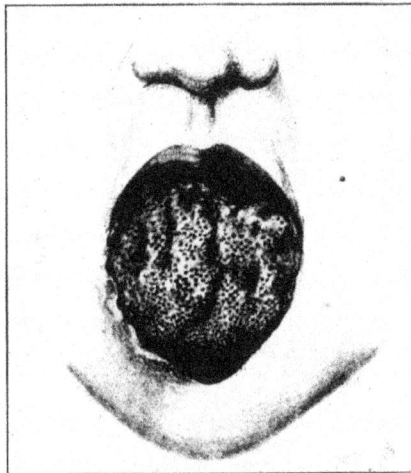

Abb. 10. Lingua papillocystica. Aus Schmerz, B. B. Bd. 119, S. 177.

Die **Leukoplakie** wurde schon früher erwähnt. Neben der Wange (L. buccalis) ist ihr Lieblingssitz die Zunge (L. lingualis). Sie bildet am Zungenrücken und an den Rändern unverkennbare weiße Auflagerungen, die zusammenfließen können und damit größere Partien bedecken. Ihre Bedeutung hat sie, wie schon früher angedeutet, durch den etwaigen Zusammenhang mit einer luetischen Infektion und durch die Prädisposition zum Karzinom. Es besteht dann die Frage: Soll eine Leukoplakie energisch mit allen Mitteln aus der letzten Begründung heraus bekämpft werden?

Zur Beantwortung ist eine Übersicht der möglichen Verfahren nötig: Neben einer antiluetischen Therapie, die sich aus der positiven Wassermannschen Reaktion ergibt, unter Vermeidung und Fernhaltung aller reizenden Einflüsse kommen als medikamentöse Behandlung in Betracht (vgl. Herzen): Mundspülungen mit alkalischen Wässern, 2%ige Natriumbikarbonatlösung, Pinselungen mehrmals des Tages mit Eibischtee, Pinselungen von Zeit zu Zeit mit 5%igem Perubalsam-Glyzerin oder 10%iger alkoholischer Salizylsäurelösung, schließlich Ätzung von Exkoriationen mit Lapis (1—25% ig) oder Chromsäure (1 : 60 bis auf 1 : 5 steigend).

Die chirurgische Therapie kann bestehen in Abtragung einzelner Plaques, in einer systematischen Dekortikation und in einer tiefer gehenden Exzision (Keilexzision). Schließlich wird neuerdings vielfach die Strahlentherapie angewendet, und zwar als Radiumbestrahlung.

Meine eigenen Erfahrungen möchte ich folgendermaßen zusammenfassen: Die Gefahr der karzinomatösen Degeneration bei Leukoplakie wird im allgemeinen überschätzt. Unbedingt zu verwerfen ist die Radiumbehandlung. Ich habe während meiner Tätigkeit in Wien im Laufe einer kurzen Zeit 3 Fälle gesehen, bei denen zweifellos der Verdacht gegeben war, daß die Entstehung des Epithelioms auf dem Boden einer Leukoplakie auf die Radiumbehandlung zurückzuführen sei. Von der chirurgischen Therapie habe ich ebensowenig Erfreuliches gesehen wie von einer energischen medikamentösen. Häufiges Ätzen mit dem Lapisstift, hochprozentiger Lapis- oder Chromsäurelösung scheint mir wegen der Gefahr des Reizes nicht angezeigt. Die neueren Versuche der experimentellen Karzinomerzeugung sprechen ganz entschieden dagegen. Die milde, wenig eingreifende Behandlung mit Gargarismen, wie Salbeitee, Eibischtee, die Vermeidung reizender Getränke und Nahrungsmittel, Rauchverbot, die Verwendung schleimeinhüllender Mittel scheint mir bei gewissenhafter Kontrolle wegen maligner Degeneration das richtige Vorgehen.

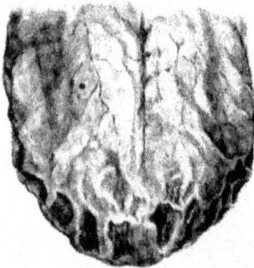

Abb. 11. Glossitis superficialis (Zeichnung nach einer Moulage der chir. Klinik Zürich). Die Schwellung der Zunge führt zum Abdruck der Zähne.

Die Karzinomentstehung auf Leukoplakiebasis ist nicht immer leicht zu erkennen. Die Epithelzapfen können sich unter der hyperkeratotischen Decke bösartig wuchernd in die Tiefe senken. Jede Verdichtung des Zungengewebes, jede Konsistenzzunahme, aber auch jede Exkoriation muß verdächtig sein. Die Probeexzision ist gelegentlich leider nicht zu vermeiden.

Wenn die Leukoplakiebehandlung meiner Ansicht nach nicht zu aktiv sein soll, so ist die radikale Therapie bei Epitheliombildung durchaus nicht aussichtslos. Über die Grundsätze soll später noch gesprochen werden.

Zu einer gleichmäßigen Oberflächenveränderung führt die **Glossitis super-ficialis** (Abb. 11)., ein Entzündungszustand der Mukosa, im Gegensatz zur Glossitis profunda, der eigentlichen Entzündung des Zungenfleisches. Die Zunge wird etwas größer, schwerer beweglich, leicht schmerzhaft, die deckende Schleimhaut sukkulent, stellenweise erodiert, die Zähne drücken sich vorn und seitlich in die anliegende Zunge ein. Die Glossitis superficialis kann eine Begleiterscheinung einer schweren Infektionskrankheit (Typhus, Puerperalprozeß, Erysipel) sein, kann aber auch spontan und selbständig bestehen. Wie bei den verschiedenen Stomatitiden, denen sie auch zugezählt wird, ist milde, wenig eingreifende Behandlung angezeigt.

Als eine besondere Form wird von Brocq und Pautrier die Glossitis rhombica mediana beschrieben (May): In der Mitte des mittleren Drittels der Zunge treten innerhalb der glatten rosa Schleimhaut in rhombischer Gestalt chronisch entzündliche Infiltrate auf, die etwas erhaben, im Zentrum hellgelb sind und jeder Therapie trotzen. Diese Veränderung hat keine Beziehung zu Lues, Tuberkulose und Karzinom.

2. Geschwürsbildungen.

Verletzungen, akute und chronische Entzündungen, schließlich Geschwulstbildungen führen zu Geschwüren der Zunge. Die meisten dieser Erkrankungen gehen gleichzeitig mit einer Vergrößerung der Zunge einher. Hier soll zunächst aber nur von den verschiedenen Formen der Geschwüre gesprochen werden. Diagnostische Irrtümer können für die Patienten verhängnisvoll sein.

Eine häufige und wichtige Differentialdiagnose ist die Unterscheidung des traumatischen, tuberkulösen und karzinomatösen Geschwürs. Als traumatisches Ulkus interessiert uns nicht der Folgezustand eines Zungenbisses, eines eingestoßenen Fremdkörpers usw., sondern der Substanzverlust, der durch die Verletzung seitens eines Zahnes entsteht, der unter dem chronischen Reiz nicht nur keine Heilungstendenz zeigt, sondern leicht induriert wird und der erfahrungsgemäß zu krebsiger Entartung neigt. Dieses Geschwür liegt am seitlichen Zungenrand, meist den Molaren gegenüber, ist oberflächlich, erbsenbis fünfrappenstückgroß, flach, mit ganz leicht erhabenen Rändern, die durch Entzündung infiltriert sind (Abb. 12). Bei genauer Beobachtung läßt sich erkennen, daß ein scharfer, spitzer oder kariöser Zahn, meist in der Ruhe, diesem Ulkus gegenüberliegt. Geschwürsgrund und Rand fühlen sich weich, der Rand möglicherweise ein ganz klein wenig derber an, aber nie ausgesprochen derb, sehr derb oder gar hart. Die Konsistenzvermehrung des Randes muß immer als Zeichen maligner Degeneration gelten. Sie ist das verläßlichste Symptom beginnender Karzinomentwicklung und deshalb von höchstem diagnostischen

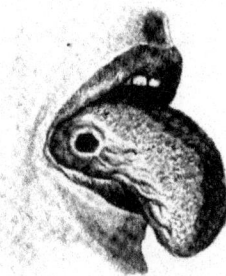

Abb. 12. Traumatisches Ulkus der Zunge: flaches kreisrundes Geschwür mit ganz wenig erhabenem gleichmäßigen Rand. (Aus Moral und Frieboes, Atlas der Mundkrankheiten: Abb. 27, Tafel 9.)

Wert. Der Befund vergrößerter Lymphdrüsen ist nicht so maßgebend. Kleine, runde, auffallend harte Lymphdrüsen müssen allerdings als verdächtig gelten. Selten aber fehlen beim Erwachsenen in der Mandibulargegend Lymphdrüsenvergrößerungen. Aus diagnostischen und therapeutischen Gründen ist die Beseitigung der angesprochenen Ursache des Geschwürs angezeigt. Der Zahn wird abgeschliffen oder gezogen. Ist das Geschwür ein rein traumatisches, so ist es nach längstens 12 Tagen ausgeheilt. Persistiert es, vergrößert es sich gar unter Induration der Ränder, so kann kein Zweifel an seiner Bösartigkeit sein. Eine Probeexzision kann auch hier oft nicht umgangen werden, sie muß aber, wenn sie Karzinom ergibt, sofort oder innerhalb der nächsten Tage von der Radikaloperation gefolgt sein. Zuzuwarten, der weiteren örtlichen Entwicklung untätig zuzusehen, bis das Bild eindeutig geworden ist, wäre ein folgenschwerer therapeutischer Irrtum.

Das **tuberkulöse Geschwür** liegt nahe der Spitze auf der Zungenkonvexität; es ist längsgestellt, spaltförmig, tief, aber wenig klaffend (Abb. 13). Das Ulkus macht in der Regel hochgradige subjektive Beschwerden, vor allem Schmerzen. Auch bei der Palpation kann es sehr schmerzhaft sein. Der Ulkusrand fühlt sich nur wenig derber als die Umgebung an. Das Geschwür hat eine starke Tendenz zur Vergrößerung, was den weniger Geübten zur Verwechslung mit Karzinom verleiten mag. Damit wird das Ulkus flacher, aber von unregelmäßiger Gestalt. Der Grund ist schmierig belegt, die Ränder erhaben, an einzelnen Stellen auch unterminiert (Abb. 14); vgl. Abb. 19. Die Zunge wird bei der Ausbreitung des Geschwüres im ganzen verdickt. Das tuberkulöse Geschwür ist in der Regel von ausgedehnten spezifischen Prozessen in der Lunge, vor

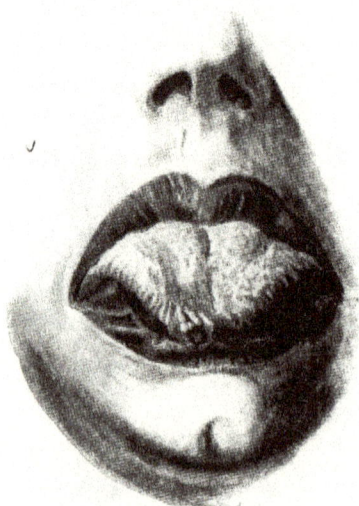

allem von Larynxtuberkulose begleitet. Dementsprechend ist das Auftreten des tuberkulösen Zungengeschwürs prognostisch ungünstig. Es wird aber auch bei sonst Gesunden auffallenderweise häufig nach Traumen, die das Gesicht betreffen, beobachtet. Tuberkulöse Lymphdrüsenentzündung begleitet das Geschwür nicht. Im Abstrich des Geschwürgrundes lassen sich meist ohne wesentliche Schwierigkeiten Tuberkelbazillen färben, was diagnostisch besonders bedeutsam ist. Die mikroskopische Untersuchung der Probeexzision aus dem Geschwürrande ergibt Tuberkeln.

Im ganzen ist auch dieses klinische Bild charakteristisch genug, daß die Diagnose unschwer gestellt werden kann. Irrtümer kommen aber doch gar nicht selten vor. Therapeutisch soll, wenn das Geschwür nicht zu groß ist, die

Abb. 13. Tuberkulöses Ulkus an der Zungenspitze. Anfangsstadium (Zeichnung einer Moulage der Klinik). Vgl. Abb. 14 u. 19.

Exzision mit dem Thermokauter oder die Elektrokoagulation durch Diathermie versucht werden. Die Exzision mit dem Messer und folgende Naht ist nicht zu raten. Sie ist schlecht. Die Nähte schneiden durch, der vergrößerte Defekt klafft weit und ist neuerdings spezifisch infiziert. Von örtlicher Behandlung (Milchsäure, Jodoform) ist nichts zu erwarten. Gegen die Schmerzen symptomatische Behandlung: schmerzstillende Mundwässer, Kokainpinselung.

Das **karzinomatöse Geschwür** kann, solange es in der ersten Entwicklung steht, den Eindruck der Tumorbildung geradezu vergessen lassen. Es liegt am Seitenrande der Zunge, ganz ausnahmsweise an der Spitze, meist in der Mitte oder im hinteren Abschnitt. Nur ganz selten kommt ein Anfangsstadium noch ohne Ulzeration zur Beobachtung. Das Geschwür ist flach, mit wallartig erhabenen Rändern. Den wichtigsten und maßgebenden Befund ergibt die Abtastung des Geschwürgrundes und -randes. Die gewucherten Epithelzapfen, meist mit Verhornung, führen zu der charakteristischen Konsistenzvermehrung. Der Grund fühlt sich an, wie wenn er von feinen Nadelspitzen gebildet wäre. Der Geschwürrand ist sehr derb. Die Palpation ist meist unempfindlich. Sehr früh tritt aber der ausstrahlende Schmerz in das gleichseitige Ohr auf, der manchen Patienten mit Zungenkarzinom zum Ohrenarzt führt. Zu diesem charakteristischen Geschwürbefund kommt rasch der eigentliche Tumornachweis hinzu, von dem später noch die Rede sein soll.

Während diese drei Geschwürformen ziemlich gut gekennzeichnet sind, gilt dies von den Ulzera, welche bei den verschiedensten anderen Erkrankungen (vgl. nächstes Kapitel) entstehen, nicht. Der chronische Zungenabszeß (mit Fremdkörper), die Aktinomykose, das Gumma werden in der Regel aus anderen Momenten diagnostiziert werden müssen als

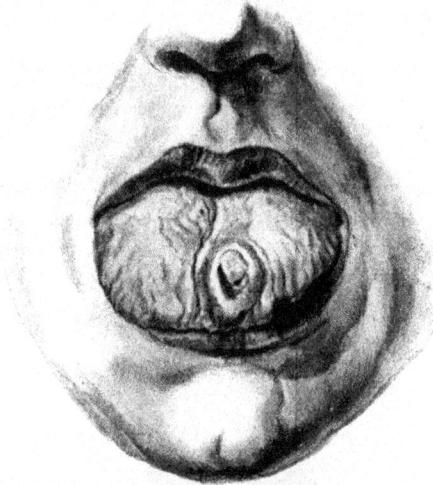

Abb. 14. Tuberkulöses Ulkus nahe der Zungenspitze am Zungenrücken mit spezifischer Infiltration der Geschwürsränder. Vergrößerung der Zunge (Abweichung der Mittellinie nach rechts) und begleitender Glossitis superficialis (Zeichnung einer Moulage der chir. Klinik Zürich). Vgl. Abb. 19.

der Geschwürbildung. Nur der luetische Primäraffekt, meist an der Zungenspitze (Abb. 15), als schmerzlose Verhärtung mit seichter Ulzeration und frühzeitiger beträchtlicher und schmerzloser Lymphdrüsenschwellung, wird nicht zu verkennen sein (Abb. 16).

3. Allgemeine und umschriebene Vergrößerungen der Zunge.

Auch hier kommen wieder die verschiedensten Prozesse, also angeborene Zustände, Entzündungen und vielfache Geschwulstbildungen in Betracht. Die wichtigste und schwerste Komplikation stellt die Behinderung der Atmung dar, die sich bisweilen sehr rasch entwickelt. Unter den vielfachen Ursachen einer Dyspnoe dürfen die Erkrankungen der Zunge nicht übersehen werden. Ihre richtige Diagnose läßt oft durch eine kausale Therapie das bedrohliche Krankheitsbild bekämpfen.

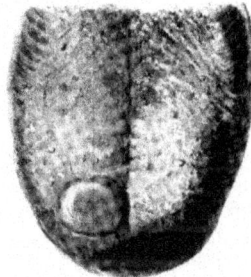

Abb. 15. Luetischer Primäraffekt an der Zungenspitze (Zeichnung einer Moulage der Züricher dermatolog. Klinik, Prof. Bloch).

a) Angeborene Zustände.

Von den angeborenen Zuständen ist die Makroglossie durch Hämangiom (Abb. 17), Lymphangiom (Abb. 18) schon erwähnt. Das letztere bietet neben der diffusen Vergrößerung ein sehr charakteristisches Bild: Die Zungenoberfläche, namentlich des Randes und der Spitze, sieht wie geperlt aus, stecknadelkopfgroße Lymphgefäßzystchen liegen unter der Schleimhaut.

Äußerst selten ist die von Franz Wagner beschriebene Makroglossia neuromatodes. Die Vergrößerung und Konsistenzvermehrung der Zunge besteht aus einer Wucherung markhaltiger Nervenfasern, in deren Verlauf Ganglienzellen eingebettet sind. Schließlich muß auch an die breite, plumpe Zunge des Kretinen bei kongenitalem Myxödem gedacht werden.

b) Akute pyogene Entzündungen.

Den Übergang zur akuten parenchymatösen Entzündung stellt das angioneurotische Ödem (Warén) der Zunge dar, das zwar selten, aber durch seine rasch einsetzenden bedrohlichen Erscheinungen bemerkenswert ist. Schwere Atembeschwerden ohne Fieber, plötzliches Einsetzen ohne bekannte Ursache, diffuse Schwellung, so daß die Zunge die ganze Mundhöhle einnimmt und heraushängt, müssen an diesen Zustand denken lassen. Es sollte versucht werden, die Tracheotomie zu vermeiden. An Idiosynkrasie (Anaphylaxie) ist zu denken und auf dieser Grundlage nach der primären Ursache zu fahnden. Auch Störungen im endokrinen Stoffwechsel kommen in Betracht (bevorstehende Menopause). Pilokarpin (0,01 subkutan) und tiefe Inzisionen haben Erfolg gebracht. Adrenalin (0,5—1,0 ccm intravenös) und Schilddrüsenverabreichung kann versucht werden. Bei Versagen dieser Maßnahmen wäre es aber fehlerhaft, durch Verzögerung des Luftröhrenschnittes den Patienten in Gefahr zu bringen.

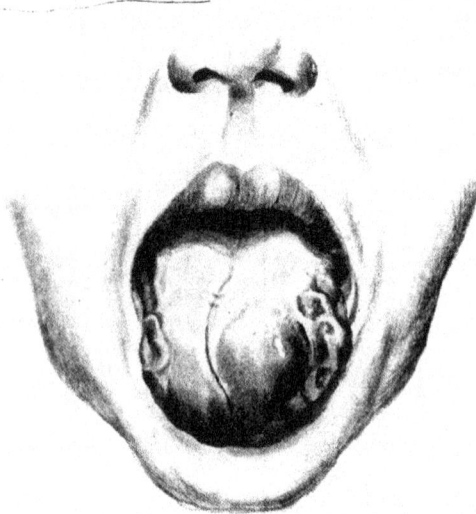

Abb. 16. Luetischer Primäraffekt bei einem 21 jährigen jungen Mann, ohne Lymphdrüsenschwellung einhergehend; zunächst irrigerweise für einen nicht spezifischen chronischen Zungenabszeß oder Aktinomykose gehalten.

Die Entzündungen der Zunge sind primäre oder sekundäre, in dem letzten Falle durch Übergreifen von der Umgebung her (Mundhöhlenboden) bedingt. Als primäre Entzündungen haben sie meist die Neigung zu Abszeßbildung. Die Entzündung kann lokalisiert sein, dann ist sie mehr oberflächlich, eine Zungenhälfte betreffen (Hemiglossitis) oder die ganze Zunge einnehmen. Daraus resultieren verschiedene klinische Bilder. Die primären Infektionen kommen meist durch Verletzung oder durch eingedrungene Fremdkörper zustande. Je nach dem Sitz unterscheiden wir Abszesse nahe der Konvexität mit rascher Entwicklung, stärkerer Schwellung und Neigung zum Durchbruch. Es entstehen dann Eiter sezernierende Fisteln oder Geschwüre am Zungenrücken inmitten einer derben infiltrierten Partie. Irrtümlicherweise können diese Veränderungen als Karzinom aufgefaßt werden.

An die Klinik v. Eiselsberg wurde von einem praktischen Arzt unter der Diagnose Karzinom ein alter Bauer eingeliefert. Fistelbildung, eitrige Sekretion und Lokalisation am Zungenrücken bei Freibleiben der Ränder sprachen gegen Neoplasma, für chronischen Abszeß. Deshalb Inzision und Probeexzision. Es wurde das Ansatzstück einer Pfeife aus der Zunge extrahiert.

Die Abszesse an der Zungenbasis haben keine Neigung zum Durchbruch. Sie gehen mit Schwellung und Infiltration des Mundhöhlenbodens einher. Starke Schwellung der Zunge im hinteren Teil, Kieferklemme, behinderter Schluckakt, starke Beugung des Kopfes nach hinten, sehr starke subjektive Schmerzen, die in den Hinterkopf und das Ohr derselben Seite ausstrahlen (Anastomose der Rami linguales des Nervus glossopharyngeus durch das Ganglion petrosum zum Nervus tympanicus). Es sind dieselben Schmerzen, die auch das Karzinom begleiten. Nach Killian sind der Sitz dieser Zungengrundabszesse die zwischen der Muskulatur befindlichen Spalträume, und zwar: der mediane Spielraum zwischen den M. genioglossi oder der laterale Spaltraum zwischen M. genioglossus und M. hyoglossus.

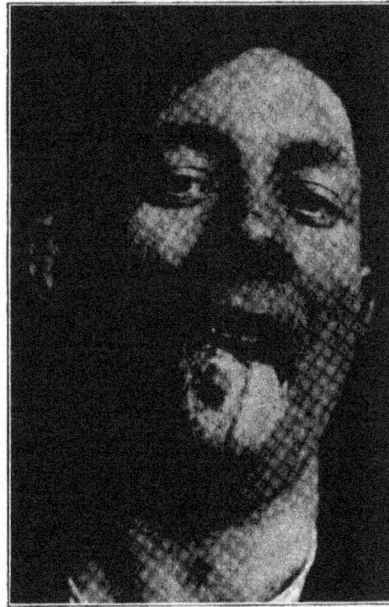

Abb. 17. Hämangiom der Zunge. Die blaurote Verfärbung ist auch in der Photographie zu erkennen (chir. Klinik Zürich).

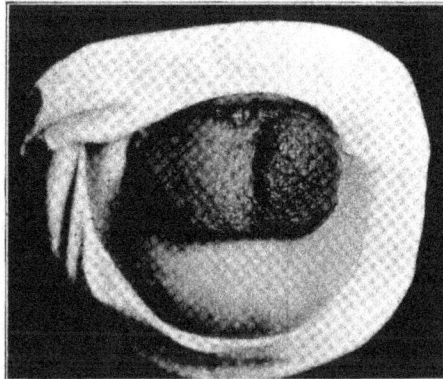

Abb. 18. Lymphangiom der Zunge. Die linke Zungenhälfte von der Geschwulst eingenommen, schmäler, aber verdickt. Vgl. auch Abb. 10. (Photographie einer Moulage der chir. Klinik Zürich.)

M.

Im Gegensatz zu den früher genannten oberflächlichen Abszessen, die unschwer von der Konvexität her eröffnet werden, müssen diese Abszesse von unten her inzidiert werden, und zwar zwischen Kinn und Zungenbein. Es ist falsch, auf einen spontanen Durchbruch zu warten. Ödem der aryepiglottischen Falten, Glottisödem, fortschreitende Infektion und Sepsis müssen durch rechtzeitiges Eingreifen verhindert werden.

Selten kann sich aus der akuten pyogenen Entzündung ein chronisches Stadium entwickeln, das sich in außerordentlicher Volum- und Konsistenzzunahme der ganzen Zunge ausdrückt. Es handelt sich um eine plastische Entzündung, ohne Neigung zur Vereiterung. Kleine, in der Tiefe verborgene, nicht erkennbare Abszeßchen können dem ganzen Prozeß zugrunde liegen. Hier ergeben sich außerordentliche differentialdiagnostische Schwierigkeiten gegenüber dem weit vorgeschrittenen, die Zunge diffus infiltrierenden Karzinom.

c) Chronische Entzündungen.

Chronische Entzündungen der Zunge, die mit lokalisierter oder allgemeiner Vergrößerung des Organs einhergehen, sind wieder die Tuberkulose, Lues und Aktinomykose; am wenigsten die Tuberkulose, die vorwiegend einen Zerfallsprozeß darstellt. In den extremen Fällen, wo die Exulzeration ausgedehnt ist, bleibt eine Verdickung und damit eine Vergrößerung der umgebenden Zungenpartie nicht aus. Die Art der Ulkusbildung bleibt das Charakteristische. (Abb. 19.)

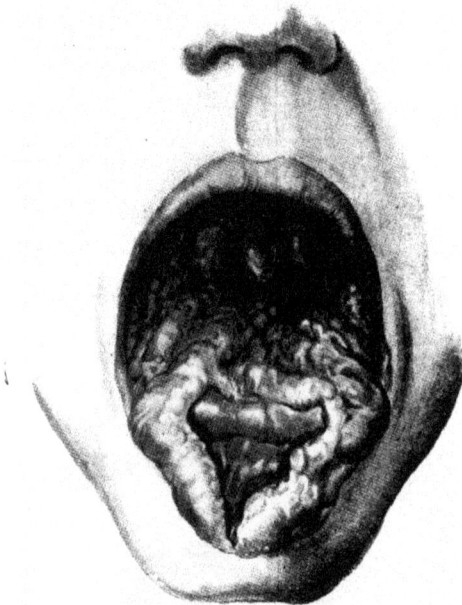

Abb. 19. Tuberkulöses Ulkus der Zunge. Weitgehender Zerfall. Endstadium. (Betrifft einen 55jährigen Mann mit ausgedehnter Lungen- und Kehlkopftuberkulose, 8 Tage vor dem Tode. Zeichnung einer Moulage der chir. Klinik Zürich.)

Zu häufigen diagnostischen Irrtümern gibt die Lues in ihrer tertiären Form Anlaß: das Gumma wird für ein Karzinom gehalten. Dort, wo sich ein vereinzelter Gummaknoten nahe dem Zungenrande entwickelt, können Schwierigkeiten bestehen, doch werden folgende Momente entscheiden: das Gumma ist derb-elastisch, nicht hart, eine Exulzeration fehlt oder ist wesentlich verschieden von der des Karzinoms. Die wichtigste Unterscheidung bietet aber die gut erhalten gebliebene Beweglichkeit der Zunge, die bei Karzinom nur ausnahmsweise vorkommt, dann prognostisch günstig ist, und das Fehlen von ausstrahlenden Schmerzen. Der Lymphdrüsenbefund ist nicht so ausschlaggebend.

Ich habe folgenden Fall erlebt: In meinen Ferien wurde ich von einem Herrn telephonisch angerufen und ersucht zurückzukehren, da er zur Operation eines Zungenkrebses von zwei Kollegen an mich gewiesen worden sei. Da der telephonisch Sprechende beschwerdelos und deutlich artikulierte, fragte ich, wer der Patient sei, worauf mir erwidert wurde, der Sprechende selbst. Mir schien es nach dem telephonischen Gespräch ganz unwahrscheinlich, daß hier ein Karzinom vorliegen sollte. Bei der Untersuchung fand sich, einen großen Teil der linken Zungenhälfte einnehmend, ein 4 cm langer, 2 cm breiter, derb elastischer Knoten ohne Exulzeration. Die Zunge wurde ohne Mühe weit und gerade herausgestreckt. Wassermann stark positiv. Prof. Bloch bestätigte die Diagnose Gumma. Rasches, restloses Zurückgehen nach mehreren Neosalvarsaninjektionen.

Ein anderes Bild bieten die Fälle mit multiplen Knoten in verschiedenen Entwicklungsstadien: Exulzeration, Schrumpfung, rezidivierende Infiltrate und Erweichung. So entsteht die sklerosierende Glossitis (Abb. 20) mit Lokalisation am Zungenrücken, Bildung einer zerfurchten und zerklüfteten Oberfläche, speckigen Geschwüren und allenthalben derber Konsistenz. Wieder droht die Verwechslung mit vorgeschrittenem Karzinom, das nach der Lokalisation, Ausbreitung über beide Hälften der Zunge, Freibleiben der Ränder, positivem Wassermann und Probeexzision ausgeschlossen werden muß. Auch die Unterscheidung gegen vorgeschrittene Tuberkulose kann in diesen Fällen schwierig sein (vgl. auch das Bild der Amyloidose S. 30).

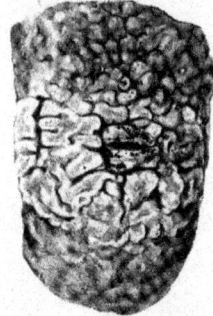

Abb. 20.   Sklerosierende Glossitis (Lues) mit Leukoplakie (aus Moral und Frieboes, Atlas der Mundkrankheiten, Tafel 32, Abb. 238).

Wie bei jeder tertiären Lues wäre die operative Behandlung ein schwerer Mißgriff. Einzig und allein die antiluetische Therapie kommt zunächst in Frage. Allerdings kann sich auf dem Boden eines Gummas ein Karzinom entwickeln. Veränderungen im Sinne des später noch zu beschreibenden Bildes, ein Mißerfolg ex juvantibus müssen zur Revision der Diagnose, genauer klinischer Untersuchung und zur Probeexzision führen. Da meiner Erfahrung nach diese auf luetischer Grundlage entstandenen Krebse bei der Radikaloperation verhältnismäßig günstige Aussichten bieten, darf bei Sicherstellung der Diagnose Epitheliom mit dem Eingriff nicht gezögert werden.

Die **Aktinomykose der Zunge** ist selten, häufiger beim Mann (Schlange). Sie tritt als umschriebener, einzelner, gelb durchschimmernder, zunächst derber (1. Stadium: Tumorform), später wenig erweichter Knoten (Erweichung als 2. Stadium) von $1-1^{1}/_{2}$ cm Durchmesser in der vorderen Zungenhälfte, nahe der Zungenspitze auf. Die zunächst unveränderte Schleimhaut ist fixiert, später lochförmig exulzeriert (Fistel und Geschwürbildung als 3. Stadium). Der spärliche Eiter enthält grampositive Drusen. Keine Lymphdrüsenschwellungen. Das klinische Bild erinnert an den oberflächlichen Zungenabszeß, dann an einzelne, selten vorkommende gutartige Geschwülste, wie das Fibrom, Lipom (Gelbfärbung), Adenom. Die Diagnose soll, wenn irgend möglich, aus dem Strahlenpilznachweis gestellt werden. Sicherung der Diagnose durch Probeexzision scheint unrichtig, vielmehr ist der ganze Knoten im Gesunden keilförmig zu exzidieren, der Defekt zu nähen. Es ist bekannt, daß sich häufig in dem aktinomykotischen Herd ein Fremdkörper, wie eine Kornähre, Granne, ein Stück Holz, findet. Nur bei ausgedehnter Aktinomykose der Zunge kommen allein konservative Behandlung, große Joddosen per os oder intravenös Yatren und Röntgentherapie zur Anwendung.

d) Gutartige Geschwülste.

Hier muß ausdrücklich betont werden, daß die gutartigen Geschwülste der Zunge — mit Ausnahme des Häm- und Lymphangioms — Seltenheiten sind. Es wäre also ein Irrtum, sie in der Diagnostik der Zungenkrankheiten in den Vordergrund zu rücken. Auch die Entzündungen kommen öfter vor.

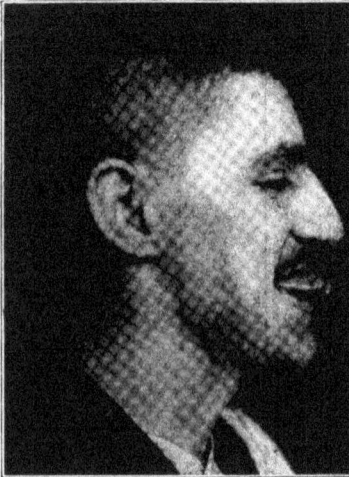

Abb. 21. Papillom der Zungenspitze.

Das Karzinom ist sehr viel häufiger. Neben den Geschwülsten des Mundhöhlenbodens, welche die Zunge in Mitleidenschaft ziehen und auf die wir noch später zu sprechen kommen werden, sind es die folgenden:

1. An der Zungenspitze Geschwülste, ausgehend von der Blandin-Nuhnschen Drüse. Es können Zysten und solide Tumoren (Adenom, Cystadenoma papilliferum, Marx) sein, im letzteren Falle aus mehrfachen kleinen Knoten zusammengesetzt, mit glatter Oberfläche, scharf abgegrenzt, grauweiß bis zu Kleinapfelgröße, auch zu Fisteln führend.

2. Angeborene Geschwülste: Dermoide, Teratome.

3. Bindegewebige Geschwülste: Fibrom, Lipom, Hämangiom, Lymphangiom (vgl. Abb. 17 u. 18), Osteom, Gliom (von französischen Autoren beschrieben, Fall von Peterer). Alle diese Tumoren sind leicht zu erkennen (Abb. 21).

4. Sehr viel wichtiger sind die Zungenstrumen, die als Zungengrund- und Zungenwurzelkröpfe vorkommen. Es handelt sich um Hyperplasie, also um Kropfentwicklung in versprengtem Schilddrüsengewebe, das sich um den normalerweise obliterierten Ductus thyreoglossus vorfindet.

Der sehr viel häufigere Zungengrundkropf bildet eine langsam heranwachsende, in der Gegend des Foramen coecum, meist zwischen diesem und der Epiglottis lokalisierte submuköse, rundliche Geschwulst, welche haselnuß- bis eigroß ist und oft die Größenschwankungen, wie sie andere Strumen zeigen, mitmacht, d. h. rascheres Wachstum zur Zeit der Pubertät, Anschwellung gelegentlich der Menses (Abb. 22). Die Konsistenz ist derb bis elastisch, die Oberfläche manchmal gelappt. Die subjektiven Beschwerden hängen von der Größe ab. Allmählich treten Störungen der Sprache (nach Köhl, auf dessen ausgezeichnete Arbeit hier verwiesen sei, „klosige Sprache"), der Atmung (Schnarchen nachts, Unmöglichkeit auf dem Rücken zu liegen, weil die Zunge im Schlafe zurücksinkt), des Schluckens, bisweilen auch Blutungen auf (vgl. späteres Kapitel über Blutung).

Der Zungenwurzelkropf kommt oberhalb des Zungenbeines in der Medianlinie oder seitlich zur Entwicklung. Dadurch, daß er sich auch nach außen vorwölbt, bildet er einen Übergang zu den Geschwülsten des Halses und speziell zu den aberrierenden Strumen (vgl. S. 65 u. 119).

Allein das schwere klinische Bild zeigt schon, welche große Bedeutung diesen versteckt liegenden Geschwülsten zukommt, die leicht übersehen werden. Ganz besonders wichtig sind sie aber dadurch, daß die aus funktionierendem Schilddrüsengewebe bestehen und innersekretorische Bedeutung haben. In einer Reihe von Fällen war neben dem Zungengrundkropf eine Glandula thyreoidea an normaler Stelle nicht vorhanden und in einzelnen Beobachtungen hat sich nach der Exstirpation des Zungengrundkropfes eine Cachexia thyreopriva als Zeichen des totalen Schilddrüsenausfalles entwickelt. Hier können wir also vor eine schwierige Entscheidung gestellt werden. Von einigen Autoren wird daher dringend davor gewarnt, einen Zungenkropf zu entfernen, wo eine Schilddrüse an normaler Stelle nicht nachweisbar ist (Asch und Zehner). Auf der anderen Seite hat nach

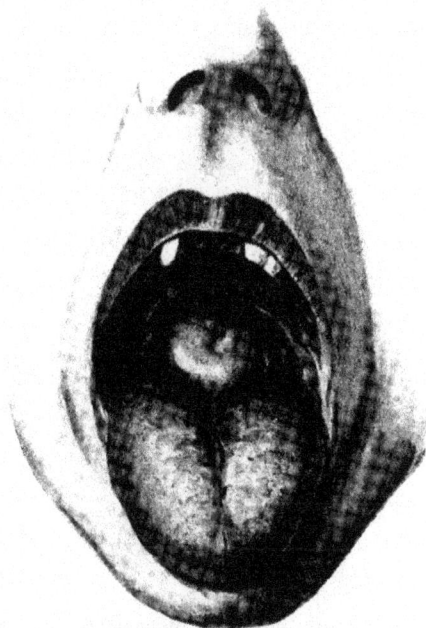

Abb. 22. Zungengrundkropf (aus Asch: Deutsche Zeitschr. f. Chirurgie, Bd. 130 S. 593).

den bisherigen Erfahrungen konservative Behandlung der Zungenstrumen keinen Erfolg gebracht. Vor der Jodmedikation wird sogar gewarnt.

Der heutige Stand der Chirurgie erleichtert unsere Stellungnahme, indem wir erstens den Zungenkropf nur dann operieren, wenn er Beschwerden macht, und zweitens, wo Zweifel über das Vorhandensein weiterer funktionierenden Schilddrüsenparenchyms bestehen, die Exstirpation verbinden mit einer Implantation. Diese kann mit homoioplastischem Material vorausgeschickt oder als Autoplastik unmittelbar der Exstirpation angeschlossen werden, in diesem Fall am besten unter Freilegung der Schilddrüsengegend und Einpflanzung an dieser für die Einheilung vielleicht am besten geeigneten Gegend. Wer besonders vorsichtig sein will, kann noch eine zweite Autoplastik in die Rektusscheide machen. Auf diese Weise lassen sich am ehesten Ausfallserscheinungen vermeiden. Von Urban wird von diesem Standpunkt aus vorgeschlagen, wegen des häufigen Auftretens von Myxödem beim Zungenkropf infolge Aplasie oder Hypoplasie der Schilddrüse die Enukleation des Zungenkropfes als Operation der Wahl aufzustellen.

Eine zweite Gefahr ist auch die, daß durch gleichzeitige Entwicklungsstörung des Epithelkörperchenapparates mit dem Zungenkropf eine funktionell wichtige Glandula parathyreoidea entfernt wird und postoperativ das Bild der parathyreopriven Schädigung, das bekanntlich sehr verschieden intensiv sein kann, auftritt.

Ist die Operation des Zungenkropfes also schon aus diesen Gründen nicht gleichgültig, so kommt noch dazu, daß die Operation wie die jedes Kropfes wegen der beträchtlichen Blutung gefährlich werden kann. Es wäre ein grober Irrtum, an diesen Eingriff nicht wohl vorbereitet heranzutreten. In der Regel wird er sich allein peroral nicht ausführen lassen. Die Spaltung der Wange genügt für die kleineren Strumen; für die großen Kröpfe, namentlich bei Atembeschwerden, aber vor allem bei Rezidiven, die gar nicht selten sind, muß die Wangenspaltung mit der temporären seitlichen Kieferdurchtrennung kombiniert werden, womit ein ausgezeichneter Einblick und die Möglichkeit eines exakten Vorgehens namentlich bezüglich Blutstillung gegeben ist.

In den ersten 48 Stunden post operationem muß unter allen Umständen mit Schwellung am Larynxeingang, Glottisödem und daher mit Erstickungsgefahr gerechnet werden. In einer Reihe von Fällen mußte auf dem Operationstisch oder später die Tracheotomie angeschlossen werden.

Auf eine Entwicklungsstörung sind die **Zungengrundzysten bei Säuglingen** und die seltenen gutartigen epithelialen Geschwülste am Foramen coecum zurückzuführen. Als Ursache des Stridor congenitus finden sich bei der digitalen Untersuchung relativ häufig mediane Zysten am Zungengrund (Völlmer), deren Punktion vollen Erfolg hat. Es muß also dringend geraten werden, an diese Veränderung bei Säuglingen zu denken, um nicht die richtige Untersuchung und einfache Behandlung zu versäumen. Das gutartige Epitheliom, vom Ductus thyreoglossus ausgehend, wächst ganz langsam, kann aber, wie der Fall von Schwarzacher zeigt, zu plötzlichem Tod durch Erstickung führen, indem der Kehlkopfeingang durch die Geschwulst verlegt wird.

Im Anschluß an die gutartigen Geschwülste sei die **lokale Amyloidose** der Zunge (Schlemmer, Pollak) erwähnt, in der Regel begleitet von weiteren Lokalisationen der Amyloidose an den oberen Luftwegen, in der Zunge multiple Tumoren bildend, was für die Diagnose wichtig ist. Die Knoten sind rundlich, oval, kugelig, bis walnußgroß, wenig erhaben, von derber Konsistenz, gelblicher Farbe und wachsartiger Transparenz. Die Zunge kann dadurch in toto derb, verdickt und schlecht beweglich werden. Die Amyloidose findet sich mehr am Zungengrund, kann auch zu einem Ulkus führen, dessen Ränder verdickt und gerötet sind, dessen Grund schmierig belegt ist (Probeexzision). Entscheidend für die Diagnose ist das Vorkommen gleicher Knoten oder Infiltrate in Rachen, Kehlkopf (Eingang), Trachea, Bronchien.

Ausnahmsweise kann einmal auch in der Zunge wie sonstwo ein **Zystizerkus** vorkommen (Fall von Hahn: 28jähriger Mann bemerkt vor 7—8 Jahren eine erbsengroße Anschwellung am linken Rande der Zunge im vorderen Drittel. Seit 6 Monaten Vergrößerung der Geschwulst bis zu Nußgröße, so daß dadurch die Bewegung der Zunge und die Sprache gestört war. Exstirpation einer Zyste mit äußerer und innerer Kapsel, im Innern ein Cysticercus cellul.).

e) Bösartige Geschwülste.

Neben den Karzinomen kommen zwar Sarkome vor, sie haben aber keine besondere diagnostische Bedeutung. Die maligne Geschwulst muß so früh als möglich diagnostiziert und auf das radikalste operiert werden. Das **Zungenkarzinom** kommt selten an der Spitze (Abb. 23), in der Regel am Zungenrande (Abb. 24), mit zunehmender Häufigkeit mehr nach hinten zu und selten auf der Konvexität primär entstehend vor. Nur ausnahmsweise kommt der Krebs so früh zur Beobachtung, daß kein Ulkus besteht. Dann ist die Diagnose schwierig. Die verdächtige Stelle fühlt sich verdickt und derb an, ist unscharf begrenzt, während eine Entzündung ausgeschlossen werden kann. Die Probeexzision muß unbedingt zur Sicherstellung der Diagnose herangezogen werden. Äußere Behandlungen sind verfehlt.

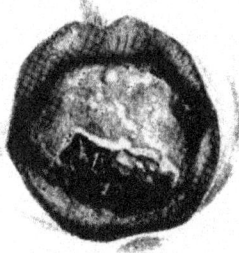

Abb. 23. Karzinom der Zungenspitze auf Basis einer Leukoplakie (Zeichnung einer Moulage der chir. Klinik Zürich).

Das zweite Stadium ist das oberflächliche, mehr oder minder runde, kleine Ulkus, dessen Ränder, wie schon früher beschrieben, auffallend derb sind. In der Umgebung besteht noch keine Infiltration. Diagnostische Irrtümer sind leicht möglich. Wegleitend muß sein, daß das karzinomatöse Ulkus das häufigste Geschwür der Zunge ist.

Im dritten Stadium hat sich um das vergrößerte ovale Geschwür ein infiltratives Wachstum entwickelt. So ist der lokalisierte, derbe Tumor entstanden. Die Zunge ist nicht mehr frei beweglich, die erkrankte Seite bleibt beim Vorstrecken der Zunge zurück, Speichelfluß tritt auf, und der in das Ohr derselben Seite ausstrahlende Schmerz, der schon im zweiten Stadium begonnen hat, oft sich sehr früh einstellt (Frühsymptom!), wird immer lästiger. Die submandibularen Drüsen sind vergrößert, derb, der Befund an den Glandulae lymphatice cervicales profundae, also die Palpation an der Karotisteilung, ist unsicher.

Im vierten Stadium ist eine Hälfte der Zunge von dem Karzinom eingenommen, das Infiltrat überschreitet die

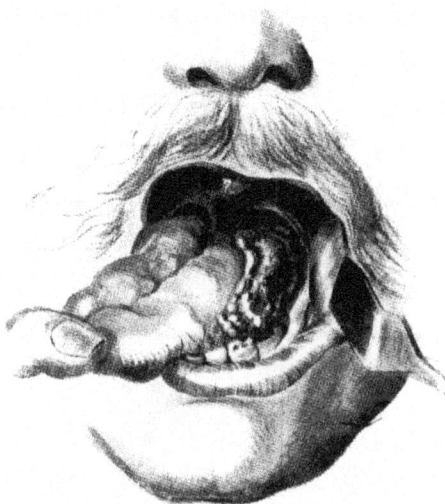

Abb. 24. Ausgedehntes Karzinom am Seitenrand der Zunge, weit nach hinten reichend, die Zunge fixierend (eigene Beobachtung).

Mittellinie nach der gesunden Seite zu, die kranke Seite ist vollkommen starr. Beim Versuch, die Zunge zu zeigen, wird nur die Spitze und gesunde Seite bewegt. Es besteht heftiger Speichelfluß und Foetor ex ore. Sprache und Schluckakt sind wesentlich gestört. Die regionären Lymphdrüsen sind schon für das Auge vergrößert.

Das fünfte und letzte Stadium wird mit dem Ergriffensein der ganzen Zunge, die starr im Munde liegt, weitgehender jauchiger Exulzeration und fixierten Lymphdrüsentumoren, die erweichen und durchbrechen, erreicht.

Die Darstellung dieser Entwicklung eines Zungenkarzinoms zeigt die Schrecken dieses Leidens, das unaufhaltsame destruierende Wachstum aus den ersten Zuständen heraus, in denen allzuleicht diagnostische Irrtümer unterlaufen können. Nur eine Frühdiagnose und eine radikale Operation können Rettung bringen. Die Prognose ist wie bei jedem Plattenepithelkarzinom ernst, aber bei Beachtung der folgenden Regeln nicht aussichtslos:

1. Die Radikaloperation des Zungenkarzinoms ist auch in dem Frühstadium die halbseitige Exstirpation der Zunge.

2. Um blutleer zu operieren, wird zuerst in typischer Weise die Art. lingualis der erkrankten Seite ligiert.

3. Der Operation an der Zunge wird als reiner Eingriff, zusammen mit der Ligatur der Art. lingualis, die genaue Ausräumung des regionären Lymphdrüsengebietes, und zwar der submentalen, submandibularen und tiefen zervikalen Lymphdrüsen (an und unter der Teilungsstelle der Karotis) vorausgeschickt. Die Glandula submandibularis dieser Seite, die karzinomatös infiziertes lymphatisches Gewebe enthalten kann, wird exstirpiert. Als Schnitt gilt der Kochersche Normalschnitt, doch läßt sich eine Verletzung des unteren Mundastes des Fazialis nicht sicher vermeiden. Der Patient kann auf diese kleine Störung, die nicht nur eine motorische, sondern auch sensible ist (Gefühllosigkeit der Unterlippe nahe dem Mundwinkel, Störungen beim Trinken, Ausfließen von Speichel) aufmerksam gemacht werden[1]. Seine Weigerung gegen einen äußeren Schnitt muß auf das entschiedenste bekämpft werden. Die äußere Wunde wird durch Naht geschlossen, mit Glasdrän dräniert und aseptisch gedeckt.

4. Das Zungenkarzinom muß zur Radikaloperation gut zugänglich sein. Wenn auch ein Teil der Fälle allein durch die Mundöffnung zu operieren ist, sind doch öfter Hilfsschnitte nötig. Nach meiner Erfahrung kann aber für die meisten Fälle, auch bei Lokalisation recht weit hinten, mit der Wangenspaltung das Auslangen gefunden werden. Die kosmetische Störung dieses Schnittes ist auch bei dem weiblichen Geschlecht gering. Die Gefahren der Aspiration (Pneumonie) werden mit der temporären Kieferdurchtrennung sehr viel größer. Reicht die quere Wangenspaltung nicht aus, so kann der Schnitt am vorderen Rande des Masseters nach abwärts geführt und der horizontale Kieferast an dieser Stelle durchtrennt werden (Z-förmiger Schnitt). Ist die Kieferspaltung vorauszusehen, so sollen alle Vorbereitungen zur exakten

---

[1] Die sensorischen Fasern stammen zum Teil aus dem II. Trigeminusast über Ganglion sphenopalatinum — Nervus petrosus superficialis maior, zum Teil aus dem III. Trigeminusast und Nervus glossopharyngeus über Ganglion oticum — Nervus petrosus superficialis minor — Nervus tympanicus, nervi glossopharyngei und Ramus anastomoticus nervi facialis.

Kiefernaht gemeinsam mit dem Zahnarzt getroffen werden. Die Zunge wird in sich selbst vernäht, die Zungenspitze nach hinten gerichtet. Die Fäden (Katgut) bleiben zunächst lang.

5. Der ganze Eingriff kann gut in Lokalanästhesie ausgeführt werden, die einer allgemeinen Narkose unbedingt vorzuziehen ist.

6. In der Nachbehandlung nimmt der Patient im Bett sitzende Stellung ein. Er wird an eine Wasserstrahlpumpe angeschlossen und angehalten, sich mit einem ausgekochten Mundansatz ständig den Speichel abzusaugen. Wenn nicht schon ante operationem, erhält er nun post operationem steigende Dosen Neosalvarsan intravenös. Der Patient wird 3—5 Tage nach der Operation durch 5 mal täglich eingeführte Ernährungsbougie reichlich gefüttert. Die Gefahr der postoperativen Pneumonie ist in den ersten Tagen und später zwischen 10. und 15. Tag nach der Operation am größten.

Diese nur andeutungsweise gegebenen Vorschriften für die radikale Operation und ihre Nachbehandlung sollen nur zeigen, wie maßgebend richtiges Vorgehen ist und wieviel von einer genauen Nachbehandlung abhängt. Gerade das letztere kann nicht genug betont werden.

Das Zungenkarzinom ist im ersten bis dritten Stadium gut, im vierten fraglich, im letzten nicht mehr operabel. Für diese Fälle kommt die Strahlentherapie in Frage. Sie von vornherein wegen ungenügender Erfolge abzulehnen, scheint mir nicht berechtigt, von ihr allzuviel zu erwarten nicht erlaubt. Alle hierher gehörigen Fragen, wie Art der Radiumanwendung, Dosierung, Kombination mit Röntgen usw. sind noch nicht soweit gelöst, daß bestimmte Vorschläge erstattet werden könnten. Es wäre meines Erachtens verfehlt, nicht alles zu versuchen und im gegebenen Fall den Rat des in der Strahlentherapie erfahrenen Arztes einzuholen.

Eine besondere Stellung nimmt das Karzinom der Zungenbasis und der Vallekula ein. Der am Zungengrunde sitzende Krebs, der seinen Ausgang nicht nur vom deckenden Epithel, sondern auch von Zellresten des mit Plattenepithel ausgekleideten Ductus thyreoglossus nehmen kann, bildet eine in der Tiefe und in der Mitte gelegene Geschwulst, deren radikale Entfernung nur mit Totalexstirpation der Zunge erreicht werden kann.

Das Vallekulakarzinom[1]) bildet den Übergang zu den Pharynx- bzw. Epiglottiskarzinomen. Seine Feststellung gelingt durch die Palpation per os, sicherer mit dem Kehlkopfspiegel. Die Epiglottis kann an der der Zunge zugekehrten Seite miterkrankt sein. Aus der Züricher chirurgischen Klinik hat Steiner zwei Fälle von Karzinom der Vallekula mitgeteilt, die mit Ösophaguskarzinom kombiniert waren. Hier kann also leicht ein diagnostischer Irrtum vorkommen wie in dem ersten meiner Fälle, in dem das Vallekulakarzinom diagnostiziert und operiert, das tiefer sitzende Karzinom im Ösophagus trotz Bougierung nicht erkannt wurde.

45 jähriger Mann. Vater an Speiseröhrenverengerung gestorben. Seit 10 Wochen beim Essen Schluckbeschwerden im Rachen, namentlich links, seit 6 Wochen Schmerzen

---

[1]) Toldt (6. Aufl. S. 299): „Beim Übergang der Schleimhaut von der Zungenwurzel auf den Kehldeckel bilden sich drei dünne, stark erhabene Fältchen, Plicae glosso-epiglotticae, mediana und laterales, welche zwei symmetrische Grübchen, Valleculae epiglotticae begrenzen.‟

über dem unteren Abschnitt des Brustbeines, unabhängig vom Essen. 10 kg Abmagerung, starker Raucher, häufiger Halskatarrh. Per os ist ein halbnußgroßer Tumor im Bereiche der linken Vallekula zu tasten. Die Konsistenz ist derb, die Abgrenzung nach allen Seiten eine scharfe. Der Tumor ist wallartig begrenzt, in der Mitte kraterförmig vertieft. Hinter dem linken M. sternocleidomastoideus 3 walnußgroße Lymphdrüsen. Der laryngologische Befund lautet: Karzinom der linken Vallekula. Der Tumor ist klein und gut operabel. Probe-

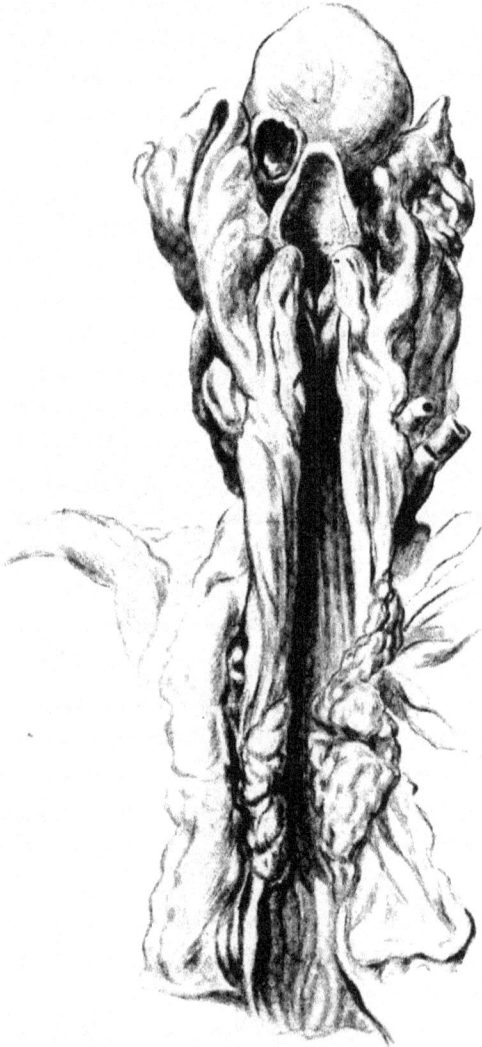

Abb. 25. Karzinom der linken Vallekula kombiniert mit Karzinom des Ösophagus (aus Steiner: MKl. 1922 S. 1249. Rekonstruktion des Obduktionspräparates: das durch Operation entfernte Karzinom ist eingezeichnet).

exzision ergibt Kankroid. Die Bougierung ergibt durchgängigen Ösophagus für mitteldicke Sonden. Die Operation besteht in tiefer und oberflächlicher Drüsenausräumung, Ligatur der Art. lingualis, Wangenspaltung und Kieferdurchtrennung. Der Tumor ist gut begrenzt, wird weit im Gesunden umschnitten. Vollständige Naht. Wiederherstellung der Kontinuität des Unterkiefers durch Zahnprothese. Am 3. Tage p. op. Pneumonie, am 6. Tage Exitus. Bei der Obduktion finden sich im unteren Drittel des Ösophagus, 8 cm vom Mageneingang, zwei derbe, feste Tumoren von weißer Farbe, die ebenfalls Kankroide sind (Abb. 25).

In dem zweiten Fall wurde das Ösophaguskarzinom 26 cm von der Zahnreihe neben dem Krebs in der linken Vallekula ante operationem richtig diagnostiziert.

Seither habe ich in der Züricher Klinik einen dritten Fall gesehen, der, von anderer Seite wegen Zungenkarzinom erfolgreich operiert, im Anschluß die Erscheinungen des Ösophaguskarzinoms bot.

Es muß also nach diesen Beobachtungen das gleichzeitige (kausal bedingte?) Vorkommen von Zungen- und Ösophaguskarzinom als nicht so selten gelten und der praktisch wichtige Schluß gezogen werden, daß die Radikaloperation eines Zungenbasis- bzw. Pharynxkarzinoms erst vorgenommen werden darf, nachdem man sich durch das Ösophagoskop davon überzeugt hat, daß der tiefer liegende Ösophagus nicht karzinomatös, sei es primär oder sekundär, erkrankt ist. Daß die Bougierung allein nicht genügt, zeigt der oben angeführte Fall.

Wie schon erwähnt, kommt das **Sarkom der Zunge** sehr selten vor (Betke). Es ist an kein Alter gebunden, bevorzugt im ganzen das jugendliche Alter, ist auf beide Geschlechter gleich verteilt, betrifft also das weibliche Geschlecht häufiger als das Karzinom, kommt in allen Teilen der Zunge vor, aber wie das Karzinom öfters in den mittleren und hinteren Partien, häufiger links als rechts, zeigt langsames Wachstum und kann bis Orangengröße erreichen. Das Sarkom kommt in zwei Formen vor: das interstitielle Sarkom, bei dem die befallene Zungenhälfte oder Partie diffus verdickt und derb ist, die Schleimhaut verschieblich und nicht exulzeriert ist. Allerdings kommen auch Geschwürsbildungen vor. Das gestielte Sarkom ist seltener, entweder breitbasig oder schmal gestielt mit breiter pilzförmiger Kuppe. Zu den subjektiven klinischen Erscheinungen gehören neben der Verdickung der Zunge Fremdkörpergefühl und Schluckbeschwerden.

Schließlich kommt noch ganz selten das **Endotheliom** bzw. **Zylindrom** (Preuße) der Zunge vor, das klinisch als Karzinom verläuft, mikroskopisch gegen die Umgebung durch eine Kapsel begrenzt ist.

4. Zungenblutungen.

Anhangsweise sei noch dieses eine Symptom besprochen, das bei verschiedenen Veränderungen vorkommt und recht bedrohlich werden kann. Die Blutung aus der Zunge begleitet die Verletzung durch Biß usw., ist auch, wie hervorgehoben, aus der normalen Zunge recht beträchtlich. Sie wird durch Umstechung und Naht gestillt. Auch lebensbedrohliche Blutungen können vorkommen und verlangen im äußersten Falle die Ligatur der Art. lingualis, ja sogar der Carotis externa.

Von pathologischen Zuständen sind es vor allem das vorgeschrittene tief exulzerierte Karzinom, das zu tödlichen Blutungen führt, ferner der Zungengrundkropf, zu dessen Symptomen die Blutung häufig gehört. Besonders gefährlich können die Hämorrhagien aus einem Hämangiom werden, da Umstechungen nicht zum Ziel führen. Bei allen diesen Fällen darf mit einer befriedigenden Blutstillung nicht allzu lange gezögert werden. Es muß rechtzeitig die Unterbindung (Art. lingualis oder Carotis externa) ausgeführt werden.

Das Platzen eines Varix oder eines Aneurysmas der Zunge ist selten, kommt aber, wie der folgende Fall zeigt, vor:

Sabin berichtet über eine 34 jährige Frau in der 38. Schwangerschaftswoche mit starker Varizenbildung an den Beinen. Sie bemerkte auf dem Zungenrücken in der Mittellinie 2 cm hinter der Zungenspitze eine dunkelrote Blase von der Größe eines Zündhölzchenkopfes. Durch Platzen dieser Blase kam es zu einer schweren arteriellen Blutung. Durch tiefe Umstechungen nach Novocain-Suprarenininfiltration, die 6 Tage liegen blieben, wurde Blustillung erreicht.

V. Harter und weicher Gaumen.

Ohne auf die vom Knochen ausgehenden Erkrankungen einzutreten, interessieren uns hier Entzündungen (Abszesse), Geschwürsbildungen, Perforationen, Narben bzw. Verwachsungen und Tumoren.

1. Abszesse.

Im vorderen Abschnitt des harten Gaumens kommt eine sehr charakteristische, submuköse, meist nicht akut verlaufende Abszeßbildung vor, — als typisches Krankheitsbild zu wenig bekannt und deshalb zu diagnostischen Irrtümern Anlaß gebend —, die odontogenen Ursprungs ist. Sie muß als lymphangitischer Abszeß durch Infektion von den oberen vorderen Zähnen aus aufgefaßt werden. Ihr Sitz entspricht (worauf Klestadt besonders aufmerksam macht) dem eigenartig angeordneten Lymphgefäßnetz, welches beiderseits der Raffe von dem Alveolarfortsatz in lang ausgezogenen Maschen gegen den weichen Gaumen zieht. Es entwickelt sich, ohne Erscheinung von seiten eines Zahnes, eine schmerzhafte Vorwölbung hinter der oberen Zahnreihe, über welcher wegen der Derbheit der Gaumenschleimhaut keine Fluktuation nachzuweisen ist. Das ist auch der Grund, weshalb diese Abszesse keine Neigung haben, sich gegen die Mundhöhle zu öffnen, sondern eher nach Einschmelzung des Knochens gegen die Nase oder in die Kieferhöhle durchbrechen. Ihr Verlauf schleppt sich also hin. Die Geschwulst kann im Verlaufe von Monaten an Größe zu- und abnehmen. Eine genaue Untersuchung wird als Ausgangspunkt dieses Abszesses einen kariösen Schneide- oder Eckzahn nachweisen lassen.

De Vries, der einen einschlägigen Fall mitgeteilt hat, macht mit Recht darauf aufmerksam, daß bei den einwurzeligen Zähnen eine Abszeßbildung in den meisten Fällen nach der Gaumenseite und nicht nach der Lippenseite durchbricht. Besonders die oberen Schneidezähne sind es, die diesen typischen palatinalen Abszeß erzeugen. Der Grund hierfür liegt erstens darin, daß die palatinale Wand des Alveolarfortsatzes dünner ist als die labiale und zweitens in dem Umstande, daß die Wurzel der Schneidezähne meistens mehr eine Krümmung zum Gaumen als zur Lippe haben. Differentialdiagnostisch kommen an dieser, unmittelbar hinter dem Alveolarfortsatz gelegenen Stelle des harten Gaumens andere Abszeßbildungen, wie auf osteomyelitischer, tuberkulöser oder luetischer Basis kaum in Betracht. Die Inzision der Abszesse gestaltet sich außerordentlich einfach. Die Behandlung des kariösen Zahnes ist natürlich Grundbedingung für den Erfolg.

Anschließend an diese typische, von einem Zahn ausgehende lymphangitische Abszeßbildung sei auf andere ebensocharakteristische Abszeßlokalisationen hingewiesen, die immer noch verkannt werden. Sie kommen meist als Fisteln zur Beobachtung, seltener im Stadium der Eiteransammlung. Es ist der lymphangitische Zahnabszeß neben der Nasenseitenwand ca. 1 cm oberhalb des Nasenflügels. Zur Zeit der Abszeßbildung findet man hier eine leichte Schwellung, blaurote Verfärbung der Haut und Fluktuation. Besteht eine Fistel, so ist diese ganz uncharakteristisch: das unregelmäßige, im Niveau der Haut liegende Geschwür ist von matschen Granulationen bedeckt, hat weiche, verfärbte Ränder. Eine Sondierung, wie sie oft vom praktischen Arzt gemacht wird, führt zu keinem Ergebnis. Für den, der diese Lokalisation des Zahnabszesses kennt, liegt der Fall klar. Die Infektion geht vom gleichseitigen Eckzahn aus. Von dem Unerfahrenen wird an Tuberkulose, Aktinomykose, Lues und Karzinom gedacht. Ich kenne solche Fälle, wo verschiedene Eingriffe gemacht wurden — während die zahnärztliche Behandlung vollkommen genügte.

Eine andere, wohl besser gekannte Lokalisation ist der mediane Kinnabszeß bzw. die Kinnfistel. Im Stadium der akuten Entzündung entsteht am Kinn ein Ödem, dann eine Rötung, das Kinn wird spitz, druckempfindlich. Dann kommt es zu Fluktuation und spontanem Durchbruch. Besteht die Fistel, so ist diese genau in der Mitte des Kinnes gelegen, oft mit einem knopfförmigen Granulationspfropf versehen (wie bei einer Osteomyelitis). Später kommt es zu einer Einziehung der Fistel. Für den Kenner kann es sich nur um eine Infektion odontogenen Ursprungs. und zwar von einem der beiden medialen unteren Schneidezähne handeln. Die Therapie dieser Fälle ist klar. Ein Abszeß wird durch Stichinzision entleert. Eine Fistel bleibt unberücksichtigt. Nach Zahnbehandlung kommt sie spontan zur Ausheilung.

Der weiche Gaumen macht die Entzündungen seiner Umgebung mit, vor allem also die der Tonsille. Sein lockeres Gewebe disponiert zu Ödem.

Somers macht auf die traumatische Entzündung der Uvula und Ödem des weichen Gaumens bei Rednern aufmerksam, das er auch unmittelbar vor Auftreten von akutem Gelenkrheumatismus, also als Frühsymptom gesehen hat.

2. Ulzera.

Außer den Affektionen der Oberkiefer führen krankhafte Zustände der Gaumenschleimhaut zu Geschwüren. Der Diagnose stellen sich oft außerordentliche Schwierigkeiten in den Weg, namentlich bei der Differenzierung der chronischen Entzündungen und bei der Unterscheidung dieser gegen das Karzinom. Jeder diagnostische Irrtum bedeutet hier aber auch einen therapeutischen.

Außer den Geschwüren, die man bei Typhus (Nowotny) findet, den Veränderungen am weichen Gaumen bei Pemphigus, sind es vor allem die Tuberkulose und Lues, die zu weitgehendem geschwürigen Zerfall der Schleimhaut führen können. Hier lassen alle sonst angeführten Unterscheidungsmerkmale dieser beiden chronischen Infektionen im Stich. Auch die Probeexzision kann täuschen. Histologisch findet sich ein eigentümliches Bild, das mehr für

Tuberkulose spricht, vor allem durch den Befund an Riesenzellen. Es wurde daher schon für manche dieser Fälle an eine Kombination von Tuberkulose mit Lues gedacht (Finger, Oppenheim, Rusch). Jedenfalls muß die antiluetische Therapie in erster Linie, bevor irgendetwas anderes geschieht, versucht werden. Besonders kompliziert werden aber die Fälle dadurch, daß Ulzerationen des Gaumens vorkommen, deren Genese ganz unklar bleibt, trotz Probeexzision. Hier wird Lues und Tuberkulose ausgeschlossen, an Aktinomykose oder Sporotrichose gedacht. Eine präzise Diagnose ist aber nicht zu stellen. Wichtig ist, daß in allen diesen Fällen Jodkali, bzw. Neosalvarsan versucht wird, womit meist ein rascher Erfolg erzielt wird. Erst wenn dieser ausbleibt, kommt die örtliche Behandlung in Frage, also bei Tuberkulose die Exzision mit dem Thermokauter.

Zusammenfassend handelt es sich also um chronische, mit Geschwürsbildung einhergehende Entzündungsprozesse, die weder klinisch noch histologisch — auch von ganz geübten Untersuchern — klargestellt werden können, die aber alle, und das ist sehr wichtig, durch Jodbehandlung gut beeinflußt werden.

Der Plattenepithelkrebs der harten Gaumenschleimhaut tritt an den verschiedensten Stellen auf: in der Mitte oder mehr seitlich, namentlich am Übergang gegen den weichen Gaumen zu. Er bildet meist flache Geschwüre, deren Ränder wenig erhaben, aber wie der Grund derb sind. Lymphdrüsenschwellungen sind oft nicht nachweisbar. Wenn sie vorhanden sind, liegen sie in der Fossa retromaxillaris und bleiben dort unentdeckt, kommen aber auch in der Fossa retromandibuluris vor. Das Karzinom kommt vor allem beim Manne vor. Die Unterscheidung von einem Ulcus tuberculosum gelingt oft erst durch die Probeexzision (s. das Kap. Tumor).

Andere seltene Geschwürsbildungen sind bedingt a) durch einen überzähligen oder versprengten Zahn, der extrahiert oder mit dem Meißel entfernt werden muß, b) bei Säuglingen durch angeborene Epidermiszysten.

3. Perforationen.

Die wichtigste Komplikation der verschiedenen Prozesse am harten und weichen Gaumen ist eine so weitgehende Destruktion, daß eine Verbindung zwischen Mund- und Nasenhöhle bzw. Nasenrachenraum entsteht. Dadurch wird ein dichter Abschluß der Mundhöhle unmöglich. Alle bisher schon beschriebenen Erkrankungen können außer Traumen zu diesem Folgezustand führen: also Zahnabszesse, überzählige, im harten Gaumen gelegene Zähne, alle chronischen Entzündungen, in erster Linie die Lues, das Karzinom. Die Diagnose wird nach dem Anamnese, dem Ulzerationsprozeß und, wenn dieser zur Ausheilung gekommen ist, nach der Art und Größe der Perforation, dem Zustand der Umgebung und nicht zuletzt dem übrigen somatischen Befund des Patienten gestellt werden (vgl. S. 5). Unrichtig ist es jedenfalls, an einen Verschluß der Perforation zu denken, solange ein aktiver Prozeß noch vorliegt. Erst muß die sichere Ausheilung desselben — das gilt vor allem für die Lues — abgewartet werden.

Eine besondere Art der Perforation ist die unter Oberkieferzahnplatten zustande kommende. Gewisse obere Prothesen werden durch eine Hartgummiplatte, die eine Saugwirkung ausübt und in einer zentralen, der stärksten Vorwölbung des Gaumens entsprechenden Vertiefung der Gaumenprothese durch eine kleine Metallplatte fixiert ist, zum Haften gebracht. Unter der Prothese kommt es zuerst zu einer Entzündung der Schleimhaut, dann ganz allmählich zu einer Zerstörung der Schleimhaut und der Gaumenplatte bis zum Durchbruch in die Nasenhöhle (Rouget et Pommereau, Gedard). Es ist nun ganz besonders wichtig zu wissen, daß die Anstellung der Wassermannschen Raktion gezeigt hat, daß für die Mehrzahl dieser Fälle eine Kombination mit Lues angenommen werden muß. Es bestätigt sich hier also das für die Geschwürsbildungen Gesagte: Immer muß zuerst an die syphilitische Genese gedacht werden, daher Blutuntersuchung und antiluetische Therapie.

Im Bereiche des weichen Gaumens (Gaumensegel) kommen Perforationen vor allem durch Verletzung zustande. Diese sind nach Anfrischung verhältnismäßig leicht zu schließen, während für den harten Gaumen die plastischen Methoden, wie sie für angeborene Spaltbildungen in Verwendung sind, gebraucht werden müssen. Aber auch nekrotisierende Entzündungen können am weichen Gaumen zu bleibenden Zerstörungen führen. So kann

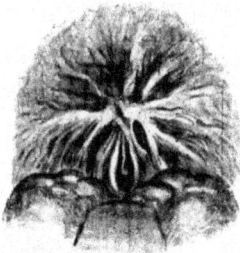

Abb. 26. Verwachsung des weichen Gaumens mit der hinteren Rachenwand infolge tertiärer Lues (aus Moral und Frieboes, Atlas der Mundkrankheiten: Abb. 247, Tafel 85).

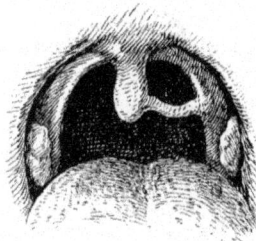

Abb. 27. Kongenitale Bride von Uvula zum Arcus palato-pharyngeus sin. (Züricher chir. Klinik).

die Uvula bei Vincents Angina zugrunde gehen, und Sternberg hat die Perforation des weichen Gaumens nach nekrotisierender Scharlachangina beschrieben. Es darf somit aus Defekt der Uvula oder nicht traumatischer Genese einer Velumperforation nicht ohne weiteres auf Lues geschlossen werden.

4. Narben und Verwachsungen.

Besonders in die Augen springend sind diese am weichen Gaumen, weniger deutlich am harten. Nur ein Teil derselben läßt den Schluß auf Lues zu, da es eine ganze Reihe anderer Prozesse gibt, die zu denselben Veränderungen führen. Mechanische und chemische Verletzungen sowie schwere Entzündungen sind es in erster Linie. Nach der Operation des Uranocoloboma posticum bleibt Narbenbildung und Verkürzung zurück. Gar nicht so selten ist die teilweise oder sogar vollständige Verwachsung des weichen Gaumens mit der Rachenwand (Abb. 26). Es kann zu einem vollständigen Abschluß des Nasen-Rachenraumes gegen den Pharynx kommen. Strangförmige Verwachsungen können auch kongenitaler Natur sein, wie der abgebildete selbst beobachtete Fall zeigt (Abb. 27).

5. Tumoren.

Als echte Geschwulstbildungen können klinisch verschiedene Prozesse imponieren, deren Entstehung noch unklar ist, die aber mit Geschwülsten nichts zu tun haben. Hierzu gehört der Amyloidtumor des harten und weichen Gaumens. Die derbe, gut begrenzte, submukös gelegene Resistenz ist begleitet von gleichen Veränderungen an anderen Organen der Mundhöhle und der Luftwege. Damit läßt sie sich von der Mischgeschwulst des Gaumens unterscheiden.

Fein hat bei einem Patienten mit Halsdrüsentuberkulose und stark positiver Kutanreaktion ein knorpelhartes, blaßrotes Infiltrat des weichen Gaumens beschrieben, das ein Gefühl der Spannung und einer dumpfen Empfindung im Ohr auslöste, die Uvula vergrößerte und starr machte. Histologisch fand sich ein rundzelliges Infiltrat mit vereinzelten Riesenzellen. Eine sichere Diagnose war nicht zu stellen. Nach 9 Jahren war der Prozeß ausgeheilt, auf der Schleimhaut des Gaumensegels fanden sich nur zarte, weißliche Narben.

Diese Veränderung erinnert an die leukämischen, pseudoleukämischen Infiltrate und an die Mikuliczsche Krankheit (s. Speicheldrüse), bei welchen eine Vergrößerung der Glandula palatina beobachtet wird. Es wird richtig sein, um diagnostische Irrtümer zu vermeiden, bei Nachweis einer Schwellung am harten Gaumen eine Blutuntersuchung nicht zu unterlassen. Therapeutisch kommt neben der allgemeinen Behandlung lokale Röntgentherapie in Betracht.

Am harten Gaumen kommt von bösartigen Geschwülsten zuerst das Karzinom in Betracht, dessen Ulkus vorher schon beschrieben wurde. Hier können zwei Fragen oft nur schwer beantwortet werden. Geht der verhornende Plattenepithelkrebs von der Schleimhaut des Gaumens oder der Kieferhöhle aus? Und wie weit ist das Karzinom vorgeschritten? Auch spezialistische Untersuchungen, die Röntgenaufnahme des Oberkiefers lassen einen sicheren Schluß nicht zu, wie weit das Karzinom den Knochen infiltriert. Therapeutisch ist daher der Schluß zu ziehen, daß diese Fälle mit partieller.oder totaler Oberkieferresektion behandelt werden müssen. Von Radium sieht man gerade bei der Lokalisation am Gaumen oft recht gute Erfolge, ohne daß aber ein Urteil über die Beeinflussung in der Tiefe möglich wäre. Bisweilen liegen wohl auch benignere Epitheliome vor, die nicht verhornen und Basalzellenkrebse sind. Klinisch läßt sich diese Entscheidung nicht treffen (wie an der Haut), nur eine Probeexzision kann Auskunft geben.

Neben dem Karzinom sind alle anderen Geschwülste selten. Rund- und Spindelzellensarkome kommen ganz vereinzelt vor, noch häufiger Melanome, die sich aus Pigmentflecken des harten Gaumens entwickeln (Seidl, New und Hansel).

Zu den gutartigen Geschwülsten gehören die Endotheliome, die Mischgeschwülste, die wieder nicht so ganz selten sind. Zum Teil gehen sie auch unter dem Namen Cylindrom und Adenom. Nach dem heutigen Stand werden sie aber als Bindegewebsgeschwülste aufgefaßt. Sie bilden gut umschriebene, derbe Knoten am harten Gaumen (Abb. 28), die langsam wachsen, keinerlei subjektive Beschwerden machen und keine Neigung zu Ulzeration oder Perforation zeigen. Sie können nach Inzision der Schleimhaut und Kapsel meist ausgeschält werden. Gelegentlich rezidivieren sie lokal, doch langsam und setzen keine Metastasen.

Die Geschwülste des weichen Gaumens spielen dadurch eine ganz andere Rolle, daß sie oft gestielt sind, das Schlucken hindern, ja sogar bis in die oberen Luftwege kommen können. Das flache, rasenartige, exulzerierte Karzinom kommt auch am weichen Gaumen vor, ist unverkennbar und mit keinem anderen Prozeß zu verwechseln. Betrifft es die Uvula, so kommt es bald zur Zerstörung. Aber auch das Karzinom kann gestielt vorkommen. Einen solchen Fall, der histologisch ein Basalzellenkrebs war, habe ich aus der v. Eiselsbergschen Klinik beschrieben. (Fig. 29.) Die Exulzeration ist immer charakteristisch für das Karzinom, im Gegensatz zu gutartigen Geschwülsten, die hier vorkommen.

Das Fibrom, das bis faustgroß werden und Erstickungsanfälle bedingen kann, das Myxolipom, das Lymphangiom des weichen Gaumens (mit Zystenbildung) ist beschrieben. An der Uvula

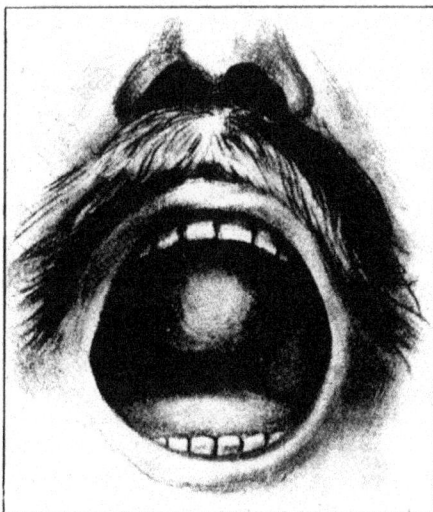

Abb. 28. Zylindrom des Gaumens (aus Boenninghaus, B. B. Bd. 111 S. 215).

kommt vor allem das Papillom vor, das sich, wie in dem Fall von Glas mit einer abnormen Länge der Uvula (7 cm) kombinieren und in den Larynx eintreten kann. Auch kleine Geschwülste an der Uvula, wie ein haselnußgroßes Angiom, ein Angiopapillom, ein kleines Papillom können zu sehr lästigen Hustenanfällen und Atembeschwerden führen. Aus diesen Gründen werden operative Eingriffe bei den Geschwülsten des weichen Gaumens und der Uvula nötig werden. Auch bei Anwendung der lokalen Anästhesie, die gut brauchbar ist, wird am besten am hängenden Kopf operiert.

VI. Gaumenbögen.

An den Gaumenbögen kommen alle Erkrankungen, die im Vorhergehenden für die Schleimhaut der Mundhöhle im allgemeinen, für die

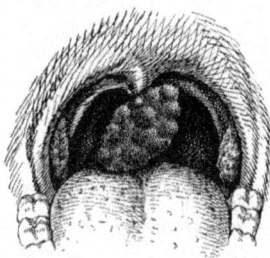

Abb. 29. Gestielter Basalzellenkrebs der Uvula (nach Clairmont: A. f. kl. Ch., Bd. 84 S. 98).

Zunge, für den Gaumen usw. beschrieben wurden, vor. Ihre Beteiligung an stomatitischen Prozessen ist immer ganz besonders deutlich. Die Veränderungen bei akuten Infektionen etablieren sich namentlich an den Gaumenbögen. Die Lues im sekundären Stadium ist hier vor allem lokalisiert. Tuberkulöse und karzinomatöse Geschwüre kommen vor.

In den vorderen Gaumenbögen sollen angeborene, symmetrische Defekte vorkommen (Bumba). Eine eingeführte Sonde erscheint vor dem hinteren Gaumenbogen wieder. Sie sitzen in der Höhe der Uvula und haben schlitzförmige bis ovale Gestalt. (Fig. 30). Es muß aber fraglich erscheinen, ob diese Defekte nicht als Folgezustände vorangegangener Anginen aufzufassen sind. Eine Behandlung, wie etwa Naht dieser Defekte, ist nicht indiziert.

Mager hat ein vom Arcus palatoglossus ausgehendes pendelndes Fibrom beobachtet, das im Ösophagus verschluckt getragen und bis vor die Mundöffnung vorgewürgt wurde.

VII. Tonsille.

1.

Neben Fremdkörpern, die von außen per os eingedrungen und in der Tonsille steckengeblieben sind, kommen Mandelsteine vor, welche eine sehr beträchtliche Größe erreichen können (bis Hühnereigröße). Sie sitzen in der Tiefe der zerklüfteten Tonsille, reizen beständig und werden für Fremdkörper der Tonsille gehalten. Zu ihrer Extraktion muß meist Tonsillargewebe gespalten werden.

2.

Auch für den Chirurgen sind die **Entzündungen der Tonsille** von besonderer Bedeutung. Er findet sie bei Patienten, die operiert werden sollen, und muß sie als Kontraindikation gegen den geplanten Eingriff ansprechen. Er sieht sie als häufige Komplikation post operationém und darf sie gerade bei dieser oft sehr schweren Beurteilung unklarer Krankheitszustände nicht vergessen. Die Diagnose einer Angina erklärt mit einem Male die hohe Temperatur, die ein frisch Operierter aufweist, dessen Wundverhältnisse glatte sind. Der Chirurg wird zwar meist die gefundene Angina als Erklärung des febrilen Zustandes seines Patienten gern hinnehmen, er wird sich aber doch immer dessen bewußt sein, daß jede Angina eine schwere Erkrankung ist und eine allgemeine Infektion bedeutet. Er wird mit der Tatsache

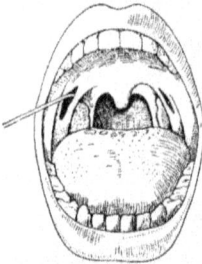

Abb. 30. Symmetrische Defekte an den vorderen Gaumenbögen (nach Bumba: Z. f. Hals-, Nasen-, Ohrenkrankh., Bd. 1, S. 243).

rechnen müssen, daß Keime, und zwar meist sehr virulente, im Blute kreisen, daß Toxine durch die Nieren ausgeschieden werden, daß pathogene Bakterien verschluckt werden und den Darmkanal passieren, daß die Scharlachinfektion, die er besonders für seine Wunden fürchtet, mit einer Angina einsetzt. Der Chirurg wird bei jeder Angina, aber ganz besonders dann, wenn sie bei einem Patienten eines größeren Krankensaales auftritt, sich die Frage vorzulegen haben, ob eine Diphtherie auszuschließen ist und wird, wozu ich dringend raten möchte, entweder prinzipiell oder bei geringstem Zweifel einen Abstrich auf Löfflerschem Schrägagar machen. In der Zürcher Klinik haben sich bei diesen grundsätzlich geübten Abstrichen wiederholt Diphtheriebazillen ganz unerwarteterweise gefunden. Und schließlich wird jeder Chirurg, der über ein größeres ambulantes Material verfügt, immer wieder Anginen sehen, echte und sog. Anginen, wird immer differential-diagnostische Entscheidungen zu treffen haben, die von Bedeutung sind, und wird oft in die Lage kommen, sich mit den lokalen oder allgemeinen Folge-erscheinungen der Tonsillitis zu beschäftigen.

Jochmann unterscheidet eine Angina catarrhalis, follicularis, lacunaris, retronasalis, phlegmonosa, necroticans, gangraenosa und Plaut-Vincent. Damit sind sehr verschiedene Prozesse, wie vor allem die Entzündung der Rachenmandel und der peritonsilläre Abszeß als Angina be-zeichnet, was m. E. verwirrend wirkt. Für den Chirurgen, wie übrigens auch für den Praktiker, gipfelt die Frage zunächst in einer differentialdiagnostischen Entscheidung, und zwar zwischen: Streptokokkenangina, Diphtherie, Angina Plaut-Vincent und Lues (Primäraffekt und sekundäres Stadium). Für einzelne ganz schwere Fälle von Angina necroticans kann auch die Abtrennung von Kar-zinom Schwierigkeiten machen.

Für die **Streptokokkenangina** müssen immer der akute Verlauf, das hohe Fieber, die heftigen Schluckbeschwerden, die Doppelseitigkeit der Erkrankung das Auftreten von grauen, später gelben runden Flecken und Pfröpfen in den Lakunen bezeichnend sein. Bei schwereren Fällen, namentlich bei Scharlach oder septischer Angina, kommt es zu Nekrosen, die sich als weißgraue, auch miß-farbige, nicht gut abstreifbare Beläge, also durchaus diphtherieähnlich dar-stellen. Nach Abstoßung können Geschwüre entstehen, die sich vertiefen und ausbreiten, schmierig belegt sind und mit lebhaftem Foetor ex ore einher-gehen. Bei der Streptokokkeninfektion sind frühzeitig die regionären Lymph-drüsen vergrößert und schmerzhaft. Nach 4 Tagen ist meist die Infektion überwunden. Das Schicksal der Lymphdrüsen ist verschieden.

Schon diese kurze Schilderung zeigt, daß der Befund an den Tonsillen sehr mannigfach sein kann, daß sich das ganze klinische Bild aber doch innerhalb eines bestimmten, in der Regel nicht zu verkennenden Rahmens abspielt. Die größte Schwierigkeit und zugleich die größte Verantwortung bereitet die Entscheidung gegenüber der Diphtherie, wobei es sich weniger um die schweren als um die leichten Formen handelt, die aber im Krankenhaus wegen der Verschleppung der Infektion eine ebenso wichtige Rolle spielen. Da es, wie wir gesehen haben, diphtherieähnliche Anginen und anderseits wieder rudimentäre Diphtherieerkrankungen gibt, die als katarrhali-sche und lakunäre Angina imponieren, wird auch von den besten Kennern zugegeben, daß eine rein klinische Unterscheidung oft unmöglich ist. Es wird sogar geraten, in diesen Fällen nicht erst die bakteriologische Bestätigung der Diagnose abzuwarten, sondern sofort Serum zu geben. Für den Patienten, der noch nie Serum bekommen hat, mag das zugegeben werden; sonst muß wohl auf die Gefahr des anaphylaktischen Schockes Rücksicht genommen werden: Zuerst endovenöse Injektion von 2 ccm Serum, 5—12 Stunden später end-gültige Serumeinverleibung.

Bei dieser Gelegenheit muß auch auf das Vorkommen von Diphtherie-bazillenträgern aufmerksam gemacht werden. Die richtige Prophylaxe nach einem einmal aufgetretenen Diphtheriefall muß in der Untersuchung aller den-selben Raum bewohnenden oder aufsuchenden Menschen bestehen.

In der Züricher chirurgischen Klinik haben sich in einem Krankensaal mit 11 Betten, in dem eine Diphtherie vorgekommen war, unter den übrigen 10 Patienten 2 Bazillenträger gefunden. Außerdem hatte auch die Schwester dieses Krankenzimmers Diphtheriebazillen in ihrer Mundhöhle. Es ist auch nicht uninteressant, daß die systematische Untersuchung von Wunden zeigte, daß wiederholt Diphtheriebazillen auf der Oberfläche der untersuchten Wunden gefunden wurden.

Ich führe dieses Beispiel als Beweis an, daß von den bakteriologischen Untersuchungen ausführlich Gebrauch gemacht werden soll.

Bei der erst in letzter Zeit besser bekannt gewordenen **Angina Vincent-Plaut** ist der Verlauf gegenüber der Streptokokkenangina milder. Das Allgemeinbefinden ist besser, es besteht nur mäßiges kurz dauerndes Fieber, die Schluckbeschwerden sind gering, der Prozeß ist oft einseitig, der Verlauf langwieriger. Die regionären Lymphdrüsen sind nur wenig vergrößert, schon früh besteht Foetor ex ore. Es werden zwei Formen unterschieden: die diphtherioide, bei der auf der erkrankten Tonsille diphtherieähnliche, grau-weiße Pseudomembranen gefunden werden, die sich leicht abziehen lassen und die ulzeröse Form, bei der tiefe, kraterförmige, schmierig gelb oder grau belegte Geschwüre entstehen, bei verhältnismäßig gutem Allgemeinbefinden.

Der klinische Befund und Verlauf bietet, wie wir sehen, eine Reihe von wichtigen Unterschieden gegenüber der Angina im engeren Sinne, welche auf die richtige Spur leiten. Das letzte Argument ist der mit Karbolfuchsin und nach Giemsa gefärbte Abstrich, welcher bei der Angina Plaut-Vincent neben Spirillen die fusiformen Stäbchen zeigt, welche als Erreger dieser Erkrankung angesprochen werden.

Viel schwieriger ist aber die Unterscheidung gegenüber der Diphtherie und namentlich gegenüber der Lues. Die Diphtherie wird oft klinisch überhaupt nicht, sondern nur durch die negative Kultur auf Löffler-Nährboden ausgeschlossen werden können.

Es ist seltener der Primäraffekt als vor allem die sog. syphilitische Angina, welche als spezifischer Prozeß nicht erkannt, irrtümlicherweise für eine Angina follicularis gehalten wird. Der Primäraffekt, der an der Tonsille verhältnismäßig häufig vorkommt, bildet eine derbe, um-schriebene Induration mit flachem Ulkus und kombiniert sich rasch mit einer Vergrößerung der Lymphdrüsen. Zerfällt die Initialsklerose, so liegt die Verwechslung mit einem Karzinom nahe. Die syphilitische Angina besteht in den Plaques muqueuses aus grauweißen, membranartigen Belegen auf der Tonsille. Diese Veränderung geht ohne Störung des Allgemeinbefindens, ohne Fieber, mit geringen subjektiven Beschwerden einher, aber ohne Tendenz zur Besserung oder Ausheilung, sofern nicht eine antiluetische Therapie einsetzt. Der diagnostische Irrtum geschieht, weil an Lues nicht gedacht wird. Die Beachtung des ganzen Krankheitsbildes, der Nachweis eines Primäraffektes, anderer sekundärer Erscheinungen, weiterer spezifischer Veränderungen auf der Mundschleimhaut, der schleppende Verlauf, die beträchtliche Lymphdrüsenschwellung, das Fehlen von Diphtherie- und fusiformen Bazillen, der positive Wassermann und der rasche Erfolg der antiluetischen Therapie sichern die Diagnose.

Alle therapeutischen Irrtümer sind auf diagnostische Fehler zurückzuführen. Die im großen und ganzen symptomatische Behandlung bei der Angina follicularis bzw. lacunaris steht der aktiven Therapie bei den übrigen Formen gegenüber. Ihre Unterlassung ist bei der zuverlässigen Wirkung als therapeutischer Irrtum zu stigmatisieren.

Bei der akuten follikulären Angina kann oft ein guter Erfolg mit der abortiven Behandlung erreicht werden. Die Tonsille wird nach Kokainisierung mit 20%iger Lapislösung oder Tct. jodi puri bzw. Tct. jodi-Glycerini āā kräftig gepinselt. Lymphadenitiden scheinen mir danach aber häufiger zu sein. Daß auch in zweifelhaften Fällen Diphtherieserum injiziert werden soll, wurde früher schon erwähnt.

Die Plaut-Vincentsche Angina wird meist ganz ausgezeichnet durch endovenöse (0,15—0,45 g) Neosalvarsaninjektionen beeinflußt. Auch örtliche Pinselungen mit Neosalvarsan (0,15/Glyzerin 5,0 g) haben überraschenden Erfolg.

Im Anschluß an die akute Tonsillitis müssen die Fälle erwähnt werden, bei denen Pfröpfe in den Gaumenmandeln bestehen bleiben und die Ursache eines chronisch subfebrilen Zustandes sind. Es handelt sich meist um jugendliche Patienten, die in ihrer Entwicklung zurückbleiben, blaß sind und den Verdacht einer Tuberkulose erwecken. Ein sicherer Herd ist aber nicht nachweisbar. Wenn diese Fälle auch vor allem in das Gebiet des Internen gehören, so hat doch der Chirurg wie jeder Arzt mit diesen Patienten zu tun, da an ihn gelegentlich die Frage gestellt wird, ob er mit seinen Untersuchungsmethoden einen tuberkulösen Herd (Abdomen, Samenblasen und Prostata, Nieren usw.) nachweisen könne. Die genaue Untersuchung der Tonsillen darf nicht versäumt werden; sie kann den Fall aufklären und durch die Tonsillektomie zur Heilung bringen.

Die zwei wichtigsten örtlichen Komplikationen der Angina sind der peritonsilläre Abszeß und die Lymphadenitis.

Den **peritonsillären Abszeß,** der unrichtigerweise Tonsillarabszeß oder Angina phlegmonosa genannt wird, fasse ich als lymphangitischen Abszeß zwischen infizierter Tonsille und retromandibulären Lymphdrüsen auf. Er ist eine Vereiterung der Lymphgefäße und des umliegenden, lockeren Bindegewebes. Er hat im allgemeinen die Harmlosigkeit und gute Prognose aller lymphangitischen Abszesse, deren Entstehung immer eine Begrenzung und erfolgreichen Kampf gegen die Infektion bedeutet. Das hindert nicht, daß sein klinisches Bild ein recht schweres sein kann. Nach einer Angina dauert das Fieber an oder steigt nach einer Remmission, aus der auf die Abheilung der Angina geschlossen wurde, wieder hoch an. Schluck- und Schlingbeschwerden sind noch stärker. Es stellt sich Kiefersperre ein, Speichelfluß, die Unmöglichkeit der Nahrungsaufnahme führt zu raschem Kräfteverfall, die Infektion zu septischem Aussehen. Jede Bewegung des Kopfes wird vermieden, die Lymphdrüsen sind geschwollen, sehr schmerzhaft. Die Untersuchung ist erschwert, weil der Mund schlecht oder kaum geöffnet wird. In der Umgebung der Tonsille findet sich Ödem, die Uvula ist nach der gesunden Seite verdrängt, das Gaumensegel ist auf der kranken Seite düsterrot verfärbt, vorgewölbt, bei Betastung sehr schmerzhaft, teigig, für den Geübten tiefe Fluktuation erkennen lassend.

Diagnostische Irrtümer sind trotz diesem charakteristischen Befund doch möglich. Zunächst können alle Beschwerden fälschlicherweise nur auf die fortdauernde Angina bezogen wer-

den. An einen peritonsillaren Abszeß wird nicht gedacht. Dann gibt es Entzündungen anderer Ausgangspunkte, die zu peritonsillaren Abszessen führen können. Odontogene Infektionen des Unterkiefers, ausgehend
von den zwei letzten Molaren, gehen gelegentlich mit mächtigem Ödem des
Gaumensegels, peritonsillarer Entzündung, heftigen Schlingbeschwerden und
Kieferklemme einher — also im wesentlichen das gleiche Bild. Hier ist aber
die Anamnese durchaus anders und es besteht eine Schwellung am Kieferwinkel, die bei der anginösen Tonsillitis nicht vorkommt. Tesar hat auf die
otogenen peritonsillaren Abszesse durch Mitteilung von drei Fällen aufmerksam gemacht. Ich habe einen Fall gesehen, bei dem ein hervorragender, ge-
wiegter Chirurg an Sarkom der Tonsille dachte, weil in der Vorgeschichte eine
Angina nicht sicher und der Abszeß nicht akut entstanden war.

Diese diagnostischen Irrtümer erklären manchen therapeutischen Fehler:
den Patienten mit Peritonsillarabszeß kann so leicht durch die
Inzision geholfen werden. Aber auch bei richtiger Diagnose wird gefehlt:
vor allem durch zu oberflächliches Inzidieren. Der Abszeß liegt nicht
oberflächlich, sondern mindestans 1 cm tief. Auch da steht vielen Ärzten das
Schreckgespenst der Blutung vor Augen. Bei zahlreichen Abszeßinzisionen
habe ich nie eine irgendwie beunruhigende Blutung gesehen. Es fragt sich jetzt
nur, wie inzidiert werden soll. Der Peritonsillarabszeß liegt nicht lateral
von der Tonsille, sondern außen oben. Mit der Inzision parallel dem vorderen
Gaumenbogen habe ich sehr Gutes gesehen. Richtig ist, daß die Inzision leicht
verklebt und am nächsten, meist auch am zweitnächsten Tage mit der Korn-
zange gespreizt werden muß, was nicht versäumt werden darf. Einen wesentlichen Nachteil sehe ich für den Patienten darin nicht. Eine andere Schnittführung ist die von Chiari: in der Mitte zwischen Basis der Uvula und letztem
Molar wird eine Stichinzision gemacht, die in senkrechter Richtung stumpf
erweitert wird. Ich habe den Eindruck, daß bei der ersten Schnittführung ein
Verfehlen und Nichtfinden des Abszesses seltener vorkommt als mit dem
zweiten Schnitt. Es ist aber außerordentlich mißlich, bei einem unbefriedi-
genden Ergebnis der Inzision mit Probepunktionen nach einem Abszeß zu
suchen.

Zur Eröffnung des Peritonsillarabszesses wurde empfohlen, den oberen Pol
der Gaumenmandel abzupräparieren. Es bedeutet einen größeren und technisch
mühsamen Eingriff, von dessen Notwendigkeit ich mich noch nicht überzeugen
konnte, und die Tonsillektomie bei bestehendem Abszeß auszuführen, ist gewiß
nicht ratsam. Es sei daran erinnert, daß auch nach der Exstirpation der nicht
entzündeten Tonsille Infektionen des Wundbettes vorkommen können.

Doppelseitiges Auftreten des Peritonsillarabszesses ist nicht
häufig, kommt aber vor. Die Eiterung entwickelt sich dann nicht gleichzeitig
auf beiden Seiten, sondern in einem Intervall von einigen Tagen, meist so, daß
bis zur Entstehung des zweiten Abszesses der erste schon abgeheilt ist. Die
Patienten kommen durch andauerndes Fieber, Schmerzen und ungenügende
Ernährung sehr stark herunter. Sie zeigen ein schweres Krankheitsbild. Gerade
in diesen Fällen muß an das Auftreten eines Lungenabszesses nach Peritonsillarabszeß bzw. dessen Eröffnung gedacht werden. Gelegentlich wiederholt sich
der Peritonsillarabszeß einer Seite so rasch, daß kaum angenommen werden
kann, daß er ausgeheilt war. Andere Fälle, und diese sind sehr häufig, haben

die Trias: Tonsillarhypertrophie, gehäufte Anginen, wiederholte Peritonsillarabszesse.

Die **Lymphadenitis retromandibularis bzw. cervicalis,** welche häufig nach Ablauf der Angina zurückbleibt oder unmittelbar nach Abklingen der Angina unter neuerlichem hohen Fieber mit einem ähnlichen Krankheitsbild, wie es für den Tonsillarabszeß beschrieben wurde, einsetzt, beschäftigt nicht selten den Chirurgen. Er wird bei fortbestehender Schwellung, Schmerzhaftigkeit, vielleicht auch andauernder Temperatursteigerung gefragt, ob weiter zugewartet, inzidiert oder vielleicht radikal im Sinne einer Exstirpation vorgegangen werden soll. Nach meiner Erfahrung vereitern diese Lymphdrüsen sehr selten. Deshalb ist zuwartende Behandlung am Platze. Inzidiert sollte nur werden, bei sicher nachgewiesener Fluktuation, die in der Regel eine tiefe und deren Feststellung deshalb besonders schwierig ist.

Vor kurzem wurde ich von einem Kollegen zu einem 14jährigen Mädchen gerufen, das nach Ablauf einer Skarlatina bei Fortbestehen einer einseitigen Lymphadenitis wieder hoch zu fiebern anfing, unter Einsetzen mit Schüttelfrösten. Der chirurgische Rat wurde mit der Fragestellung eingeholt, ob aktiv gegen die Drüsen, die offenbar Sitz der in die Blutbahn einbrechenden Infektion waren, vorgegangen werden solle. Ich konnte eine Erweichung nicht finden und schlug konservative Behandlung vor. Nach meiner Konsultation noch 2mal Schüttelfrost und 40,6. Dann Ruhe. Äußere Ichthyolbehandlung. Erholung an der Adria. Zurückgehen der Lymphdrüsenschwellung in 2 Monaten.

Ein anderer Fall gehört hierher, den ich noch in Wien sah und der besonders deutlich diagnostische und therapeutische Irrtümer zeigt: Ich wurde von einem Kollegen zu einem jungen Mann gerufen, der eine dreiwöchentliche Krankengeschichte hatte: Angina mit Lymphadenitis, faustgroßem Tumor, der ergebnislos indiziert worden war. Meine Diagnose mußte auf syphilitische Angina lauten. Spezifische Behandlung brachte raschen Erfolg.

In manchen Fällen läßt das Abklingen der Lymphdrüsenschwellung lange auf sich warten. Wärme und resorbierende Mittel wie Jod, Ung. cinereum, Ichthyol werden ganz erfolglos angewendet. Hier kann mit der Röntgentherapie (2 Sitzungen mit je 30% H.E.D.) ein gutes Resultat erzielt werden.

3.

Die **Hypertrophie der Tonsille** ist kaum mit einem anderen Zustande, wo es zur Vergrößerung der Mandel kommt, zu verwechseln. Die Oberfläche bleibt, im Gegensatz zu Geschwülsten, namentlich dem Lymphosarkom (vgl. dieses), die der normalen Tonsille. Sie ist buchtig und läßt Pfröpfe erkennen. Nicht endgültig ist die Frage beantwortet, ob in jedem Alter die Tonsille geopfert und ob die Tonsillektomie im entzündeten Zustande und namentlich bei drohender Sepsis ausgeführt werden darf. Für das kindliche Alter gilt die Reduktion der Tonsille durch Exkochleation oder Tonsillotomie, für das Alter über 15 Jahre die Exstirpation als Methode der Wahl. Den unbedingten Anhängern der Tonsillektomie in jedem Zustande, die in der Minderzahl sind, stehen Stimmen gegenüber, die ernstlich davor warnen zu operieren, wenn durch den Eingriff die Infektion verbreitet werden kann. Doch scheint der Standpunkt, daß dort, wo die fieberhafte Erkrankung wie eine allgemeine Sepsis, Nephritis oder Endokarditis von der Tonsille ausgeht, auch im Fieber operiert werden soll, immer mehr Verbreitung zu finden (Hayek). Der Einwand, daß funktionelle Störungen zurückbleiben können, und daß die Tonsillektomie bei Berufssängern, Rednern zu vermeiden sei, kann kaum aufrechterhalten werden. Bisweilen kommen vorübergehende Schädigungen vor. So habe ich einmal eine temporäre Gaumensegelparese mit Sprachstörung gesehen. Es wäre aber zweifellos ein gewichtiger therapeutischer Irrtum, den Träger hypertrophischer Mandeln, der immer wieder zu Anginen neigt, von diesem gefährlichen Infektionsherde nicht zu befreien. Hayek erwähnt als unerwünschte Folgen nach der Tonsillektomie die Nekrose des weichen Gaumens infolge allzureichlicher Adrenalininjektion und postoperative Narbenzüge.

Der Tonsillektomie haftet die Gefahr der Blutung und Nachblutung an. Diese üble Nachrede ist wohl dadurch entstanden, daß diese Operation sehr häufig von chirurgisch wenig Geschulten und namentlich nicht mit der Sorgfalt ausgeführt wird, die jeder Eingriff bezüglich Blutstillung erfordert. Wer chirurgisch zu denken und zu arbeiten gewohnt ist, wird sich erinnern, daß jede Lymphdrüse — und das ist die Tonsille auch — entsprechend ihrer physiologischen Funktion einen sehr gut entwickelten Gefäßstiel hat. Zu erwarten, daß es nach Durchtrennung dieses Stieles, der momentan unter der Einwirkung der Lokalanästhesie (Adrenalin) wenig bluten kann, durch Kompression zur definitiven Blutstillung kommen kann, ist unchirurgisch und ein schwerer Irrtum. Auch die Durchtrennung der Gefäße mit der galvanischen Schlinge ist sehr viel unsicherer als die Ligatur, die wir auch hier wie für den bleibenden Verschluß jedes anderen Blutgefäßes fordern müssen. Die Darstellung des Stieles ist ja in der Regel leicht, ebenso die Anlegung einer Unterbindung. Die Nische wird durch einen Tupfer gedeckt, der durch 2—3 Nähte, welche die beiden Gaumenbögen vereinigen, fixiert wird und nicht länger als höchstens 48 Stunden liegen bleibt. Zur Anlegung dieser Nähte benützt man die alte Dieffenbachsche gestielte Nadel und kann auf jedes besondere Instrument verzichten.

Eine andere Frage ist, ob bei der Tonsillektomie, aber vor allem bei der Tonsillotomie, ein größeres Gefäß verletzt werden kann. Tandler ist in seiner topographischen Anatomie dringlicher Operationen auf diese Frage eingegangen. Er sagt: ,,Es sei gleich hier hervorgehoben, daß die Blutungen bei Tonsillotomie und Tonsillektomie nur dem Stromgebiete der Arteria tonsillaris angehören und daß alle jene Erklärungsversuche, nach welchen es zu einer Verletzung irgendeiner anderen Arterie, vor allem der Carotis interna, kommen solle, aus topographischen Gründen zurückzuweisen sind.''

Daß es nach Operationen an der Tonsille zu heftigen Blutungen kommen kann, wird verständlich, wenn man die folgende anatomische Darstellung hört: Die A. tonsillaris entspringt in der Mehrzahl aller Fälle in der Form eines kürzeren oder längeren Truncus communis zusammen mit der viel schwächeren Arteria palatina ascendens aus der Maxillaris externa. Manchmal ist der Ursprung dieses gemeinschaftlichen Stammes bis auf die Arteria carotis externa herabgedrückt, oder es fehlt ein Truncus communis überhaupt, so daß die Arteria tonsillaris ein selbständiger Ast der Maxillaris externa bzw. Carotis externa wird.

Für die Beurteilung und Behandlung der Blutungen nach Eingriffen an der Tonsille ergeben sich daraus wichtige Schlüsse. Es ist ein Irrtum, diese Hämorrhagien, von denen bekannt ist, daß sie letal endigen können, leicht zu nehmen. Wir können nicht erwarten, daß eine Blutung, die mehr oder weniger direkt aus der Carotis externa erfolgt, auf Kompression steht. Wir dürfen uns also nicht auf unsichere Methoden in dieser Situation verlassen. Zur Blutstillung wird die digitale Kompression, die Anwendung hämostyptischer Mittel und das bekannte Mikuliczsche Kompressorium empfohlen, das wohl in keinem Instrumentarium fehlt. Alles das sind unverläßliche Methoden. Hält die Blutung an, darf nicht gezögert werden. Es muß die definitive Blutstillung durch Unterbindung der A. maxillaris externa bzw. der Carotis externa oberhalb der A. lingualis erreicht werden.

Hier muß noch einmal darauf hingewiesen werden, was es für einen folgenschweren Fehler bedeuten würde, ohne richtige anatomische Vorstellung und einer alten Auffassung folgend, wegen Blutung nach Tonsillotomie oder Tonsillektomie die Carotis interna zu ligieren. Die Hämorrhagie würde nicht stehen, im Gehirn käme es aber zur schweren halbseitigen Zirkulationsstörung.

Noch ein Punkt muß hier erörtert werden: das Vorkommen der Tonsillarhypertrophie bei einem Bluter. Ist die Hämophilie bekannt oder eine wesentliche Gerinnungsverzögerung nachgewiesen, so soll die Tonsillektomie nicht ausgeführt werden. Tritt postoperativ eine unstillbare parenchymatöse Blutung auf, die auf abnorme Blutstillungsverhältnisse schließen läßt, so ist neben der örtlichen Kompression und Ligatur sofort eine intravenöse Bluttransfusion von einem Spender der passenden Blutgruppe (Moß) auszuführen.

In letzter Zeit wurde in Amerika mit Rücksicht auf die Gefahren der Tonsillektomie (häufiges Vorkommen von Lungenabszessen nach Operation in allgemeiner Narkose), auf die Schädigung des Organismus durch die vollkommene Mandelentfernung die Röntgenbehandlung der Tonsillarhypertrophie empfohlen (Witherbee). Es wird mit 25% der H.E.D. achtmal mit zweiwöchentlichen Intervallen bestrahlt unter genauer Abdeckung der Speicheldrüsen, um eine Trockenheit von Rachen und Mundhöhle nach der Bestrahlung zu vermeiden. Die Resultate sollen gute sein. Eigene Erfahrungen fehlen mir.

4.

Wie auf den übrigen Teilen der Mundschleimhaut kommen auch auf der Tonsille, meist übergreifend auf die Gaumenbögen, **tuberkulöse Geschwüre** (durch Infektion von den Lungen oder dem Larynx aus) und der Lupus der Schleimhaut (bei gleichzeitigem Lupus im Gesicht) vor. Außerdem müssen wir annehmen, daß Tuberkelbazillen auf den Tonsillen vorkommen, ohne daß diese erkranken und daß die Tonsillen die Eintrittspforte für die Bazillen sind, welche zu Tuberkulose der Halslymphdrüsen führen[1]).

Vor kurzem sah ich folgenden Fall: Der 55jährige Kaufmann H. A. wurde vor einigen Monaten von seinem Coiffeur auf eine Schwellung am linken Hals aufmerksam gemacht. Er hatte nie Schluckbeschwerden, nie etwas mit der Lunge zu tun. Leichte Gewichtsabnahme. Bei dem sonst gesunden Mann fand sich unter dem linken Ohr ein Paket von Lymphdrüsen, einige verbacken, einzelne frei, nußgroß, ovoid, von derber gleichmäßiger Konsistenz, nicht druckschmerzhaft. Der hintere Gaumenbogen und die angrenzende Partie der Tonsille waren verdickt, gerötet, derb. Die laryngoskopische Untersuchung durch Dr. Ulrich ergab nichts weiteres, die histologische Untersuchung einer Probeexcission aus dem Arc. palato-pharyngeus **Tuberkulose.**

Die übrigen chronischen Entzündungen, wie **Aktinomykose, Sklerom,** betreffen die Gaumenmandeln selten und nie allein.

---

[1]) **Mullini** hat 400 exstirpierte Tonsillen histologisch untersucht und in 4,25 % Tuberkulose gefunden.

5.

Von den echten bösartigen Geschwülsten kommen zwei an der Tonsille vor, die sich klinisch wesentlich verschieden verhalten und deren Unterscheidung deshalb wichtig ist: Das **Plattenepithelkarzinom** der die Tonsille deckenden Schleimhaut und das Lymphosarkom der Mandel selbst. Bei dem **Sarkom** überwiegt die Wucherung, beim Karzinom der Zerfall. Dementsprechend sind größere Tumoren, die auf die Tonsille beschränkt bleiben, aber auch exulzeriert sind, eine sehr charakteristische rosa und transparente Farbe haben, als Lymphosarkome aufzufassen (Abb. 31). Das Karzinom bildet auf der Tonsille ein pilzförmiges Geschwür, greift auf die Gaumenbögen und auf die seitliche Rachenwand über (Abb. 32). Seine Konsistenz ist derb, namentlich am Geschwürsrand sehr derb, während sich das Sarkom etwas weicher und elastisch anfühlt. Beide Erkrankungen gehen früh mit Lymphdrüsenschwellungen einher, die einen deutlichen Unterschied nicht erkennen lassen. Sie betreffen vorzugsweise das männliche Geschlecht.

Über die Bösartigkeit der Tonsillarkarzinome ist kein Wort zu verlieren. Die lokale Ausbreitung, die in der Regel unterschätzt wird, die frühe, weitgehende Lymphdrüseninfektion, die schlechte Zugänglichkeit, die Gefahr der postoperativen Pneumonie läßt die chirurgische Therapie wenig erfolgreich erscheinen. Dem Vorschlage zur Operation muß eine genaue Beurteilung des örtlichen und allgemeinen Befindens vorausgehen. Bronchitis, Emphysem, Arterosklerose, hohes Alter sind unbedingte Gegenanzeigen.

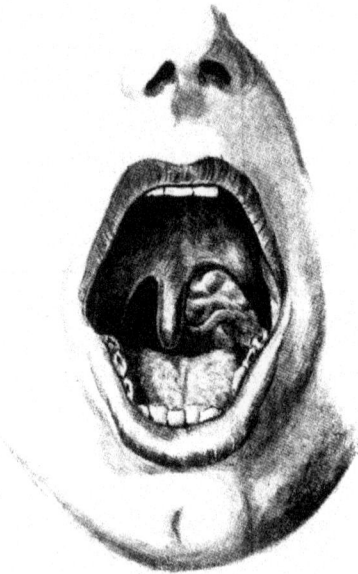

Abb. 31. Lymphosarkom der linken Tonsille bei 67jähr. Mann, histologisch festgestellt. Sehr guter Erfolg durch Röntgenbehandlung (eigene Beobachtung).

Das Operationsgebiet muß durch einen Hilfseingriff am Unterkiefer, sei es durch eine temporäre oder definitive Resektion, zugänglich gemacht werden. Das regionäre Lymphdrüsengebiet muß ganz genau ausgeräumt werden. Trotzdem sind Dauerheilungen so gut wie unbekannt. Gerade für diese Fälle wäre von einer Strahlentherapie (örtlich Radium, Röntgenbestrahlung der Lymphdrüsen) viel zu erhoffen. Bisher haben sich diese Wünsche aber nicht erfüllt.

Ganz anders steht es bei dem Lymphosarkom. Hier kommt nicht die operative, sondern ausschließlich die Strahlenbehandlung in Betracht, die sehr Gutes leistet. Der Tonsillartumor kann schon nach wenigen Sitzungen vollständig verschwunden sein. Daraus geht deutlich genug hervor, wie wichtig die Unterscheidung dieser beiden Erkrankungen ist, die durch die mikroskopische Untersuchung (Probeexzision) bestätigt wird.

Gutartige Geschwülste (Fibrome) der Gaumenmandel kommen äußerst selten vor; ebenso selten ist das Karzinom der Tonsille als Metastase, wie das Kroenlein und Stoll gesehen haben.

VIII. Pharynx.

In den verschiedenen Abschnitten des Pharynx kommen verschiedene Krankheiten häufig und typisch vor.

1. Epipharynx.

Das Dach des Nasen-Rachenraumes ist der Ausgangspunkt von Geschwülsten (im klinischen Sinne). Ihre Feststellung erfolgt durch die Rhinoskopia anterior, posterior und Palpation. Im wesentlichen sind es zwei Erkrankungen: Die **Hypertrophie der Rachenmandel** und der **Nasen-Rachenpolyp**, von denen eine Reihe selten vorkommender Geschwülste zu unterscheiden ist.

Die **Hypertrophie der Rachenmandel** (adenoide Vegetation) wird vor allem bei Kindern, selten bei Erwachsenen als ein die Nasenatmung behindernder, derber, unebener, bei der In-

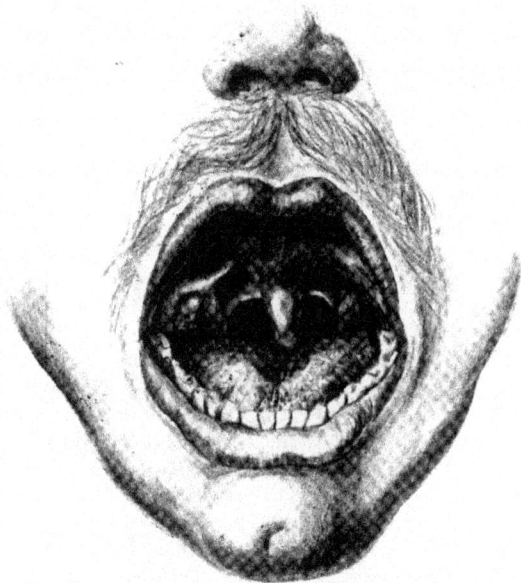

Abb. 32. Karzinom der rechten Tonsille. Übergreifen auf den Arcus palatoglossus gut zu erkennen.

spektion roter gefurchter Tumor des Rachendaches festgestellt. Seine Bedeutung liegt in der Schädigung des Pharynx, Larynx und der oberen Luftwege durch die Mundatmung, vor allem aber in den Komplikationen von seiten des Ohres. Die Entfernung der hypertrophischen Rachenmandel mit dem Gottsteinschen Instrument oder dessen Modifikationen ist daher entschieden indiziert. Eine allgemeine Anästhesie ist unnötig und kontraindiziert; eine lokale kann durch Kokainpinselung oder Einschieben von Watteträgern mit bis 10 %iger Alypinlösung (auch Alypin ist giftig!) durch den unteren Nasengang erreicht werden. Therapeutische Irrtümer können kaum vorkommen. Es wird richtig sein, wie vor jeder Tonsillaroperation, Nachfrage nach einer etwa vorhandenen Hämophilie zu halten. Die Gefahr der schweren Blutung, Nachblutung, ja sogar tödlichen Blutung besteht zweifellos. Wenn irgend möglich wird auch bei der Nachblutung von einer Tamponade abgesehen, wegen der Gefahr der Otitis media. Sie kommt als äußerstes in Betracht neben den Mitteln, die, wie wir wissen, die Blutgerinnung beschleunigen, vor allem Bluttransfusion und Koagulen. Da aber die häufigste Ursache der Blutung das Stehenbleiben von Rachenmandelresten ist, muß lokal (Rhinoskopia post.) revidiert und die Abtragung mit der Schere oder nochmals mit dem Ringmesser ergänzt werden. Im weiteren Verlaufe keine Polypragmasie, keine Nasenspülung.

Die **Nasen-Rachenpolypen** stellen eigentümliche, von verschiedenen Stellen des Epipharynx ausgehende, bisweilen recht monströse Geschwülste dar, welche, obwohl histologisch durchaus gutartig (Fibrome), klinisch Malignität insofern aufweisen, als sie in die Nebenhöhlen einwachsen und die angrenzenden Knochenwände (Schädelbasis) durch ihr Wachstum usurieren und perforieren.

Eine weitere Eigentümlichkeit dieser Nasen-Rachenfibrome ist, daß sie geradezu ausschließlich das männliche Geschlecht zwischen 10—25 Jahren betreffen und die linke Seite bevorzugen (z. B. Studer). Nach der Pubertät haben sie Neigung zur Rückbildung. Die gleichen klinischen Erscheinungen bei älteren Frauen oder Männern werden meist nicht durch Nasen-Rachenpolypen, sondern durch Sarkome bedingt (Kümmel).

Auch die Symptomatologie der Nasen-Rachenpolypen ist scharf umschrieben: Länger andauernde Behinderung der Nasenatmung und geringe spontane Blutungen, welche aus den durch Verletzungen der deckenden Mukosa zustande gekommenen Ulzerationen stammen und vor der Verwechslung mit der Rachenmandelhypertrophie schützen. Für die Palpation und Inspektion ist der Nasen-Rachenraum, evtl. auch die Nasenhöhle, von einer derben, mehr oder weniger beweglichen, glatten, an einzelnen Stellen exulzerierten roten Aftermasse ausgefüllt, auf deren Oberfläche Sekretborken liegen. Die äußeren Entstellungen, zu welchen der weitvorgeschrittene Nasen-Rachenpolyp führt, lassen an maligne Geschwulst denken. Die differentialdiagnostischen Überlegungen werden immer wieder davon beherrscht, daß der Nasen-Rachenpolyp Jugendliche des männlichen Geschlechts betrifft.

Andere diagnostische Irrtümer werden dadurch ausgelöst, daß vom Nasen-Rachendach eine Reihe meist gutartiger Geschwülste ausgehen kann, die zu Verwechslungen Anlaß geben, aber nie die Größe und nie das klinische Bild des Nasen-Rachenpolypen erreichen. Es kommen zunächst angeborene Geschwülste vor, wie das Dermoid, Teratom (Epignathi), dann zahlreiche Geschwülste der Bindegewebsreihe, wie gestielte Fibrome (der Nase, der Choanalpolyp, der durch Infektion und starke Vergrößerung bedrohliche Erscheinungen, starke Dyspnöe machen kann, Fall Windischbauer Zentralbl. f. Chir. 1922 S. 522), Enchondrome, Osteome, Hämangiome, Lymphangiome. Es kann zur Entwicklung von Varixknoten und zum Einwachsen eines Aneurysma racemosum in die Epipharynxschleimhaut kommen.

Schließlich gibt es Lymphosarkome, ausgehend von der Rachenmandel, mit rasch einsetzenden Lymphdrüsenschwellungen und bösartigem Verlauf und Karzinome der Rachendachmukosa.

Trotter hat als weitaus häufigste bösartige Geschwulst des Nasen-Rachenraumes das Endotheliom beschrieben, das mit Vorliebe das männliche Geschlecht zwischen dem 18.—35. Lebensjahre betrifft. Es sind drei Frühzeichen, welche den Verdacht auf diese Geschwulst erwecken müssen, da sie bei keiner anderen Erkrankung vorkommen: Die Schwerhörigkeit als Folge des Druckes auf die Tube, Nervenschmerzen im Trigeminus, besonders im dritten Ast und die Ungleichheit des weichen Gaumens infolge Durchsetzung des Levator palati mit der Geschwulst (Trottersche Trias, vgl. auch Marschik). Hierher gehört wohl auch der folgende selbst beobachtete Fall:

B. Fritz, 17 Jahre (1921/1611). Anamnese: Seine jetzige Krankheit begann im Herbst 1920 mit intermittierenden dumpfen, nicht ausstrahlenden Schmerzen im linken Hinterhaupt. Im März 1921 bekam er Schmerzen im linken Ohr. Im Juni bemerkte er zufälligerweise, als er die Uhr ans linke Ohr hielt, daß er dieselbe fast nicht mehr ticken hörte, bei verschlossenem rechten Ohr. Im Frühling 1921 bemerkte er eine Lähmung des linken Auges, das immer gegen die Nase zu schaute und das er nicht mehr nach außen drehen konnte. Seit Herbst ist die Nase verstopft, seit Mai/Juni 1921 verschluckt er sich oft. Hat seither auch eine heisere und näselnde Sprache. Will das Geschmacksgefühl behalten haben, hat aber nicht bemerkt, daß die Zungenspitze nach links abweicht. Seit einer Woche hat er selber bemerkt, daß die linke Gesichtshälfte weniger empfindlich ist als die rechte.

Untersuchungsbefund: Äußeres Ohr beiderseits o. B. Zunge weicht nach links ab. Weicher Gaumen wird beim Phonieren nach

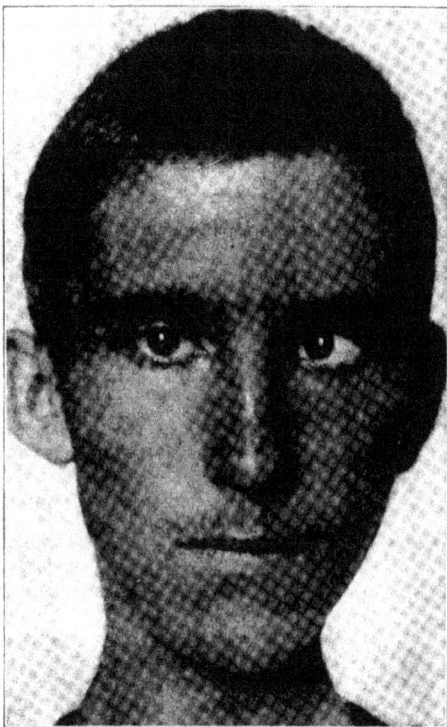

Abb. 33. Geschwulst des Nasen-Rachenraumes (vgl. Krankengeschichte). Linkseitige Abduzenslähmung. Linke Lidspalte weiter als die rechte. Linker Mundwinkel tiefer stehend als der rechte. Linkseitige Fazialisparese.

rechts oben verzogen. Linke Tonsillargegend sowie der supratonsilläre Teil des weichen Gaumens erscheint mehr nach vorn verlagert als auf der rechten Seite.

Hochgradige Macies. Hirnnerven: Nr. 1—4 o. B., N. V.: Korn. refl. l. abgeschwächt, Hypalgesie und Hyporeflexie der l. Gesichtshälfte, leichte Parese und Atrophie der l. Kaumuskulatur. Komplette linkseitige VI-Lähmung, l. Bulbus nach innen abgelenkt (Abb. 33). Leichte linkseitige VII-Parese mit Herabsetzung der faradischen Erregbarkeit und galvanisch stellenweise etwas trägen Zuckungen. N. VIII: Nahezu komplette Taubheit links, Luftleitung 0, Knochenleitung hochgradig verkürzt. Komplette Lähmung des l. Gaumensegels. Gaumenreflex fehlt, linkseitige Stimmbandparese. Geschmack an der l. Zungenhälfte hochgradig herabgesetzt, nur bitter schwach empfunden, übrige Qualitäten 0. Komplette

XI-Lähmung. Hochgradige Atrophie des l. M. sternocleido und Trapezius. Komplete linksseitige XII-Lähmung mit kompleter EaR der l. Zungenmuskulatur (Abb. 34).

Obere Extr. o. B. Ebenso Rumpf und untere Extr. Doch ist l. Monakow positiv und bei summierter Reizung vom äußeren Fußrand aus Neigung zu Babinsky und Verkürzungsreflex vorhanden. Sonst keine zentralen Störungen.

Es handelt sich somit um einen malignen Tumor, der an der l. Schädelbasis extrakraniell die sämtlichen Hirnnerven von XII bis V lädiert hat und nun offenbar durch den Knochen hindurch gegen das oberste Halsmark (l. Pyramide) durchzubrechen beginnt.

Die Probeexzision der Wucherung aus dem Nasen-Rachenraum ergibt ein schnell wachsendes Runzdellensarkom. Keine Operation, weiteres Schicksal unbekannt.

Wie schwerwiegend die differentialdiagnostische Entscheidung sein muß, geht daraus hervor, daß die Freilegung des Nasen-Rachenraumes eingreifende Voroperationen verlangt, über deren Wahl heute noch durchaus keine Einheit herrscht. Die wenigsten Fälle von typischen Nasen-Rachenpolypen lassen sich endonasal oder peroral operieren.

Nur um eine kurze Übersicht zu geben, seien hier folgende Methoden angeführt: Die temporäre Oberkieferresektion (Langenbeck, Roux); die temporäre Aufklappung beider Oberkiefer (Kocher); die mediane Spaltung der Nase (Franz König); die Aufklappung der Nase nach oben (Lawrence), nach unten (Ollier) und nach der Seite (Langenbeck); die Spaltung des weichen Gaumens allein oder mit Resektion der Gaumenplatte (Nelaton, Gussenbauer); die submuköse Resektion des harten Gaumens (Charles Mayo); die falltürartige Herunterklappung des Alveolar- und Gaumenteiles beider Oberkiefer (Partsch); die mediane Spaltung des Unterkiefers mit Ablösung des weichen Gaumens vom harten (Ali Krogius); das transethmoidale Vorgehen nach Killian und schließlich der permaxillare Weg nach Dacher.

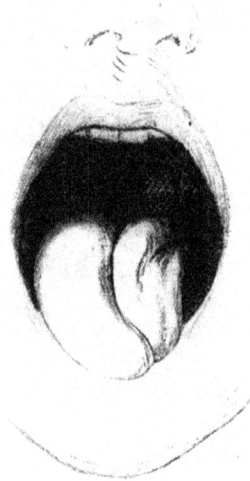

Abb. 34. Atrophie der linken Zungenhälfte bei Nasen-Rachentumor: linkseitige Hypoglossuslähmung.

Die Publikationen der letzten Jahre lassen die letztgenannte Methode ganz besonders vorteilhaft erscheinen. Denn, darüber darf kein Irrtum bestehen, die Operation der Nasen-Rachenfibrome, die in die Hand der Chirurgen gehört, ist wegen der Blutungsgefahr immer bedenklich. Alle Bemühungen, sie auszuschalten oder zu vermindern, sollen befolgt werden: So vor allem die Empfehlung der präventiven Unterbindung der Carotis externa und die Umspritzung der Basis des Nasen-Rachenpolypen mit Novokain-Adrenalinlösung bei Ausführung in Lokalanästhesie (Payr). Für die Operation wegen Rezidiv eines Nasen-Rachenpolypen oder wegen bösartiger Geschwülste des Nasen-Rachenraumes ist die übersichtliche Freilegung des ganzen Operationsgebietes dringend erwünscht. Hierfür eignet sich nach Payrs Erfahrungen am besten die Kochersche Methode, deren Resultat auch kosmetisch günstig ist.

2. Mesopharynx.

Wenn auch eine strenge Scheidung bei vielen Erkrankungen für Meso- und Hypopharynx nicht zu treffen ist, ein Übergreifen vielfach vorkommt, hat doch jede Region ihre Besonderheiten. Die **Verletzungen durch Fremdkörper,** wie Zahnbürstenborsten, kleine Gräten, sind im Mesopharynx häufig, meist oberflächlich und daher nicht gefährlich. Die Extraktion des Fremdkörpers ist dringend notwendig. Eine genaue Untersuchung durch Inspektion und mit dem Spiegel muß den oft schwer erkennbaren Fremdkörper feststellen lassen. Ödem und Entzündung der Schleimhaut, die rasch einsetzt, kann diese Feststellung erschweren.

Die Eröffnung des Pharynx durch äußere Verletzungen fällt in der Regel schon in das Gebiet des Hypopharynx.

Die **akuten und chronischen Entzündungen** der Schleimhaut (Pharyngitis) sind, wie bekannt, äußerst häufige. Sie fallen ganz in das Gebiet der spezialistischen ärztlichen Behandlung. Hier sei nur kurz auf die subakute und chronische Infektion des lymphatischen Gewebes des Mesopharynx erinnert, welche die Seitenstränge und einzelne Inseln in der Schleimhaut der Rachenhinterwand bilden, mit einem quälenden nächtlichen Hustenreiz einhergehen und die Ursache anhaltender subfebriler Temperatur sein können. Therapeutisch steht hier in erster Linie die Bekämpfung des Hustenreizes (Pulvis Doveri 0,1—0,3, Tict. opii, Codein). Lokale Behandlung mit Coryfin, 20—50 %ige Lapislösung und den Ersatzpräparaten (wie 5 %ige Neoprotosillösung) oder Trichloressigsäure (nach Kokainisierung) bekämpft die örtliche Schwellung. Gewöhnlich ist die erste Ursache in einer Nasenerkrankung zu suchen.

Die chronischen Entzündungen etablieren sich nicht selten im Mesopharynx. Ihre Unterscheidung kann schwierig sein. Die Probeexzision muß herangezogen werden. Die Tuberkulose bildet bei der infiltrierenden Form rasch tiefgehende Geschwüre mit unterminierten Rändern und schmierigem Grunde, in dessen Sekret Bazillen nachgewiesen werden können (vgl. Fig. 253 in Kaufmann, Spezielle pathol. Anatomie 8. Aufl. Bd. 1 S. 486). Die lupöse Form begleitet, wie bei anderen Lokalisationen in der Mundschleimhaut, den Lupus des Gesichtes. Die Knötchen konfluieren, ulzerieren, vernarben zum Teil. Die Beschwerden sind verschiedene. Für alle diese Fälle kommt örtliche Behandlung in Betracht: Strahlentherapie, Jodoform, Orthoform, Verätzungen, aber auch energisches chirurgisches Eingreifen: Entfernung der Geschwüre mit dem scharfen Löffel und Thermokauter.

Die aktive Therapie steht, wie überall, im Gegensatz zur spezifisch medikamentösen Behandlung der Lues, die im Mesopharynx selten als Primäraffekt vorkommt, sekundäre Erscheinungen, wie auf der übrigen Mundschleimhaut hervorruft und vor allem gummöse Veränderungen bedingt. Auch da ist es nicht eine isolierte Erkrankung der Rachenhinterwand, sondern begleitet von Gummen des harten und weichen Gaumens usf. Auch im Epipharynx, also zunächst für die Besichtigung nicht zugänglich, können sich Gummen entwickeln. Nach ihrer Ausheilung bleiben die charakteristischen strahligen Narben zurück, die diagnostisch wichtig sind und in ähnlicher Weise nur nach Verätzungen beobachtet werden.

Das **Sklerom** des Pharynx kommt ebenfalls nicht isoliert in diesem Abschnitt, sondern mit gleichartigen Veränderungen auf der angrenzenden Schleimhaut vor. Es bildet knotige, knorpelharte Infiltrate, die oft sehr ausgedehnt sind, der weiche Gaumen wird an die hintere Rachenwand und in die

Höhe gezogen. Es kann zu einem vollständigen Abschluß des Meso- gegen den Epipharynx kommen (Kümmel). Auch hier wird die Probeexzision mit dem Nachweis der Frischschen Bazillen und dem charakteristischen histologischen Bild die Diagnose sichern. Für das Sklerom ist die früher geübte aktive Therapie durch das Röntgenverfahren, mit dem gute Resultate erzielt werden, vollständig verdrängt.

Daß die **Sporotrichose** auch im Mesopharynx vorkommen kann, zeigt die Mitteilung einiger Fälle. Die Geschwüre haben nichts Charakteristisches, was die Diagnose erlauben würde. Andere Infektionen müssen vielmehr ausgeschlossen werden. Die Wassermannsche Reaktion ist negativ, Tuberkelbazillen werden im Abstrich nicht nachgewiesen, die Jodtherapie hat raschen Erfolg.

Außerdem führen **Malleus** und **Lepra** zu Veränderungen im Mesopharynx. Sie werden im Zusammenhang mit dem Gesamtbild zu diagnostizieren sein. Wie Kümmel sagt, sehen die Rotzgeschwüre den tuberkulösen außerordentlich ähnlich. Die bakteriologische Untersuchung und der Tierversuch (intraperitoneale Meerschweinchenimpfung, Rotzknoten im Hoden) werden erst die Diagnose klären. Die Lepra bildet im Frühstadium wachsartig gelbe Knötchen, später knotige derbe Verdickungen mit Neigung zu Schrumpfung.

Zusammenfassend zeigt sich also, daß die Differentialdiagnose der chronisch entzündlichen, ulzerösen Prozesse im Pharynx selten nach dem lokalen Befund allein, meist nur mit Hilfe histologischer, bakteriologischer und biologischer Untersuchungen gestellt werden kann. Auch hier bedingt jeder diagnostische Irrtum einen therapeutischen.

Im **retropharyngealen Raum** spielt sich eine Reihe ganz verschiedenartiger Prozesse ab, welche alle zu dem Symptom der Vorwölbung der Pharynxwand führen. Zunächst die entzündlichen Prozesse. Im lockeren Bindegewebe um den Mesopharynx können sich **progrediente Phlegmonen** und umschriebene heiße Abszesse bilden. Für das Auftreten der ersteren ist die Ursache mit einer Verletzung gegeben oder unbekannt. Es entwickelt sich rasch ein schweres septisches Bild mit Schlingbeschwerden, Atemstörungen, Schwellung einer oder beider Halsseiten, hochgradiger Druckempfindlichkeit des oberen Halses. Der Zustand kann mit den schweren Infektionen, wie sie sich in den Spätstadien der Angina Ludovici entwickeln, verwechselt werden. Durch den Mund betrachtet, besteht Schwellung des ganzen Pharynx, Ödem der Gaumenbögen. Früh setzt Mundsperre ein. Hier ist immer Gefahr in Verzug. Die Entzündung schreitet entlang dem Ösophagus gegen das hintere Mediastinum vor. Sie muß durch möglichst frühzeitiges Freilegen des Ösophagus und Tamponade kupiert werden. Oft handelt es sich um anaerobe Infektion mit Gasbildung. Im Röntgenbild sind auf der seitlichen Aufnahme prävertebrale Aufhellungen durch Gasblasen zu erkennen.

Wie später noch auseinanderzusetzen ist, sind diese Infektionen mit Ausgang vom Mesopharynx selten. Entwickeln sie sich, so wäre ein Zuwarten fehlerhaft. Von der konservativen Behandlung ist nichts zu erwarten, wenn wirklich eine progrediente peripharyngeale Infektion vorliegt.

Sehr viel milder verlaufen die pyogenen Infektionen, die zu Abszeßbildung führen und vor allem bei kleinen Kindern vorkommen. Es handelt sich wohl um infizierte Lymphdrüsen, die hinter dem und seitlich von dem Pharynx liegen. Die Infektion der Lymphdrüsen erfolgt von der Nase, den Nebenhöhlen, den Tonsillen aus. Nicht immer muß es zur Vereiterung kommen. Der Abszeß ist als elastische, fluktuierende, schmerzhafte Schwellung, die sich von der Seite über die Medianlinie drängt, zu erkennen. Bei diesem Befund muß inzidiert werden. Die Eröffnung erfolgt nicht von außen, in Gegensatz zur progredienten Infektion, sondern durch den Mund mit Stichinzision. Der Abszeß liegt oberflächlich, kann leicht und rasch eröffnet werden. Durch Vornüberneigen des Kopfes muß die Aspirationsgefahr verhütet werden, wenn nicht bei hängendem Kopf inzidiert wird.

Ein ganz ähnliches Bild wie der heiße macht der kalte Abszeß, der von einer **Tuberkulose** der oberen Halswirbelsäule ausgeht. Es ist der retropharyngeale Abszeß im engeren Sinne, der aseptisch ist, nach langsamer Entwicklung, während der er kaum bemerkt wird, ziemlich rasch anwachsen und Kompressionserscheinungen machen kann. Nicht immer müssen die Erscheinungen von seiten der Halswirbelsäule im Vordergrunde stehen. Auch hier kommt es, wie an der Lendenwirbelsäule vor, daß der dem Abszeß entsprechende Herd nicht nachweisbar bleibt. Wir finden in der Mitte des Rachens eine weiche, fluktuierende, nicht schmerzhafte Vorwölbung, hinter unveränderter Schleimhaut. Die genaue klinische und röntgenologische Untersuchung der Wirbelsäule muß den Befund ergänzen. Wenn klinisch der Verdacht auf Tuberkulose der Halswirbelsäule gegeben ist, so kann der Röntgenbefund noch immer negativ sein. Der negative Röntgenbefund, der bei der Tuberkulose der Wirbelsäule ganz allgemein so häufig ist, darf nie diagnostisch entscheiden.

Unser Verhalten einem tuberkulösen retropharyngealen Abszeß gegenüber ist ein ganz anderes als den früher genannten Prozessen. Zunächst bleiben wir konservativ, behandeln kausal. Eine gedankenlose Inzision der Pharynxvorwölbung wäre ein grober Fehler. Früher war man in diesen Fällen rasch mit dem Messer zur Hand. Heute wissen wir, daß wir einen aseptischen kalten Abszeß nicht inzidieren und dränieren dürfen. Nur dann, wenn der kalte Abszeß augenblicklich schwere Erscheinungen macht, namentlich im Sinne der Atemstörungen, kann es dem Praktiker, der den Fall nicht rasch genug dem Chirurgen übergeben kann, erlaubt sein, von der Notoperation, d. i. der Stichinzision und Entleerung des Abszesses in den Pharynx Gebrauch zu machen. Für den Chirurgen ist der aseptische Weg von außen gegeben. Freilegen der seitlichen und hinteren Mesopharynxwand, Punktion des Abszesses, Jodoformglyzerininjektion, lockere Tamponade der Wunde bis auf die Abszeßwand und Wiederholung der Punktion in den nächsten Tagen. In der Regel wird sich wohl eine Fistelbildung im weiteren Verlauf nicht vermeiden lassen. Die Prognose der Halswirbelsäulentuberkulose mit kaltem Abszeß ist immer ernst.

Vorwölbungen der Pharynxwand — und es handelt sich immer wieder um dieses hervorstechende Symptom — kommen außer bei Verletzungen der Halswirbelsäule (der obersten 3 Halswirbel), vor allem der Luxation, in geringerem Maße der Fraktur (hier überwiegt die Druckempfindlichkeit bei der digitalen Abtastung der hinteren Pharynxwand) — noch bei dem sehr seltenen Aneurysma der Carotis interna, dem Fibrom des Retropharyngealraumes und der retropharyngealen Struma vor.

Das **Aneurysma** bildet eine seitlich liegende, pulsierende, von gesunder

Schleimhaut bedeckte Geschwulst, mit geringen subjektiven Beschwerden. Druck auf die Karotis läßt die Pulsation verschwinden.

Nach Portmann und Dupouy sind 15 derartige Fälle beschrieben.

Es ist ohne weiteres klar, welchen verhängnisvollen Irrtum es bedeuten würde, hier zu inzidieren, ja auch nur zu punktieren. Trotz der Seltenheit ist also an diese Möglichkeit zu denken.

Ähnlich selten scheint das **Fibrom** zu sein.

Literaturangaben darüber sind spärlich. Gemeinsam mit Prof. Nager habe ich einen Fall gesehen, bei dem wir zu der Diagnose Fibrom des Retropharyngealraumes kommen mußten. Nach langsamer, jahrelanger Entwicklung fand sich bei dem 60jährigen Patienten eine derbe, schmerzlose, wenig bewegliche, gänseeigroße, submuköse Resistenz, welche die seitliche Rachenwand vorwölbte, bis hinter den Arcus palatophyrangeus reichte und auch von außen palpabel war. Es bestanden so geringe Schlingbeschwerden, daß keine Indikation gegeben war, bei dem älteren Herrn, dessen Herz schlecht war, einzugreifen. Die Diagnose konnte somit nicht durch die Operation und pathologisch-anatomische Untersuchung bestätigt werden.

Die Beobachtung erinnert in vielen Punkten an den von Safranek mitgeteilten Fall, bei dem ein 10½ cm langes Fibrom hinter der hinteren Pharynxwand in der Höhe des 3. bis 7. Halswirbels im Lig. longitudinale saß und schwere Schluckbeschwerden, sowie bei heftigen Körperbewegungen auch Respirationsstörungen verursachte. Die Exstirpation gelang in Lokalanästhesie, ohne Eröffnung des Pharynx, von einem Schnitt wie zur lateralen Pharyngotomie nach Krönlein. Ein ähnlicher Fall ist von Fabian mitgeteilt.

Diagnostische Irrtümer werden gegenüber der nicht so seltenen **retropharyngealen Struma** unterlaufen. Gewöhnlich handelt es sich nicht um zystische, sondern nodöse oder parenchymatöse Strumen, die sich nach hinten und oben entwickeln und damit bis hinter den Pharynx dringen. Es sind weiche, elastische, nicht fluktuierende, verschiebliche bis kaum verschiebliche Geschwülste (C. Brunner). Sie können meist unschwer als Strumen erkannt werden, weil sie die klinischen Charakteristika dieser Geschwülste behalten, d. h. einen Zusammenhang mit der Schilddrüse an normaler Stelle, auch wenn sie strumös ist, nicht vermissen lassen (falsche akzessorische Schilddrüsen; sehr viel seltener liegen sie vollkommen isoliert — wahre akzessorische Schilddrüsen) und die Schluckbewegungen mitmachen. Das letztere Symptom kann allerdings verloren gehen, wenn die Struma maligen degeneriert. In diesem Falle treten die Schluckbeschwerden, die auch bei mächtigen einfachen retropharyngealen Strumen überraschend gering sind, ja sogar ganz fehlen können, gelegentlich ganz plötzlich ebenso wie Atembeschwerden auf und stellen sich damit neben den anderen Symptomen, die für Malignität sprechen (Schmerzen im Kopf und Ohr) in den Vordergrund.

Andere gutartige Geschwülste, die Buchmann anführt, wie das **Angiom,** bei Kindern das **Dermoid** und **Teratom** der seitlichen Halsgegend, kommen wohl ernstlich nicht in differentialdiagnostische Entscheidung, weil die Vorwölbung der Rachenwand, von der wir ausgegangen sind, fehlt.

Die **Karzinome** des Mesopharynx greifen meist von den schon vorher beschriebenen Organen über: von dem Zungengrund, von den Tonsillen, dem weichen Gaumen. Seltener entsteht das Karzinom isoliert in den seitlichen Partien oder in der hinteren Wand des Mesopharynx. Der Übergang auf den Hypopharynx ergibt sich dann meist als natürliche Folge. Es sei deshalb auf das folgende verwiesen.

3. Hypopharynx.

Bei den Veränderungen im Hypopharynx besteht die Gefahr, daß sie nicht richtig oder nicht rechtzeitig erkannt werden. Und doch ist gerade der Hypopharynx der Lieblingssitz der pharyngealen Karzinome. Auch Verletzungen kommen dort vor, die schwerste Folgen haben.

Ähnlich wie im Mesopharynx entstehen innere **Verletzungen** durch verschluckte Fremdkörper, wie Gräten, Knochenstücke, Prothesenteile usw. Die Läsion wird nicht beachtet, die Extraktion des Fremdkörpers, der röntgenologisch und endoskopisch festzustellen ist, versäumt. Es kommt zu der schweren peripharyngealen und periösophagealen Phlegmone, wie sie früher schon geschildert wurde und im Kapitel Hals noch zu besprechen ist. Die Prognose ist durchaus infaust, wenn nicht versucht wird, das Fortschreiten der Infektion durch Freilegen des Pharynx und Ösophagus zu verhindern. Das Auftreten einer Pharynxfistel ist nicht die ärgste Komplikation. Sie schließt sich in der Regel spontan. Der Patient muß mit der Schlundsonde oder besser durch einen dauernd eingeführten Schlauch, der durch die Nase herausgeleitet wird, ernährt werden.

Verletzungen von außen, wie Stiche, Schnitte, können den Hypopharynx treffen und eröffnen. Die Diagnose wird nicht ganz leicht sein. Hautemphysem spricht in diesen Fällen immer für Eröffnung des Pharynx, auch hier droht die Gefahr der Infektion. Wenn zunächst zugewartet wurde, muß bei Temperaturanstieg, Rötung und Schwellung Schmerzhaftigkeit des Halses, sofort entsprechend der äußeren Verletzung eingegangen und die Pharynxeröffnung freigelegt werden. Bei Stichverletzungen kann es Schwierigkeiten machen, sie darzustellen. Die Wunde bleibt weit offen und muß per secundam heilen. Damit schließt sich auch in der Regel die Pharynxfistel spontan.

Die bösartige Geschwulst des Hypopharynx ist das **Karzinom.** Dieses entsteht primär an der Epiglottis, an der lateralen Pharynxwand, an den aryepiglottischen Falten und schließlich im Sinus pyriformis. Das sekundäre Karzinom ist das vom Larynx her übergreifende, sei es durch Wachstum der Fläche nach, sei es infolge Durchbruch.

Die häufigste und gefährlichste Lokalisation ist der Sinus pyriformis. Wenn behauptet wird, daß hier das Karzinom durch Inspektion gewöhnlich frühzeitig entdeckt wird, so stimmt das mit meinen Erfahrungen durchaus nicht überein. Es ist richtig, daß die Beschwerden des Sinus-pyriformis-Karzinoms so charakteristische sind, daß es möglich sein sollte, dasselbe vor Auftreten von Lymphdrüsenmetastasen, also im Frühstadium zu erkennen. Das ist aber nicht der Fall. Wir werden noch bei der Besprechung der Tumoren des Halses sehen, daß viele Patienten wegen einer Lymphdrüsenschwellung den Arzt aufsuchen, hinter der ein unentdecktes Karzinom des Sinus pyriformis steckt. Schon sehr früh haben die Patienten Schmerzen und Schwierigkeiten beim Schlucken. Anfangs sind diese Beschwerden geringgradig: es besteht ein leichtes Fremdkörpergefühl, ein Stechen im Schlund, ein Hustenreiz. Gelegentlich wird vielleicht etwas blutiger Schleim ausgeräuspert. Die Patienten versäumen es aber in diesem Stadium den Arzt aufzusuchen oder, wenn sie es tun, wird eine falsche Diagnose gestellt. Hier liegt ein häufiger diagnostischer Irrtum vor.

Ohne mit dem Kehlkopfspiegel untersucht zu haben, ohne einen sicheren Einblick in den Hypopharynx und namentlich in den Sinus pyriformis, wird eine Pharyngitis — die häufigste Fehldiagnose — angenommen und gepinselt.

Die Ursache dieses diagnostischen Irrtums liegt in mehreren Momenten. Erstens weiß die Mehrzahl der Ärzte noch immer nicht, daß das Karzinom im Sinus pyriformis eine häufige Erkrankung ist. Zweitens sind die früher genannten charakteristischen Symptome für das Sinus-pyriformis-Karzinom noch immer zu wenig bekannt. Es ist richtig, daß sie bei der harmlosen Pharyngitis sicca oder Seitenstranginfektion in ähnlicher Weise vorkommen, aber wir haben immer unser diagnostisches Denken zuerst auf den Ausschluß der gefährlichen und bösartigen Erkrankungen zu richten. Drittens beherrscht die Mehrzahl der Ärzte die Technik der Untersuchung nicht, was sie veranlassen sollte, in jedem dieser Fälle die Hilfe eines Laryngologen anzurufen. Es muß, und das kann nicht genug betont werden, an das Sinus-pyriformis-Karzinom gedacht werden, und erst die sichere Angabe, daß die Sinus pyriformes frei sind, kann bei den angegebenen Beschwerden beruhigen. Auch der laryngoskopisch Geschulte wird zugeben müssen, daß ein kirschgroßes Sinus-pyriformis-Karzinom leicht übersehen wird und daß der sichere überzeugende Einblick in die Sinus oft recht schwierig ist.

Demgegenüber sind die Feststellungen der anders lokalisierten primären Karzinome und der vom Larynx her übergreifenden verhältnismäßig leicht. Sie werden mit dem Kehlkopfspiegel erkannt und in ihrer Ausdehnung feststellbar sein. Um die Diagnose vor dem verantwortungsvollen Entschluß zur Operation zu sichern, wird meist von der Probeexzision Gebrauch gemacht. Damit wird die sichere Entscheidung gegenüber Lues (neben Wassermann) und Tuberkulose erreicht.

Die Hypopharynxkarzinome führen frühzeitig zu Lymphdrüsenmetastasen. So kommt es, daß der Lymphdrüsentumor die erstbemerkte Erscheinung sein kann, daß ein kleines Sinus-pyriformis-Karzinom mit hühnereigroßen, nicht mehr frei beweglichen Lymphdrüsenschwellungen einhergeht und daß wir sehr früh in der ausgedehnten Metastasierung eine Kontraindikation gegen den radikalen Eingriff sehen müssen. Es fragt sich überhaupt, ob ein Hypopharynxkarzinom, speziell das Sinus-pyriformis-Karzinom, das schon zu regionären Lymphdrüsenmetastasen geführt hat, noch als operabel zu gelten hat. Immer wieder wird versucht, auch solche Fälle durch möglichst radikales Vorgehen zu retten. Die Prognose ist aber ungünstig. Es würde viel zu weit führen, hier auch nur annähernd auf die Methoden der Freilegung, der Exstirpation, der Versorgung des Pharynxdefektes, die Frage der Tracheotomie und auf die mühsame Nachbehandlung solcher Fälle einzugehen. Eine Verbesserung der operativen Erfolge ist nur zu erwarten, wenn das Sinus-pyriformis-Karzinom im allerersten Stadium erkannt und zur Exstirpation überwiesen wird.

In den vorgeschrittenen Fällen wurde versucht, mit lokaler Radiumapplikation und Röntgenbestrahlung der regionären Lymphdrüsen einen Erfolg zu erzielen. Heilungen sind meines Wissens bisher nicht erreicht. Symptomatisch können die Beschwerden, vor allem die Schmerzen beim Schluckakt gemildert werden.

Die **Sarkome** des Hypopharynx können zu starken Schluck- und Atembeschwerden führen. Sie sind voluminöse, exulzerierte Geschwülste in der Umgebung des Larynxeinganges. Auch multiples Vorkommen ist beobachtet. Zu ihrer Entfernung dienen dieselben Methoden wie zur Exstirpation der Karzinome.

IX. Mundboden mit Speicheldrüsen.
(Glandula submaxillaris und sublingualis.)

1.

Bevor die wichtigen Entzündungen und Geschwülste des Mundbodens besprochen werden, sei auf das **Karzinom** der Schleimhaut des Mundhöhlenbodens noch besonders verwiesen. Es entsteht hier primär, neben bzw. auf dem Frenulum linguae, oder geht von der Unterfläche der Zunge bzw. von der Gingiva auf den Mundboden über. Seine Diagnose ist leicht, seine Prognose schlecht (Abb. 35). In dem Augenblick, da das Karzinom das submuköse Bindegewebe erreicht hat, eröffnet sich ihm ein reiches Lymphgefäßsystem. Rasches Wachstum, Zerfall mit Bildung tiefer Ulzerationen, ausgedehnte Lymphdrüsenmetastasen, Lymphangitis carcinomatosa, außerordentliche Neigung zu lokalem und regionärem Rezidiv zeichnet diesen Krebs unter den Karzinomen der Mundhöhle besonders aus. Dazu kommen für die Exstirpation operativ technische Schwierigkeiten, indem ein Ersatz für die exzidierte Schleimhautpartie nur mühsam geschaffen werden kann. Lästige, die Bewegungen der Zunge hindernde Narbenbildungen sind die Folge. Auch die Strahlentherapie versagt vollständig. So hat B a e n s c h (Klinik P a y r) keine Beeinflussung der Mundbodenkarzinome durch Röntgen trotz 135% der H. E. D. gesehen.

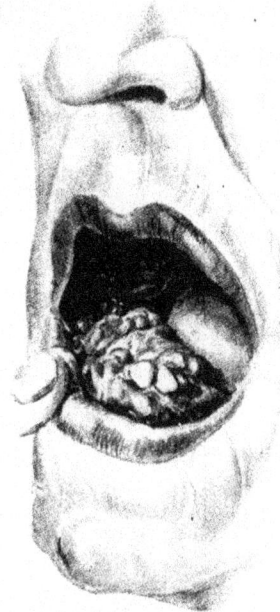

Abb. 35. Ausgedehntes Mundbodenkarzinom, die ganze rechte Hälfte des Mundbodens einnehmend, übergreifend auf den Proc. alveolaris. Leukoplakie der rechten Wange. (Chir. Klinik Zürich.)

2.

Die **Entzündungen** des Mundbodens sind lokalisierte oder diffuse. Im ersten Fall betreffen sie einzelne Organe, die im Mundboden eingebettet liegen. Sie können auf das befallene Organ lokalisiert bleiben und unter dem klinischen Bilde eines Tumors des Mundhöhlenbodens einhergehen.

Das klinische Bild der phlegmonösen Entzündung, die kurz als **Angina Ludovici** bezeichnet wird, ist immer ein schweres (Abb. 36). Der Ausgangspunkt bleibt unbekannt. Eine Angina lacunaris kann vorausgegangen sein. Auch ein kariöser Zahn kommt in Betracht. Unter hohem Fieber, bisweilen Schüttelfrost, erkranken die Patienten. Rasch — manchmal in wenigen Stunden — entwickeln sich Schluckbeschwerden, Kiefersperre, Erstickungsgefahr. Die Gegend unter dem Unterkiefer ist von einer derben, sehr schmerzhaften, schlecht begrenzten Schwellung eingenommen. Die Haut ist ödematös, später düsterrot. Bei der Inspektion von innen ist die Schleimhaut des Mundhöhlenbodens aufgelockert, wulstig, das Frenulum ödematös, die Zungenspitze verdickt und schwer beweglich. Das Bild kann kaum mit irgendeiner anderen Entzündung verwechselt werden. Die Parulis ist einseitig, auf den Unterkiefer lokalisiert, das allgemeine Bild leichter, in vielen Fällen der Zahnschmerz wenigstens für den Beginn im Vordergrund stehend. Schwieriger kann die Unterscheidung des tiefen Zungenabszesses sein, seine Entwicklung ist langsamer, die Zunge in toto geschwollen, es bestehen ausstrahlende Schmerzen gegen das Ohr.

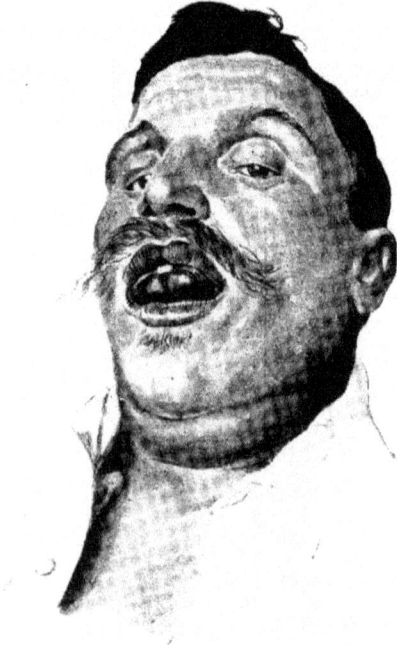

Abb. 36. Angina Ludovici; zu beachten die Schwellung, die Haltung des Mundes, der vergrößerten Zunge, des Kopfes (eigene Beobachtung).

Die Diagnose muß bei dem beschriebenen Bilde so sicher sein, daß nicht weitere Symptome der progredienten Infektion und namentlich der Erscheinungen der eitrigen Einschmelzung abgewartet werden dürfen. Bei der Lage unter der straffen Faszie gelingt der Nachweis von Fluktuation nicht. Die Gefahr der retromandibularen, parapharyngealen Ausbreitung, des Einbruches in die Lymphbahn des Gefäßspaltes, vor allem der Sepsis, ist enorm. Probepunktionen haben keinen Wert. Es muß sobald als möglich inzidiert werden. Der Schnitt verläuft einen Querfinger unter dem Unterkieferrand, durchtrennt Haut, Platysma und Faszie. Dann ist stumpfes Vorgehen angezeigt. Die Fasern des M. myohyoideus müssen gelegentlich durchtrennt werden. Kleine Inzisionen sind fehlerhaft, breites Freilegen des Entzündungsherdes kann allein die meist sehr virulente Infektion bekämpfen (Streptokokken, Staphylokokken, aerobe und anaerobe Gasbildner, Proteus). Rehn hat deshalb in letzter Zeit vorgeschlagen, den hinteren Kapselraum der Glandula submaxillaris freizulegen, welche dem M. hyoglossus aufliegt, die Speicheldrüse nicht nur zu luxieren, sondern mit den umliegenden Lmyphdrüsen zu exstirpieren. Andere Autoren setzen auf den submandibularen Schnitt einen medialen Sagittalschnitt.

In der Regel wird nicht reichliche Eiterbildung gefunden, sondern ein stinkender, nekrotisierender Prozeß eröffnet. Weite Dränage, Einlegen von Wasserstoffsuperoxydtupfern, Anwendung der Dakinlösung, Eiskrawatte auf die untere Halsgegend, künstliche Ernährung mit der Schlundsonde oder rektal, Exzitantien, subkutane Kochsalzinfusion und Bluttransfusion sind die Maßnahmen der Nachbehandlung. Französische Autoren haben ausgezeichnete Erfolge von dem Delbetschen Serum gesehen. Trotzdem erliegt ein Teil der Fälle der Sepsis und metastatischen Abszessen (Lungen, Nieren), ein anderer der Aspirationspneumonie. Aus dem Gesagten geht zur Genüge hervor, wie wichtig in solchen Fällen rasches Erfassen der Situation — allzu oft geschehen nach dieser Richtung hin Fehler — und sofortiges Zugreifen ist.

Nach der heute zu Recht bestehenden Auffassung geht die Angina Ludovici von einer Infektion der Lymphdrüsen aus, die innerhalb des Kapselraumes der Glandula submaxillaris liegen. Als Ausgangspunkt wird nicht die Speicheldrüse selbst angenommen. Diese kann aber, wie wir später sehen werden, unter dem Einfluß einer Entzündung verschiedene Bilder bieten. Außerdem liegen oberflächlich, d. h. vor dem M. mylohyoideus, Lymphdrüsen, die gelegentlich aus ihrem regionären Stromgebiet, das die äußere Nase, den vorderen Teil des Naseninnern, vordere Mund- und Wangenpartien, Zahnfleisch und Zunge umfaßt, infiziert werden. So entsteht eine submandibulare oder submentale Schwellung, innerhalb welcher die vergrößerten und druckempfindlichen Lymphdrüsen zunächst abzutasten sind. Bei Vereiterung nimmt die Schwellung zu, nimmt aber nie den bösartigen Charakter der Angina Ludovici an. Die Lymphdrüsen sind dann nicht mehr differenzierbar, die Haut rötet sich, Fluktuation wird nachweisbar. Wird irrtümlich nicht inzidiert, so kommt es zur Perforation nach außen, was kosmetisch ungünstig ist. Hier liegt also ein sehr viel harmloserer Prozeß vor, der mit der Mundhöhlenbodenphlegmone nicht verwechselt werden darf.

3.

Zu **Geschwülsten des Mundhöhlenbodens** im klinischen Sinne führt ferner eine ganze Reihe von wohlbekannten Erkrankungen. Wir müssen zystische und feste Geschwülste unterscheiden. Zu den ersteren gehören die Ranula und die Dermoidzyste; zu den letzteren vor allem die Erkrankungen der Glandula submaxillaris.

Die **Ranula** bildet eine unter der Schleimhaut des Mundhöhlenbodens gelegene, verschieden große, zart bläulich durchschimmernde, zunächst seitlich neben dem Frenulum gelegene, später sich gegen die Medianlinie vordrängende, weiche, elastische, deutlich fluktuierende, bewegliche, nicht schmerzhafte Geschwulst (Abb. 37). Bei geringer Größe ist sie von außen nicht erkennbar. Wird sie groß, so ist die Submentalgegend vorgewölbt, die Zunge nach hinten gedrängt und der ganze Mundhöhlenboden ohne Rücksicht auf die Seite vorgewölbt. Bei langsamem Wachstum werden die Zähne des Unterkiefers nach außen gedrängt (Prognathie). Die Ranula enthält immer klaren Inhalt.

Ihre Entstehung ist keine einheitliche. Es sind zwei verschiedene Ausgangspunkte für sie sichergestellt: die Glandula sublingualis, vielleicht auch die Glandula sublingualis incisiva und die aus dem Ductus thyreoglossus abstammenden Bochdalekschen Drüsenschläuche. Die v. Recklinghausensche Ableitung aus den Blandin-Nuhnschen Zungendrüsen wird abgelehnt.

Die **Dermoidzyste** bleibt im Kindesalter unbemerkt, sie kommt also im Gegensatz zur Ranula eher bei Erwachsenen vor. Sie stellt eine median gelegene, gleichmäßig gespannte, flach kugelige Vorwölbung, mit derb elastischer, bisweilen wie knetbarer Konsistenz dar (Abb. 38). Sie liegt entweder sublingual zwischen den M. genioglossi und dann nahe dem Mundboden (wie die Ranula) oder submental unter dem M. mylohyoideus und dann durch Muskulatur vom Mundboden getrennt. Sie schimmert nicht bläulich, sondern entsprechend ihrer derben Wand und ihrem Inhalt gelblich weiß durch. Es bestehen häufig Verwachsungen mit dem Zungenbein, mit dem Unterkiefer, so daß die Dermoidzyste weniger beweglich wird. Mit stärkerem Wachstum wird die Zunge nach oben gedrängt, sie kann, wie in einem Falle Stiedas, als eine kleine Spitze dem Dermoid aufsitzen. Es kommt zur Behinderung der Zungenbewegungen, zur Erschwerung der Sprache, der Nahrungsaufnahme und zur Kieferdeformität (Abb. 39). Durch Druck auf die Epiglottis ist das Schlucken behindert, ja die Dermoidzyste kann die ganze Mundhöhle ausfüllen, den weichen Gaumen und die Pharynxhinterwand erreichen (Hassel).

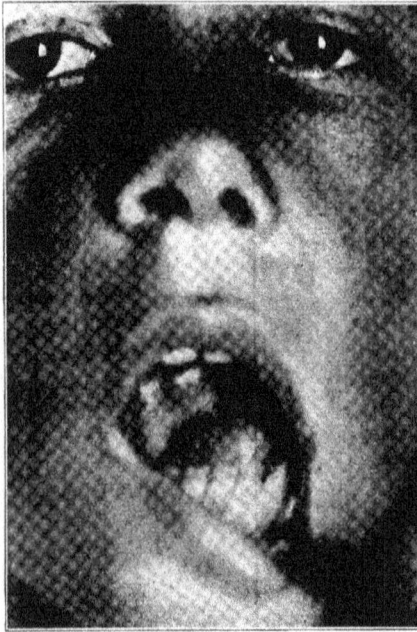

Abb. 37. Linksseitige Ranula (eigene Beobachtung).

Die Unterscheidung dieser beiden zystischen Geschwülste scheint damit ohne weiteres gegeben. Sie kann aber doch große Schwierigkeiten bereiten, da viele dieser Merkmale nur relative sind und namentlich bei größerem Wachstum verwischt werden. Die Ranula bewahrt nicht ihre seitliche Lage, sondern rückt in die Mittellinie, die Wand wird dick, so daß die Transparenz verlorengeht. Ebenso ist es unrichtig anzunehmen, daß die Dermoidzyste nicht auch mehr seitlich gelegen sein könnte. Sie entsteht an Stelle der Vesicula cervicalis zu beiden Seiten des Halses, allerdings sehr nahe der Medianlinie. Auch die Dermoidzyste kann klaren Inhalt haben.

Der Irrtum in der Differentialdiagnose wird nicht zu verhängnisvollen Folgen führen. Unrichtig wäre es, die Diagnose durch Probepunktion, der nicht sofort die Radikaloperation folgt, oder gar durch Inzision, die für das Dermoid als Methode der Behandlung vollkommen zu verwerfen ist, zu sichern. Allerdings kann die Ranula auch nach Methoden, die keine Totalexstirpation des Sackes bedeuten, zur Ausheilung kommen, während bei der Dermoidzyste dies nicht der Fall ist. Die Exzision eines Fensters aus der Mundhöhlenbodenwand der Ranula, ja sogar die Durchstechungs- und Nahtmethode, führen zu endgültiger Beseitigung der Zyste. Das Dermoid muß aber in toto exstirpiert werden. Da die Wandung derb ist, gelingt dies auch, was bei der Ranula oft überhaupt unmöglich ist. Nur an den Stellen, wo die Dermoidzyste fixiert ist, wie gegen das Os hyoides kommt ein Einreißen des Sackes gelegentlich der Auslösung vor. Auch vom Standpunkt ob oral oder extraoral operiert wird, ist die Entscheidung zwischen Ranula und Dermoidzyste wichtig. Die Ranula wird in der Regel wohl vom Munde aus, die Dermoidzyste von außen her operiert. Bei irrtümlicher Diagnose, vielleicht auch aus kosmetischen Gründen, kann einmal die Auslösung des Dermoids auch von innen versucht und ausgeführt werden.

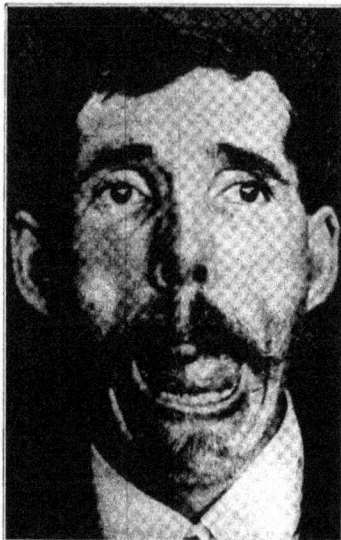

Abb. 38. Sublinguales Dermoid mit Verdrängung der Zunge und des Unterkiefers (Beobachtung der chir. Klinik Zürich).

Die resultierende Wundhöhle wird von manchen Autoren offen nachbehandelt. Die Naht des Mundhöhlenbodens mit Dränage nach außen (submentales Knopfloch) ist wohl vorzuziehen.

Neben diesen beiden typischen zystischen Geschwülsten des Mundhöhlenbodens kommen zur Differentialdiagnose: Die seltene zystische Struma der Zungenbasis. Sie wird kaum von einem Dermoid zu unterscheiden sein: sie liegt median, submental, hat eine derbe Wand, prall-elastische Konsistenz. Hier kann versucht werden, ob sich durch äußere Eisanwendung die Konsistenz ändert, was für Dermoidzyste spricht, deren breiiger

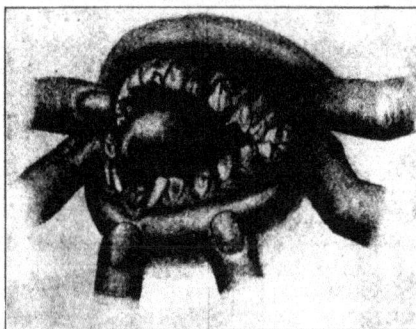

Abb. 39. Schwere Kieferdeformität bei Dermoidzyste (aus v. Eiselsberg: W. kl. W. 1906 S. 1505).

Inhalt durch die Kältewirkung fester und knetbar wird.

Das submuköse Lipom ist gelappt, fester in der Konsistenz, meist

gelblich durchschimmernd. Das Hygroma colli congenitum, das seinen
Ursprung von der submaxilaren Gegend nimmt, betrifft Kinder oder Jugendliche, hat eine weiche, lappige Konsistenz, ist kompressibel, seitlich und oberflächlich gelegen. Ganz selten sind zystische Degenerationen der Glandula submandibularis, ebenso selten zystische Gebilde in dieser wie eine
Ekchinokokkenzyste — es sind Zufallsbefunde (Walker). Die Bursa
suprahyoidea liegt oberhalb des Zungenbeins, also tiefer.

Die festen Geschwülste des Mundhöhlenbodens werden, wie schon gesagt,
vor allem von der vergrößerten Glandula submaxillaris gebildet. Daneben
stehen die Veränderungen der Lymphdrüsen, die hier reichlich vorhanden sind.
Nachdem die Lymphdrüsen im engen Zusammenhang mit der Speicheldrüse
stehen, ja innerhalb ihres Parenchyms vorkommen, ergibt sich für manche Fälle
die Unmöglichkeit, klinisch den Ausgangspunkt der Erkrankung festzustellen.

Die Veränderungen der Glandula submaxillaris sind entzündlicher oder
neoplasmatischer Natur.

Bei den Entzündungen, die sehr verschiedener Natur sein können, ist entsprechend der Glandula submaxillaris ein eigroßer, etwas unebener, mehr oder
weniger schmerzhafter, nicht gut beweglicher Tumor feststellbar. Wir werden
ganz dasselbe Bild bei den echten Geschwülsten der Glandula submaxillaris
finden, so daß von vornherein gesagt werden muß: eine Differentialdiagnose
ist hier nicht immer möglich. Und im allgemeinen soll, gleichgültig, ob es sich
um Entzündung oder Geschwulst handelt, jedenfalls aber in Zweifelsfällen,
von der Exstirpation der Speicheldrüse Gebrauch gemacht werden. Auf dem
zum Teil noch nicht ganz abgeklärten Gebiete der Speicheldrüsenentzündungen
läßt sich aber doch eine Reihe von Prozessen, namentlich dank neuerer Untersuchungen abgrenzen:

1. Die Beteiligung der Glandula submandibularis und sublingualis an der epidemischen Parotitis. Nachdem das klinische Bild dieser
Erkrankung in jeder Hinsicht gut bekannt ist (vgl. S. 72), wird das Auftreten
einer submandibularen oder sublingualen Schwellung ohne weiteres auf das
Miterkranktsein der Mundspeicheldrüsen zu beziehen sein. Es kommt aber auch
eine isolierte Erkrankung der Submandibularis ohne gleichzeitiges Befallensein
der Parotis im Verlaufe von Mumps epidemisch vor (Jochmann). Dasselbe
gilt für die Glandula sublingualis (Sialoadenitis sublingualis acuta epidemica,
Hegler). Allen diesen Fällen fehlt die Parotisschwellung. Das Bild der infektiösen Erkrankung bleibt bestehen. Die typischen Begleiterkrankungen von
Organen mit innerer Sekretion, wie Orchitis, Schwellung eines Ovariums, der
Schilddrüse, eine akute Pankreatitis (heftiger Schmerz im Epigastrium, Übel-
keit, Erbrechen und Durchfall) treten hinzu. Jeder operative Eingriff wäre ein
therapeutischer Irrtum.

2. Die Mikuliczsche Krankheit, deren Wesen noch ungeklärt ist, bei der es
zu symmetrischen schmerzlosen Schwellungen der Speichel- und Tränendrüsen, mit oder ohne gleichzeitige Blutveränderung (Lymphozytose) und
Lymphdrüsenvergrößerungen kommt. Die Diagnose und Abgrenzung dieses
Symptomenkomplexes innerhalb des großen Gebietes der Blutkrankheiten ist
außerordentlich schwierig. Daß die Tuberkulose eine ätiologische Rolle spiele,
ist nicht anzunehmen. Der subakute und chronische Verlauf erlaubt die nötigen
Untersuchungen anzustellen. Ein operativer Eingriff ist auch hier, wenn wir

von der Probeexzision absehen, kontraindiziert. Gute Erfolge sieht man von der Röntgentherapie.

3. Die **Sialolithiasis,** die Speichelsteinerkrankung, am häufigsten im Whartonschen Ausführungsgang (66%), sehr viel seltener im Ductus sublingualis und parotideus (20%) vorkommend. Mit leichten Schmerzen (coliques salivaires) entsteht eine entzündliche Schwellung der Speicheldrüse einer Seite. Auch in der Gegend des Ausführungsganges, entsprechend der Lage des Steines, also für den Ductus submaxillaris und sublingualis im Mundhöhlenboden, tritt umschriebene Schwellung (Ödem) und Druckempfindlichkeit auf (Abb. 40). Die Vergrößerung der Speicheldrüse ist nicht konstant, sondern kommt in Schüben. Sie wird von den Patienten selbst oft ganz deutlich als mit der Nahrungsaufnahme zusammenhängend angegeben. Der Tumor ist nicht etwa zystisch, weich fluktuierend, sondern immer derb, druckschmerzhaft. An der Schwellung des Mundhöhlenbodens ist eine derbe Resistenz zu tasten, deren Zentrum der walzenförmige oder runde Stein selbst entspricht. Dieser örtliche Befund ist aber oft nicht so deutlich, namentlich dann, wenn das Konkrement im Hilus liegt. Es ist vor allem wichtig, an Speichelsteinbildung bei der Diagnose dieser Fälle zu denken. Sie können, wenn auch nicht immer, röntgenologisch dargestellt werden. Eine Röntgenaufnahme soll daher gemacht werden. Boas hat darauf aufmerksam gemacht, daß, ganz abgesehen

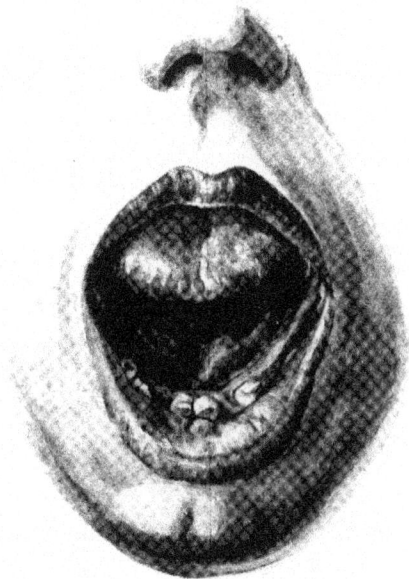

Abb. 40. Linkseitiger Speichelstein: Schwellung des Mundbodens, der entsprechend eine derbe, schlecht begrenzte Resistenz zu tasten ist; 42jährige Frau als Karzinom eingeliefert (Moulage der chir. Klinik Zürich).

von technischen Fehlern, sich auch bei Karzinom der Speicheldrüse steinverdächtige Schatten finden können.

Die Sialolithiasis wird von den praktischen Ärzten in der Regel nicht diagnostiziert. Die Fälle, die ich in den letzten Jahren gesehen habe, wurden mir als Karzinom zugeschickt. Es hat sich immer um diagnostische Irrtümer gehandelt. Und doch kann die Diagnose nicht als schwierig bezeichnet werden. Maßgebend sind die wechselnde Größe des Tumors der Speicheldrüsen, die (wenn auch geringen) Schmerzen, der Befund am Ausführungsgang, zu dessen Feststellung eine genaue Besichtigung und Abtastung des Mundhöhlenbodens erforderlich ist, die örtliche Vorwölbung unter unver-

5*

änderter Schleimhaut, der Versuch der röntgenologischen Konkrementdarstellung (Filmaufnahme). Die Sondierung des Ausführungsganges mit feinsten Silbersonden gelingt oft nicht. Speichelsteine kommen nach meinen Erfahrungen bei Männern und Frauen in jedem Alter vor, sie sind auch multipel.

Söderlund hat in den letzten Jahren Befunde veröffentlicht, welche die Frage der Sialolithiasis, deren Ursache und Entstehung uns unklar war, auf eine durchaus neue Grundlage stellen. Söderlund hat 20 Fälle von Speichelstein im Ductus Whartonianus untersucht und gefunden, daß das ganze organische Stroma des Steines aus mehr oder weniger vollständig abgestorbenen Aktinomyzeskolonien gebildet wird. Der Speichelstein besteht also aus verkalkten Strahlenpilzvegetationen. Danach wäre die Speichelsteinkrankheit auf eine primäre duktogene Strahlenpilzinfektion zurückzuführen und die gleichzeitig einhergehende Vergrößerung der Speicheldrüse eine aktinomykotische Infektion derselben. Damit kommen wir auf

4. Die Sialoadenitis chronica, chronische Speicheldrüsenentzündung, vor allem der Glandula submaxillaris, sehr viel seltener der Glandula sublingualis.

Seit Küttner vor fast 30 Jahren über die entzündlichen Tumoren der Submaxillarspeicheldrüse berichtet hat, ist diese Erkrankung ätiologisch nicht weiter geklärt worden. Es kommt, im ganzen ohne Schmerzen, zu einer langsam zunehmenden sehr derben Schwellung an Stelle der Speicheldrüse mit chronischem Verlauf, Kieferklemme, Speichelfluß oder Eiterabscheidung aus dem Speichelgang. Pathologisch-anatomisch wurden diese Fälle bisher als chronische interstitielle Entzündungen aufgefaßt. Die Ätiologie war unklar. Söderlund erklärt nach seinen Untersuchungen diese Sialoadenitis chronica als eine spezifische Infektion durch Aktinomykose, die, wie im weiteren noch auszuführen ist, verschiedene pathologisch-antomische und klinische Bilder machen kann. Man findet in diesen Fällen im Ausführungsgang einen Stein oder eine Granne mit Strahlenpilzen.

Die Untersuchungen von Söderlund sind meines Wissens noch nicht bestätigt. Sie stützen sich aber auf ein großes, sehr gut beobachtetes Material, so daß die Beweiskraft erdrückend ist. Söderlund kann darauf hinweisen, daß das von ihm beobachtete Bild der Speicheldrüsenaktinomykose so ähnlich dem von Küttner beschriebenen der entzündlichen Speicheldrüsentumoren ist, daß es möglich erscheint, daß ein Teil derselben auf Aktinomykose zurückzuführen sei. Es bleibt dabei noch immer die Frage offen, ob ein weiterer Teil dieser Fälle von Sialoadenitis chronica eine andere Ätiologie hat (Fälle von Haugk) wie etwa die duktogene Infektion durch Streptokokken, Staphylokokken oder dem Micrococcus catarrhalis ähnlichen Bakterien, woran ich nach eigenen Erfahrungen unbedingt festhalten möchte.

Nachdem wir bei der Entstehung der Gesichts- (Wangen-) und Halsaktinomykose nur in einem Teil der Fälle mit der odontogenen Erklärung auskommen, geht Söderlund noch weiter und nimmt für das Zustandekommen dieser Fälle die duktogene Infektion an, d. h. von einer Aktinomyzesinfektion des Ductus parotideus kann die Wangenaktinomykose, von einer Aktinomyzesinfektion des Ductus Whartonianus und der Glandula submaxillaris die Mundboden-, submandibulare und Halsaktinomykose ausgehen.

Schon vor Söderlunds Untersuchungen war

5. die primäre, isolierte Speicheldrüsenaktinomykose bekannt (Müller, Brüning, später Schwarz, Rosemann), die wir hier noch besonders anführen müssen. Nach dem Gesagten scheint sie nicht so selten zu sein. Es sind drei Stadien zu unterscheiden. Erstens die eben beschriebene Form als diffus entzündlicher Prozeß mit chronischer Schwellung der Speicheldrüse, zweitens die begrenzte Abszeßbildung in der Umgebung der infizierenden Granne und drittens die eitrige Einschmelzung im Innern der Speicheldrüsen mit Durchbruch nach außen und Fistelbildung.

Aus dem unter 3—5 Gesagten ergibt sich zur Genüge, welche neue diagnostische und therapeutische Gesichtspunkte sich für die Behandlung der

Sialolithiasis und Sialoadenitis ergeben. Die Erkrankungen dürfen nicht mehr als Konkrementbildung mit mechanischer Störung und einfacher aszendierender Infektion aufgefaßt werden, sondern unter einem einheitlichen Gesichtspunkt. Die Entfernung eines Speichelsteines kann mitunter sehr gut durch Inzision vom Mundboden her (Schnitt auf die Schwellung und Resistenz) erfolgen. Ich habe von diesem einfachen Eingriff wiederholt rasche und gute Erfolge gesehen, obwohl ich mich über das weitere Schicksal dieser Patienten nicht aussprechen kann. Tatsache ist, daß in der Literatur vor der Behandlung der Sialolithiasis mit Inzision allein gewarnt wird. Auch Multiplizität der Steine kann übersehen werden. Entsprechend den Anschauungen Söderlunds wird die Exstirpation der Speicheldrüse mit dem steinhaltigen Ausführungsgang oder neben einer örtlichen Behandlung (Steinentfernung) die energische Röntgen- und Jodtherapie gegen die Aktinomykose in Betracht kommen.

Entzündliche Vergrößerungen der Speicheldrüse können dann noch bedingt sein durch

6. eine interstitielle luetische Entzündung. Diese Diagnose wird nur ganz ausnahmsweise bei positiver WaR. und Fehlen jeder anderen Erklärung gestellt werden dürfen. Wir gehen wohl nicht fehl, wenn wir sagen, daß sie in der Regel falsch ist. Deshalb soll die Exstirpation der Speicheldrüse nicht unterlassen werden. Es wäre falsch, allein die antiluetische Therapie zu benutzen.

7. Die Tuberkulose der Glandula submandibularis. Nach meinen Erfahrungen handelt es sich immer um primäre Lymphdrüsentuberkulose. Ich erinnere mich eines einzigen Falles, in dem histologisch im Drüsengewebe, d. h. ohne Beziehung zu Lymphdrüsengewebe typische Tuberkel gefunden wurden. Daraus ergibt sich, daß das klinische Bild dem des Lymphoma tuberculosum entsprechen muß: eine unebene, nicht schmerzhafte Geschwulst an Stelle der Speicheldrüse mit verschiedener Konsistenz entsprechend verschiedenen Partien. Später Fixation der Haut und Fistelbildung.

Hierher gehören auch die eigentümlichen symmetrischen Speicheldrüsenschwellungen, die bei pathologischen Zuständen beobachtet werden, die als innere Sekretionsstörungen aufgefaßt werden, wie Infantilismus, Status thymolymphaticus, thyreogene und hypophysäre Fettsucht, Basedow. Sie sind auf die ungeklärten Beziehungen der Speicheldrüsen und ihrer angenommenen inneren Sekretion zu den Genitalorganen zurückzuführen.

Es sei auch an den eigentümlichen Fall von Baumstark erinnert, der doppelseitige Ohrspeichel- und Unterkieferspeicheldrüsenanschwellung nach einer vor 6 Jahren wegen Myxödem ausgeführten Schilddrüsenimplantation sah und diese auf eine Hyper- bzw. Dysfunktion der eingepflanzten Schilddrüse zurückführt.

Von echten Geschwulstbildungen sind es vor allem zwei, die zu Vergrößerung der Glandula submaxillaris, sehr viel seltener der Glandula sublingualis führen:

1. Die gutartigen Mischgeschwülste, die scharf begrenzte, frei bewegliche, knollige harte Tumoren bilden, ohne irgendwelche subjektive Beschwerden mit langsamem Wachstum. Sie können trotz Gutartigkeit eine beträchtliche Größe erreichen, wölben sich meist nach außen, seltener gegen den Mundboden zu vor (Abb. 41). Nach der jetzt geltenden Anschauung entstehen sie auf Grund einer Entwicklungsanomalie also „aus einem verlagerten oder ausgeschalteten Keim, dem die Fähigkeit zur Differenzierung in alle später in den

Tumoren zu findenden Gewebe (Bindeschleimknorpelgewebe, epitheliale und endotheliale Zellen) innewohnt" (Heineke).

Die Gutartigkeit dieser Geschwülste besteht nicht durchaus zu Recht. Nicht selten rezidivieren sie nach der Exstirpation örtlich, ohne daß pathologisch-anatomisch eine bösartige Entartung entsteht. Es wäre also irrig, aus dem Wiederauftreten ohne weiteres auf Karzinom oder Sarkom zu schließen. Das Rezidiv kann denselben Aufbau wie der erste Tumor haben. Anderseits kommt es nach Küttner in 28,7%, nach Wood in 25% vor, daß die Mischtumoren bösartig werden, d. h. klinisch rasch sich zu vergrößern beginnen, die scharfe Abgrenzung, die gute Beweglichkeit gegen die

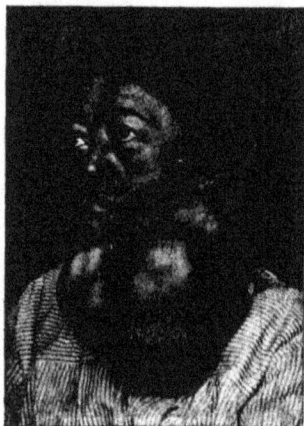

einge-
wachsen

Abb. 41. Große gutartige Mischgeschwulst der Glandula submandibularis (aus Heineke: Erg. d. Chir. u. Orthop. Bd. 6 S. 239).

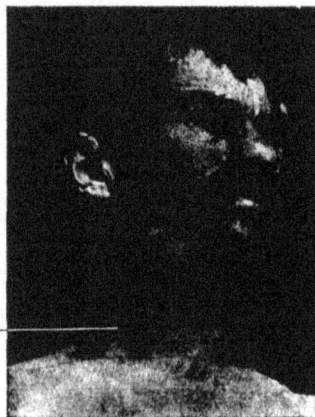

Abb. 42. Maligne Mischgeschwulst der Gl. submaxillaris mit Einbruch in die V. fac. anter. (aus Heineke: Erg. d. Chir. u. Orthop. Bd. 6 S. 239).

Umgebung verlieren, die Haut fixieren, exulzerieren und in die Venen einbrechen (Abb. 42).

Entsprechend dem raschen Wachstum kommt es auch bald zur Nekrose, Erweichung und damit zur Konsistenzänderung des ursprünglich einheitlich derben Tumors. Es handelt sich um Sarkome und Karzinome verschiedener Art. Morestin steht auf dem Standpunkte, daß in der Entwicklung der Mischgeschwülste gleichsam ein erstes gutartiges von einem zweiten bösartigen Stadium zu unterscheiden sei, was praktisch soviel bedeutet, daß mit der malignen Degeneration unter Schädigung des Patienten bei jeder Mischgeschwulst zu rechnen ist, daß es irrig ist, die Geschwülste, weil sie zunächst gutartig sind, zu belassen. Es muß vielmehr die Entfernung der Geschwulst, und zwar für die Glandula submaxillaris die Exstirpation der Speicheldrüse unter allen Umständen geraten werden.

2. Die primären Karzinome der Glandula submaxillaris, die sich in einer vorher unveränderten Speicheldrüse entwickeln, eine Zeitlang die Be-

weglichkeit des Organs bewahren, dann mit der Umgebung, namentlich mit dem
Unterkiefer, verwachsen, nach außen oder innen durchbrechen und ausstrahlende Schmerzen machen. Sie sind derbe Geschwülste, mit kleinhöckeriger
unebener Oberfläche, die nicht die Größe der gutartigen oder bösartig gewordenen Mischgeschwülste erreichen. (Abb. 43).

Andere Geschwülste sind im Bereiche der Glandula submaxillaris und sublingualis
äußerste Seltenheiten, mit denen praktisch nicht zu rechnen ist. Ich verweise bezüglich
aller Einzelheiten, sowohl in pathologisch-anatomischer wie klinischer Hinsicht auf die
treffliche umfassende Darstellung von Heineke.

Zusammenfassend muß festgestellt werden, daß die verschiedensten Prozesse in der Glandula submaxillaris (sublingualis) immer wieder zu denselben
Erscheinungen führen, nämlich Ver-
größerung und Konsistenzvermehrung
der Speicheldrüse bei Oberflächenän-
derung. Es wird daher manche Fälle
geben, in denen wohl die Organdiagnose
(s. unten) gemacht werden kann, aber
nicht die Art der Erkrankung klinisch
festzustellen ist. Der Diagnostik sind
hier Grenzen gesetzt.

Nachdem die Glandula submaxillaris ohne besondere bleibende Schädigung und leicht entfernt werden
kann, wird die Exstirpation für
alle Fälle, ob es sich nun um chronische Entzündung mit Organver-
größerung oder echte Geschwulstbildung handelt, die Operation der
Wahl sein. Es wäre unrichtig,
daneben von der Probeexzision
oder erhaltenden Eingriffen
häufigeren Gebrauch zu machen.
Die Verletzung des Fazialismundastes kommt wohl auch bei Befolgung
des Kocherschen Normalschnittes
vor. Sie bedeutet neben der kosmeti-

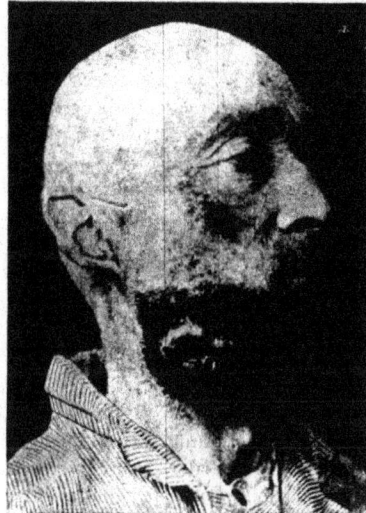

Abb. 43. Primäres Karzinom der Glandula
submaxillaris nach außen durchgebrochen
(aus Heineke: Erg. d. Chir. u. Orthop.
Bd. 6 S. 239).

schen Störung eine Reihe von kleinen Beschwerden für den Patienten, die
aber nicht als Gegengrund gegen die Exstirpation angeführt werden können,
um so mehr als auch der Schnitt zur Probeexzision oder Ausschälung eines
Tumors den Fazialis schädigen kann. Den inneren Schnitt, der allerdings
auch schon benützt wurde, erschwert oder verbietet die Lage der Glandula
submaxillaris unter dem M. mylohyoideus. Andere Nachteile, wie die Trockenheit des Mundes, sieht man nach einseitiger Entfernung der Mundspeichel-
drüse nicht.

Die nahen Beziehungen der Glandula submaxillaris zu Lymphdrüsen
machen es von vornherein verständlich, daß große Schwierigkeiten bei
der Unterscheidung zwischen Speicheldrüsen- und Lymphdrüsen-
erkrankungen auftreten können. Die Lokalisation ist durchaus dieselbe, die

Art der Geschwulst für die verschiedensten Prozesse in den Lymphdrüsen klinisch die gleiche usw. Um Wiederholungen zu vermeiden, verweise ich auf die Diagnose der Halsgeschwülste.

X. Parotis.

An der Glandula parotis kommen dieselben Erkrankungen wie an der Glandula submaxillaris vor. Die Erscheinungen sind die gleichen wie dort. Es wird sich daher vor allem darum handeln festzustellen, wann eine Schwellung in der Parotisgegend auf die Ohrspeicheldrüse selbst zu beziehen ist. Wieder sind es Lymphdrüsen, die in der Parotisgegend vorkommen und deren Erkrankungen zu Schwellungen vor dem Ohre führen. Das Abgehobensein des Ohrläppchens durch die darunter liegende Geschwulst wird für die Parotis als charakteristisch angesehen. Im allgemeinen trifft das zu. Nachdem aber Lymphdrüsen im Parenchym der Parotis eingebettet vorkommen, so muß für manche Fälle eine sichere Entscheidung unmöglich werden.

Im ganzen erkrankt die Parotis häufiger als die Glandula submaxillaris. Entzündungen, Geschwülste und Speichelfisteln sind an der Parotis häufiger, seltener sind nur die Speichelsteine. Demnach finden wir Schwellungen der Parotisgegend bzw. Vergrößerungen der Ohrspeicheldrüse durch folgende Erkrankungen bedingt:

1. Entzündungen.

Die **epidemische Parotitis** mit dem schon früher angedeuteten charakteristischen Krankheitsbilde: Prodromalerscheinungen, unter Frösteln Temperaturanstieg, Auftreten einer einseitigen mächtigen Parotisschwellung. Die unteren Partien der Drüse werden zuerst betroffen. Die deckende Haut ist blaß und gespannt, eine geringe Druckschmerzhaftigkeit, ausstrahlende Schmerzen in das Ohr, Kieferklemme. Meist rasches Abklingen des Fiebers, nur allmähliches Zurückgehen der Schwellung. Mitbeteiligung der anderen Speicheldrüsen (Pankreas!), des Hodens und anderer innersekretorischer Organe. Es kommt nie zu Eiterbildung.

Das klinische Bild ist so eindeutig, daß kaum eine Verwechslung möglich ist. Die Lymphadenitis acuta, im Gefolge einer Angina, könnte wohl zu Täuschungen Anlaß geben. Die Schwellung liegt tiefer, erstreckt sich nicht vom Proc. mastoides auf den Unterkiefer, sondern ist mehr retromandibular gelegen. Die Periostitis des Unterkiefers ist auf den Knochen lokalisiert.

Moutier faßt die Parotitis epidemica als Allgemeininfektion auf („septicémie ourlienne"), bei der eine Encephalitis, Chorioiditis (starke Kopfschmerzen, Mydriasis, gedunsenes Gesicht) vorkommen.

Die **primäre Parotitis**, ein seltenes Krankheitsbild, mit schlechter Abgrenzung gegen die epidemische Form, pathologisch-anatomisch und klinisch aber vor allem dadurch unterschieden, daß es zur Vereiterung kommt. Die Pathogenese ist unklar. Hier wird chirurgische Therapie im Gegensatz zu Mumps nötig. Ich halte mich bei der Beschreibung an die Publikation von Honigmann: äußerst schweres Krankheitsbild, ganz plötzlicher Beginn mit hohem Fieber, bisweilen Schüttelfrost, Schwellung der ganzen Parotisgegend, die aber hinter dem Unterkieferwinkel beginnt, sich dort am stärksten ausprägt. Über der Drüse ist die Haut gerötet, gespannt. Die sehr harte Schwellung geht mit Ödem bis zur Schläfengegend und hinter das Ohr, am Hals bis zum Schlüsselbein einher. Schwellung des Mundwinkels und der Augen. Kieferklemme, gesteigerte Speichelsekretion, heftige Schmerzen beim Schlucken und bei Bewegungen des Kopfes, der nach der kranken Seite gehalten wird. Es kommt zur herdweisen eitrigen Einschmelzung, nekrotischem Zerfall. Auch nach der Inzision dauert das Fieber noch an. Wird nicht inzidiert, kommt es zu Durchbruch in den äußeren Gehörgang oder nach innen mit Bildung eines parapharyngealen Abszesses.

Ganz im Gegensatz zur epidemischen Parotitis — und das weist auf die Bedeutung der Differentialdiagnose — muß die Behandlung eine operative sein, auch ohne daß Fluktuation nachweisbar ist, die unter der straffen Fascia parotideo-masseterica verborgen bleibt. Honigmann empfiehlt eine leicht bogige Inzision entlang dem hinteren Rande des Unterkieferwinkels.

Nachdem die Nichteröffnung der Entzündungsherde in der Parotis zu septischen Erscheinungen führen kann, ist ohne weiteres klar, wie wichtig es ist, auch diese Form von Parotitis im Auge zu behalten. Sie erinnert im klinischen Bilde an das der Angina Ludowici, die ausgeschlossen werden muß. Sie hat ferner die größte Ähnlichkeit mit der folgenden Form, von der sie sich dadurch unterscheidet, daß keine Infektionskrankheit vorausgegangen ist.

Die **sekundäre Parotitis** schließt sich verschiedenen Infektionskrankheiten an, wie Typhus, Variola, Skarlatina. Am besten studiert ist die Parotitis nach Flecktyphus. Herzen und Dawydowski haben ihre Erfahrungen an großen russischen Epidemien ausführlich niedergelegt. Auch diese Form der Parotitis gehört in das Gebiet des Chirurgen. Sie setzt am 12. bis 14. Tage der Erkrankung einseitig ein und bietet ein ähnliches, im ganzen wohl milderes Bild als das früher beschriebene. Die Parotis vereitert und kann wieder an zwei Stellen spontan durchbrechen: Am unteren Rande des äußeren Gehörganges — die ungefährliche Form — oder an der Spitze des pharyngealen Fortsatzes der Drüse mit Parapharyngitis, Larynxödem und Ausbreitung längs des Gefäßspaltes am Halse. Weitere Komplikationen sind Parese oder Paralyse des N. facialis, aufsteigende Neuritis mit Lähmung des weichen Gaumens. Die Inzision muß, wie bei der früher beschriebenen Form, erfolgen.

Die Entstehung dieser Parotitis wird verschieden erklärt. Die stomachale (duktogene) Infektion hat mehr Wahrscheinlichkeit für sich als die hämatogene, angiogene (Thromben, organische Gefäßveränderung durch das Fleckfiebervirus) und lymphogene, obwohl Herzen besonders darauf hinweist, daß sorgfältige Mundpflege schlecht ist und die Entstehung der Parotitis zu erleichtern scheint. Die Infektion setzt ein, wenn die Drüse nicht sezerniert. Diese Funktionsstörung will Herzen mit einer gestörten Funktion des sympathischen Nervensystems erklären, auf welche viele Krankheitserscheinungen bei Flecktyphus zurückzuführen sind. Die normalerweise durch die Reizung des Glossopharyngeus bewirkte Sekretion der Parotis hört auf, wenn der sympathische Nerv gereizt wird.

Damit wird ein Moment berührt, das zweifellos bei der Entstehung der Parotitis und damit für die Therapie eine große Rolle spielt: Die Funktion der Drüse. Ich verweise auf das Folgende:

Die **postoperative Parotitis**, die vor allem durch die Arbeit von G. A. Wagner aus der v. Eiselsbergschen Klinik, dann durch die Zusammenfassung von Valentin bekannt geworden ist. Hierher gehören alle Fälle von Parotitis, die nach Operationen auftreten. Die Krankheit beginnt 5—6 Tage p. op., unter Störung des Allgemeinbefindens, fast stets unter hohem Temperaturanstieg, mit Schmerzen, Schwellung der Parotisgegend zunächst einseitig. 2—4 Tage später erkrankt auch noch die andere Seite. Das Ohrläppchen wird in die Höhe gehoben, der Gesichtsausdruck ist der wie bei Mumps. Mit der Zunahme der Schwellung mehren sich die Beschwerden: Das Schlucken, die Kieferbewegungen werden vermieden. Die Erscheinungen gehen entweder zurück oder es kommt zur Vereiterung. Neben diesem voll entwickelten Bilde sind Fälle gar nicht selten, die abortiv verlaufen, bei denen die Parotisschwellung nicht hochgradig wird und nach 2—4 Tagen wieder zurückgeht.

Das Bild ist unverkennbar und differentialdiagnostische Irrtümer werden nicht zu befürchten sein. Wohl aber sind Prophylaxe und Therapie äußerst wichtig.

Für eine richtige Prophylaxe sollte die Pathogenese dieser Parotitis maßgebend sein. Auch für diese Form bestehen verschiedene Erklärungen. Die stomatogene und die hämatogene Infektion. So einleuchtend der erste Mechanismus erscheint, so wenig sichergestellt ist er. Die bakteriologischen Befunde sprechen gegen die Mundinfektion: es werden in den vereiterten Fällen nicht Strepto-, sondern Staphylokokken gefunden. Dann muß auf die Versuche von Rost verwiesen werden, der im Tierversuch und histologischen Bild die hämatogene Infektion nicht von der duktogenen unterscheiden konnte. Wie dem auch sei, der trockene Mund, die Sekretionsstörung der Parotis sind Vorbedingung für das Zustandekommen der Infektion.

Daß das Sistieren der Speichelsekretion gerade die Laparotomierten betrifft, kann mit dem Versuch Pawlows erklärt werden, der nach Eröffnung des Bauches und Vorziehen einer Darmschlinge beim Versuchstier Herabsetzung der Speichelsekretion fand. Für das Zustandekommen der Parotisinfektion wurde auch die mechanische Läsion der Drüse durch das Vorhalten des Kiefers während der Narkose, der ständige Druck der Finger des Narkotiseurs auf die Parotisgegend beschuldigt (Kaiser).

In der Prophylaxe wird auf alle diese Momente Rücksicht zu nehmen sein. Die wichtigste Maßnahme ist die Anregung der Speichelabsonderung, die nach Vorschlag verschiedener Autoren durch Brot-, Gummi-, Paraffinkauen erreicht wird. Dasselbe geschieht auch therapeutisch. Ich selbst verwende seit Jahren mit bestem Erfolg bei den ersten Zeichen der beginnenden Parotitis Pilokarpininjektionen (mehrmals täglich 0,01 Pilocarpinum muriaticum oder salycilicum subkutan). Reichliche Flüssigkeitszufuhr durch subkutane Infusionen, Tropfklysma, darf daneben nicht versäumt werden. Nach französischen Autoren (Tuffier) soll das Ausdrücken der Drüse im Entzündungszustande die Eiterung vermeiden lassen. Auch bei dieser Form kann es außerordentlich schwierig sein, Abszeßbildung zu erkennen. Wenn die Parotisschwellung nicht zurückgeht, das Fieber anhält, muß immer Abszedierung angenommen werden. Es wäre verfehlt, nicht nach dem Eiter zu suchen. Dies kann mit der Probepunktion, die mir mehrmals positive Resultate gegeben hat, oder durch Probeinsizion und stumpfes Eingehen in die Drüse erreicht werden.

Die Prognose der Parotitis postoperativa ist dubia. Wenn sie auch gewöhnlich die schweren Fälle mit postoperativen Komplikationen betrifft, so geht doch eine Reihe der Fälle an der Parotitis und folgenden Sepsis und nicht an dem Grundleiden, der Operation, oder anderen Komplikationen p. op. zugrunde. Daraus geht hervor, daß auch in schlechten und verzweifelten Fällen der Parotitis die nötige Aufmerksamkeit geschenkt werden muß und ein aktives Vorgehen nicht versäumt werden darf.

Die **chronische Entzündung** der Parotitis ist im Gegensatz zur Glandula submaxillaris selten. Daß sie vorkommt und mit Lymphdrüsenschwellung einhergehen kann, beweisen Fälle, bei denen das Auftreten von vergrößerten Halslymphdrüsen den Verdacht auf malignen Tumor erweckte, eine Probeexzision aber lediglich chronische Entzündung ergab. Diagnostische Irrtümer werden in diesen Fällen somit gegen echte Geschwülste vorkommen. Nachdem die letzteren viel häufiger, ja in der Praxis durchaus keine Seltenheiten sind, wird der Verdacht auf Geschwulst immer gegeben sein. Leichte Druckempfindlichkeit, glatte Oberfläche, langsame gleichmäßige Vergrößerung sprechen für Entzündung. Im Gegensatz zur Glandula submaxillaris ist unser Verhalten bei unklaren Erkrankungen der Parotis nicht auf die Exstirpation, sondern auf die Probeexcision gerichtet, worüber später noch zu sprechen ist. Hierher gehören die Fälle von intermittierender schmerzhafter Schwellung beider Parotisdrüsen, bedingt durch Infektion.

Eine besondere Stellung nimmt die Glasbläserkrankheit ein: die Pneumatokele der Parotis mit folgender Parotitis. Narath hat den ersten hierher gehörigen Fall mitgeteilt, bei dem diese Form der Parotisentzündung als gewerbliche Schädigung erkannt werden konnte. Später hat Scheier bei seinen Untersuchungen eine Anzahl von Leuten ermittelt, welche durch Eintreiben von Luft beim Glasblasen Pneumatokelen bekamen. In der Nähe der Einmündungsstelle des Ductus Stenonianus finden sich leukoplastische Veränderungen der Wangenschleimhaut. Diagnostische Irrtümer müssen aus der Kenntnis dieser besonderen Parotisveränderung und ihrer Ursachen vermieden werden. In dem Fall Naraths hatte die konservative Behandlung keinen Erfolg, die Ohrspeicheldrüse mußte exstirpiert werden.

Die **Aktinomykose** der Parotis, durch primäre duktogene Infektion, kommt vor (Beck), ist wieder sehr viel seltener als die der Submaxillaris. Beim Aufblasen der Backen können Strahlenpilze in die Ausführungsgänge der Speicheldrüse hineingeschleudert werden. Die Aktinomykose kann sich genau so verhalten wie eine gewöhnliche akute eitrige Parotitis. In diesen Fällen wird Eiter aus dem Drüsengang entleert und der Nachweis des Strahlenpilzes möglich sein. Wird eine akute Parotitis chronisch, so muß sie auf Aktinomykose verdächtig sein. Das ist auch der von Söderlund betonte Standpunkt, womit es wahrscheinlich wird, daß alle chronisch-entzündlichen Schwellungen der Parotis ebenso wie die viel häufigeren der Glandula submaxillaris auf eine latente Aktinomyzesinfektion zurückzuführen sind. Zur Unterscheidung wird neben der Speicheluntersuchung (der Ductus Stenonianus ist sehr viel leichter zu sondieren als der Ductus Whartonianus) die Probeexzision heranzuziehen sein, vor allem um eine Geschwulst auszuschließen. Die Behandlung der Parotisaktinomykose ist konservativ: Röntgen und Jod.

Christian G., 60 Jahre. (Arch. Nr. 1921/1443.) Vor 9 Wochen Zahnschmerzen. Ein oberer linker Zahn wurde locker, den Patient selbst zog. Zu gleicher Zeit schmerzhafte Schwellung der linken Wange, die langsam zunahm. Vor 3 Wochen Konsultation eines Arztes, der inzidierte. Weitere Zahnextraktionen in den letzten 14 Tagen, wodurch die Schwellung nicht beeinflußt wurde.

Kräftiger Mann mit gelegentlichen Temperatursteigerungen. In der linken Parotisgegend eine Schwellung, in Form und Größe der Parotis entsprechend. Sie ist derb, ganz unbeweglich auf dem Unterkiefer, gerötet, ödematös und etwas druckempfindlich. In der Mitte die Haut eingezogen und gegen den Tumor fixiert. Dort deutliche Fluktuation. Die ganze Schwellung ziemlich scharf begrenzt (Fig. 44 a und b). Papille des Ductus Stenonianus links etwas vergrößert, derb, aber nicht empfindlich.

15. 9. Probeexzision ergibt wenig Eiter. Histologisch nicht spezifisches chronisch entzündliches Gewebe. In dem Eiter eines nachher auftretenden Abszesses werden makroskopisch Aktinomyzeskörner, mikroskopisch reichlich Drusen und vereinzelte Pilzfäden gefunden. Derselbe Befund einige Tage später bei einem zweiten Abszeß.

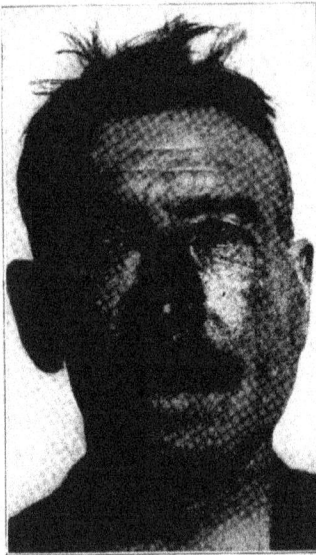

Abb. 44a. Parotisvergrößerung durch Entzündung — aktinomykotische Ätiologie erst nach Inzision erkannt.

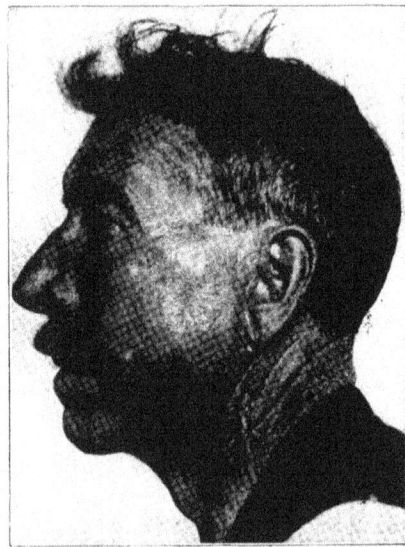

Abb. 44b. Derselbe Fall im Profil. Zu beachten die ausgedehnte Schwellung in der Parotisgegend. (Chirurg. Klinik Zürich.)

Mit Kal. jodat. intern und Röntgenbestrahlung behandelt, nach 2½ Monaten vollständig geheilt.

Die Tuberkulose und Syphilis der Parotis sind seltene Erkrankungen.

Die erstere kann von Lymphdrüsen und intraglandulärem lymphatischen Gewebe ausgehen. Wir haben die Symptome der Lymphadenitis tuberculosa, die auch in dieser Gegend eine häufige Erkrankung ist. Selten ist das Speicheldrüsengewebe primär erkrankt. Es handelt sich um ein lokales Leiden, bei hereditär nicht belasteten tuberkulösen Leuten. Die Schwellung der Parotis zeigt derbe und weiche Partien: Abszeßbildung besteht neben bindegewebiger Induration. Die Syphilis der Parotis wird von manchen Autoren für häufiger gehalten als die Tuberkulose. Ich selbst habe nie einen diesbezüglichen Fall, wohl einmal eine primäre Tuberkulose gesehen. Nach Küttner entwickelt sich langsam, schleichend und symptomlos eine Schwellung der Parotis, die Apfelgröße erreichen kann, wenig verschieblich ist, die Haut fixiert und zu Ulzeration führt. Die Beschwerden sind geringe, können aber auch durch Behinderung des Kauens und Schlingens beträchtlich werden. Irrtümer bei der Diagnose dieser beiden chronischen Entzündungen werden nicht zu vermeiden sein. Sie sind zu selten, als daß ihr Bild geläufig sein könnte, zu selten, als daß sie neben den tuberkulösen Lymphomen und den häufigen Erkrankungen der Parotis, das sind vor allem Entzündungen und Geschwülste, diagnostiziert werden dürften. Es wird sich also immer nur um Vermutungsdiagnosen per exclusionem handeln können, zu deren Bestätigung die Probeexzision nötig ist, und zwar um so mehr, als die Therapie eine nicht operative konservative ist.

Die toxische Parotitis bei Quecksilber-, Blei- und Jodvergiftung wird für die Fälle, die den Chirurgen beschäftigen, auszuschließen sein.

2. Bluterkrankungen.

Verschiedene Bluterkrankungen können zu Schwellung der Parotis führen. Hier sei nochmals auf die Mikuliczsche Krankheit verwiesen, bei welcher die Vergrößerung der Parotis erstes und hauptsächlichstes Symptom ist. Es kommt langsam zu einer beidseitigen, schmerzlosen symmetrischen Schwellung der Ohrenspeicheldrüsen, neben Schwellung der übrigen Speicheldrüsen und Tränendrüsen. Gleichzeitig stellt sich Trockenheit des Mundes, bisweilen etwas Fieber und Vergrößerung einzelner Lymphdrüsen ein. Die Schwellung kann wieder zurückgehen, später wieder auftreten. Die Untersuchung des Blutes ergibt Lymphozytose oder pathologische Polymorphie der Lymphozyten (Naegeli). Die Diagnose wird leicht

Abb. 45. Doppelseitige Parotisschwellung. Kombination mit Kalkgicht. Klinisch als Speichelstein mit Parotis aufgefaßt. Mikroskopische Deutung der Probeexzision schwierig (vgl. Krankengeschichte)

gestellt werden, wenn das Bild bekannt ist und daran gedacht wird. Probeexzision und operative Therapie kommen nur selten in Betracht. Die Röntgentherapie leistet, wie schon erwähnt, Gutes.

Die außerordentlichen diagnostischen Schwierigkeiten zeigt der folgende Fall, der überdies an die Angabe Küttners (Handb. d. prakt. Chir. 4. Aufl. 1. Bd. S. 717) erinnert, daß Deglos das Auftreten einer akuten schmerzhaften Anschwellung beider Parotiden und Submaxillarspeicheldrüsen als gichtische Erkrankung der Speicheldrüsen beschrieben hat.

Frieda B., 40 Jahre. (Arch. Nr. 2, 1924/1379.) Seit dem Jahre 1911 wiederholt Entzündungen und Eiterungen an den Fingern, so daß 2. und 3. Phalange des rechten Ringfingers entfernt wurden. 1918 unter Kopfschmerz und Fieber Schwellung vor dem

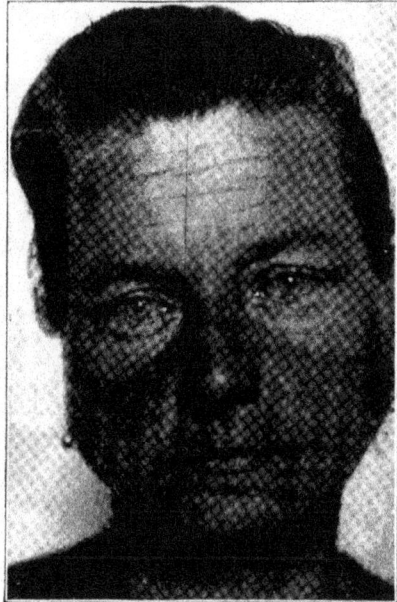

linken Ohr, die wohl etwas zurückging, aber doch immer ziemlich groß und derb blieb. Frühling 1924 auch an der entsprechenden Stelle rechts Geschwulstbildung.

Rechts und links in der Parotisgegend eine deutliche Geschwulst sichtbar, die auf beiden Seiten das Ohrläppchen abhebt, nicht druckempfindlich ist und vom vorderen Rande aus einen offenbar dem Ductus parotideus entsprechenden Strang erkennen läßt. Haut nicht verfärbt, gut verschieblich (Abb. 45).

An der rechten Hand der kleine Finger in Kontrakturstellung, alle übrigen Finger, sowie auch die der linken Hand, zeigen Verdickungen an den Endphalangen. Eine auffallend harte Haut mit kleinen Narbendefekten an zwei Phalangen des rechten Ringfingers.

Klinische Diagnose: Chronische Parotitis bei Speichelstein, Sklerodaktylie.

Sondierung des Ductus Stenonianus gelingt beiderseits nur auf 1—1½ cm, dann Hindernis. Es entleert sich wenig klarer Speichel, ohne Bakterien oder Aktinomyzesdrusen. Röntgenologisch kein Schatten im Ductus Stenonianus nachweisbar. Die Veränderung an den Händen wird nach dem Röntgenbefund als Kalkgicht bezeichnet. Eine Probeexzision aus der rechten Parotis wird von Prof. Hedinger als Lymphsinusendotheliom bezeichnet, nach Vorstellung der Patientin aber diese Diagnose zurückgezogen und das Krankheitsbild zur Mikuliczschen Krankheit eingereiht.

Mehrere Röntgenbestrahlungen führen zu einem Schwinden der Parotisschwellung.

Hier sind auch die seltenen und eigentümlichen Parotisschwellungen anzuführen, die mit innersekretorischen Störungen zusammenhängen. So das seltene Krankheitsbild einer familiären, sei es chronisch, sei es anfallsweise auftretenden, symmetrischen Schwellung der Parotis, die Hochschild beschrieben hat. Bei Frauen kann in der Menopause eine vorübergehende oder dauernde Schwellung der Parotis auftreten (Dalche), die vielleicht auf einer Insuffizienz der Keimdrüsen- oder Schilddrüsenfunktion beruht (zit. nach Jochmann).

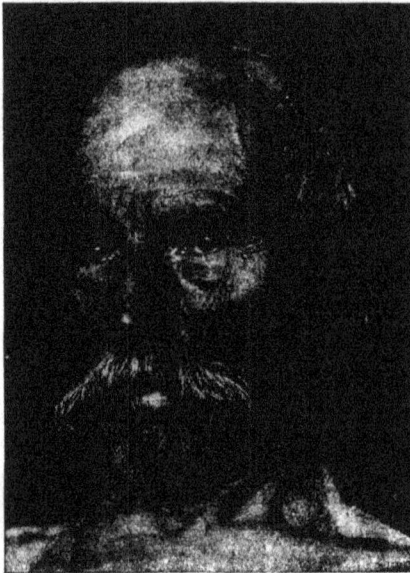

Abb. 46. Gutartige Mischgeschwulst der Parotis. Zu beachten charakteristische Größe, Gestalt, Abhebung des Ohrläppchens (aus Heineke: Erg. d. Chir. u. Orthop. Bd. 6 S. 239).

3. Geschwülste.

Um Wiederholungen zu vermeiden, sei auf das bei der Glandula submaxillaris Gesagte verwiesen. **Mischgeschwülste** stehen wieder in erster Linie. Zunächst sind sie gutartig, wachsen langsam, schmerzlos (Abb. 46). Da sie innerhalb der Parotis liegen, sind sie schlecht begrenzbar, undeutlich zu umgreifen. Sie bilden frankstückgroße, anscheinend flache, glatte, derbe Geschwülste. Später nehmen sie die ganze Parotisgegend ein, die sie halbkugelig vorwölben. In einem dritten Stadium können sie außerordentliche Größe erreichen. Die Geschwülste sind dann derb, grobknollig, gelegentlich sogar gestielt. Wie die Mischgeschwülste der Submaxillaris, können sie maligen werden und zeigen dann dieselben Eigenschaften: Rapides Wachstum, Fixation, Exulzeration. Der N. facialis wird von den bösartigen Mischgeschwülsten verhältnismäßig spät in Mitleidenschaft gezogen. Frühe Fazialislähmung spricht ebenso wie ausstrahlender Schmerz für Karzinom. Die bösartigen Mischgeschwülste setzen in der Regel keine Metastasen, wenn sie auch lokal rezidivieren.

Von Budde ist ein Fall beschrieben, bei dem es nach Exstirpation eines Parotismischtumors zur Metastase im Schenkelhals mit Spontanfraktur kam.

Die **Karzinome** der Parotis sind kleiner, früh schon weniger beweglich, schlecht begrenzbar, von holzharter Konsistenz (Abb. 47). Sie fixieren früh die Haut und treten bald in Beziehung zu benachbarten Nerven. Vergrößerte, harte Lymphdrüsen, die bei Mischtumoren fehlen, sind für Karzinom charakteristisch. Bei der seltenen Form des Skirrhus der Parotis fehlt die Geschwulstbildung (Heineke). Durch die Induration und Schrumpfung des Parotis gewebes wird die Ohrspeicheldrüse und ihre Umgebung in eine holzharte schwielige nirgends scharf abgrenzbare, im Zentrum oft etwas eingezogene Platte umgewandelt. Die Fazialislähmung kann das erste Symptom sein, das die Kranken bemerken, so daß differentialdiagnostisch die verschiedenen Formen der peripheren Fazialislähmung in Betracht kommen (Abb. 48). Später können Akzessorius- (innerer Ast), Sympathikus-, Glossopharyngeus-, Hypoglossus-, sogar Vaguslähmung hinzukommen (Schädigung der

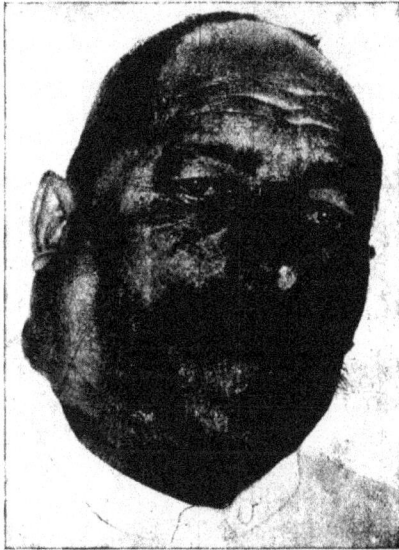

Abb. 47. Karzinom der Parotis (aus Heineke: Erg. d. Chir. u. Orthop. Bd. 6 S. 239).

Schädelbasisnerven durch skirrhöse Gewebsschrumpfung — Villaretsches retroparotideales Syndrom — Collet und Bonnet). Vergrößerte, harte Lymphdrüsen erhärten auch hier wieder die Diagnose gegenüber verschiedenen Formen von Entzündungen. Ganz selten ist das Parotissarkom, klinisch unter dem Bilde des Mischtumors verlaufend.

Außerdem kommen in der Parotis gelegentlich, aber selten, **gutartige Geschwülste** vor:

Das Lipom, von dem drei Formen unterschieden werden: das oberflächliche subaponeurotische zwischen Faszie und Drüse, das tiefe zwischen Drüse und Pharynx und das intraglanduläre Lipom. Es kommt bei erwachsenen Männern als langsam wachsende Geschwulst ohne Beschwerden vor. Nachdem Lappung und Pseudofluktuation wegen der Lage unter das Faszie nicht nachweisbar sind, wird die Diagnose nicht gestellt.

Eine häufigere Geschwulst ist das Hämangiom. Es kommt ausschließ-
lich bei Kindern in den ersten Monaten als meist rasch wachsende, die
Drüse substituierende Geschwulst vor. Damit ist die Diagnose wohl gegeben
(Abb. 49). Die Totalentfernung der Parotis allein kann Heilung

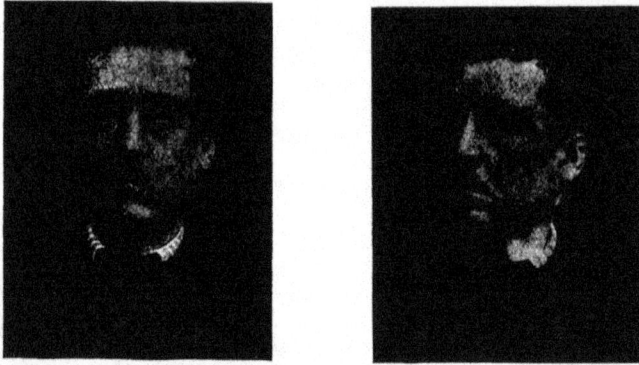

Abb. 48. Skirrhus der Parotis mit Fazialislähmung. Vergrößerung der Parotis nur im
hinteren retromandibularen Abschnitt erkennbar (aus Heineke: Erg. d. Ch. u. Orthop.
Bd. 6 S. 239).

bringen. Exzisionen oder Resektionen führen zu Rezidiv. Die Schonung
des Fazialis, die bei den kleinen Verhältnissen der blutreichen Geschwulst
besonders schwierig ist, muß versucht werden. Daß sie gelingt, zeigt der Fall
v. Haberers u. a. Der freigelegte Fazialisstamm muß mit seinen Ästen aus
der gutartigen Geschwulst auspräpariert
werden.

Den Lymphangiomen zuzuzählen sind
die seltenen Lymyhzysten der Parotis
bei Kindern.

G. Jakob, 8 Jahre. Seit Geburt eine leichte
Geschwulst in der linken Wangengegend, die
zeitweise etwas zunahm, dann wieder abnahm.
Vor etwa 4 Wochen soll der Junge Mumps gehabt
haben. Dabei schwoll die Geschwulst an der
Backe etwa faustgroß an, ging aber im Laufe
der folgenden Woche wieder zurück, ist aber
im Vergleich zu früher größer geblieben. Keine
Beschwerden.

Vor und unter dem linken Ohr eine eigroße
Geschwulst von teigig weicher, deutlich fluktuie-

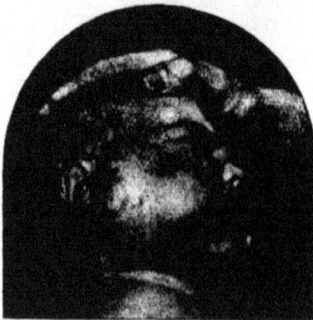

Abb. 49. Hämangiom der Parotis (aus
Heineke: Erg. d. Ch. u. Orthop.
Bd. 6 S. 239).

render Konsistenz. Sie dehnt sich von der linken
Parotisgegend am oberen Rande vor dem äußeren
Gehörgang bis über den linken Kieferwinkel und
den linken Warzenfortsatz als hintere Grenze aus.
Undeutliche Begrenzung (Abb. 50). Der Tumor läßt sich durch Druck nicht verkleinern.
Keine vermehrte Speichelsekretion.

Punktion unmittelbar vor der Operation ergibt bernsteingelbe, leicht getrübte
Flüssigkeit.

Exstirpation des weichen, prall elastischen, bläulich durchschimmernden mehr-kammrigen Gebildes, das nach Durchtrennung von Haut und Platysma zutage tritt. Am unteren Pol liegt die Teilungsstelle der Karotis frei, nach oben reicht das Gebilde in die Parotis, aus deren Zystenwand das Gebilde so gut als möglich ausgeschält und exstir-piert wird.

Makroskopisch: Lymphangiomzyste bzw. Lymphzyste.

Zu den gutartigen Geschwülsten gehört auch das Adenom, das Zylin-drom, das pathologisch-anatomisch und klinisch zu den Mischgeschwülsten überführt.

Diagnostische Irrtümer entstehen durch das seltene Auftreten sekundärer Tumoren in der Parotisgegend.

Barbara R., 69 Jahre. Am 23. Juli 1923 zur Röntgentherapie überwiesen unter der Diagnose: Parotistumor links. Seit 25 Jahren Warze an der linken Schläfengegend. Be-strahlung der maligen gewordenen Warze in Winter-thur (Dr. Ganzoni). Seit einem Jahr pflaumen-großer Knoten in der linken Parotisgegend. Wachs-tum seit 1½ Monaten, seither stechende Schmerzen im linken Ohr. An der linken Schläfe eine fast hand-tellergroße, intensiv gerötete Fläche, streckenweise mit Borken belegt. Mäßig entzündliches Infiltrat. Parotisgegend durch einen halbapfelgroßen Tumor eingenommen, zeigt an der Kuppe weiche Konsistenz, Haut daselbst fixiert, gerötet und gespannt (drohende Exulzeration) (Abb. 51). Untersuchung der Probe-exzision durch Prof. Hedinger ergibt Carcinoma solidum. — Nach fünfmaliger Bestrahlung ist der Tumor vollständig verschwunden.

Wegen Pneumonie Aufnahme auf die interne Klinik, dort am 9. April 1924 Exitus. — Obduktions-diagnose: Rundzellensarkom der Schild-drüse mit Metastasen in den regionären Lymph-drüsen, in Herz, Leber, Haut, Mediastinum und subserösem Bindegewebe.

Zusammenfassend können wir erklären, daß, wie bei der Glandula submaxillaris, auch bei der Parotis die verschiedensten Erkran-kungen zu demselben Symptomenkomplex führen. Ein grundsätzlich anderer Stand-punkt, der durch die Topographie, zum Teil auch durch die funktionelle Bedeutung der

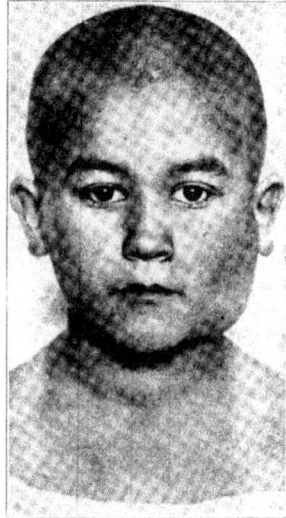

Abb. 50. Lymphzyste der linken Parotis (chir. Klinik Zürich).

Parotis diktiert wird, erschwert Diagnose und Therapie. Während abschlie-ßend für die Erkrankungen der Glandula submaxillaris, gleichgültig welcher Natur sie sind, die Exstirpation zu empfehlen war und die Probeexzision sehr in den Hintergrund trat, liegen die Verhältnisse für die Ohrspeicheldrüse gerade umgekehrt. Die Exstirpation der Parotis ist immer mit der Gefahr der Fazialisschädigung verbunden, die hier nicht mehr einen Ast betrifft, sondern den Stamm bzw. alle Äste. Die kosmetische Störung wird jetzt eine sehr wesent-liche. Die funktionelle Schädigung des oberen Astes ist sehr bedeutsam. Wenn auch von verschiedenen Chirurgen technische Vorschläge zur Schonung des Fazialis gemacht worden sind, so läßt sich eine solche niemals versprechen. Die Exstirpation der Parotis darf daher nur dann ausgeführt werden, wenn sie streng indiziert ist. Die Probeexzision tritt, im Gegensatz zu unserem Vorgehen bei den Erkrankungen der Glandula submaxillaris, für alle zweifelhaften Fälle in den Vordergrund. Damit kommt der radikale Eingriff für die Entzündungen, die bei der Glandula submaxillaris zur Exstirpation führen, in der Parotis freilich sehr viel seltener sind, so gut wie nicht in Betracht. Er ist auf die bösartigen Geschwülste beschränkt, bei denen oft der Fazialis rücksichtslos geopfert werden muß.

Zur Schonung der Äste des Fazialis ist zunächst auf seine fächerförmige Ausbreitung vor einer Senkrechten 1 cm vor dem Tragus und hinter dem aufsteigenden Unterkieferrand Rücksicht zu nehmen. Dementsprechend ist die äußere Schnittrichtung gelegen. Zur Totalexstirpation eignet sich am besten ein Schnitt, der vom Jochbogen senkrecht vor dem Ohr hinunterzieht, unter dem Ohr nach hinten abbiegt und am vorderen Rande des Sternokleidomastoideus herabsteigt. Ein horizontaler Schnitt fingerbreit unterhalb des Jochbogens kann hinzugefügt werden. Immer wieder ist man über die Ausbreitung der Glandula parotis, die zipfelförmig nach unten, hinten und oben reicht, überrascht. Wenn der Fazialis geschont werden kann, wird er am besten zuerst im Stamme freigelegt, dessen Lage meist zu oberflächlich angenommen wird. Der Vorschlag von Adson, zunächst den inframandibularen Ast freizulegen, dann unter Verfolgung dieses Astes die

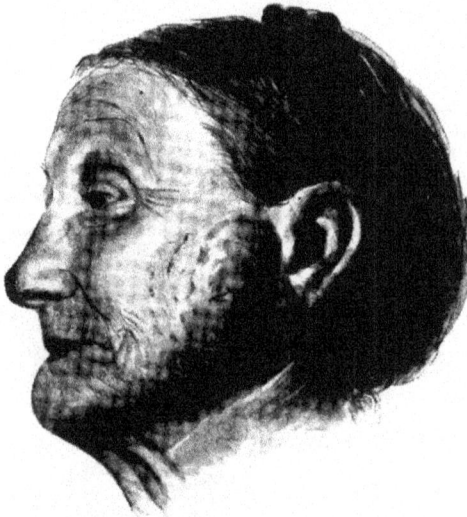

Abb. 51. 69jähr. Frau. Tumor vor dem linken Ohr, für primären Parotistumor gehalten, erweist sich nach dem späteren Verlauf als Lymphdrüsenmetastase eines kleinen, intra vitam nicht diagnostizierten Rundzellensarkoms der Schilddrüse (Beobachtung des Röntgeninstitutes, vgl. Krankengeschichte S. 81).

Verzweigungsstelle des Fazialis in der Parotisstelle zu präparieren, scheint mir sehr beherzigenswert. Ein Moment, das die Präparation und damit die Parotisexstirpation erschwert, ist die Blutung. Die Unterbindung der Carotis externa (zwischen lingualis und maxillaris externa) wird daher mit Recht empfohlen.

Anschließend seien noch kurz die **Erkrankungen des Ductus Stenonianus** erwähnt: Die Sialolithiasis, die zystische Erweiterung und die Speichelfistel.

Der Speichelstein kommt im Ausführungsgang der Parotis selten vor. Es entsteht entsprechend dem Verlaufe des Ductus parotideus eine schmerzhafte Schwellung, die mit Vergrößerung der Parotis und Sekretion von einem Eiterflöckchen enthaltenden

Speichel einhergeht. Das Konkrement oder mehrfache Steine können palpiert werden. Die Sondierung ergibt ein Hindernis. Auch für diese Speichelsteine nimmt Söderlund eine Aktinomykose als genetisches Moment an. Da sich das Konkrement meist in der Nähe der Mündungsstelle des Duktus befindet, ist die Therapie mit einem Einschnitt auf den Stein gegeben.

Durch die Einkeilung des Steines oder Ausstopfung des Ausführungsganges mit mehrfachen Konkrementen kann es zu einer zystischen Speichelgangsgeschwulst kommen, die in der Wange liegt, von innen gut als weiche fluktuierende Geschwulst zu tasten ist.

Lazarevic hat aus der v. Eiselsbergschen Klinik eine solche apfelgroße, mit klarer Flüssigkeit gefüllte Zyste beschrieben, die 4 Steine enthielt und sich stumpf ausschälen ließ.

Schon bei der Besprechung der Verletzungen und Erkrankungen der Weichteile des Kopfes wurden die Speichelfisteln erwähnt. Sie betreffen meist den Ausführungsgang, können aber auch aus dem Parenchym der Parotis zustande kommen. Sie werden in der Regel schon von dem Patienten selbst erkannt. Ihr Nachweis gelingt ohne weiteres, wenn wir den Patienten etwas essen oder kauen lassen. In manchen Fällen kommt es (unter Anwendung trockener Wärme) zum spontanen Verschluß. Es kann deshalb zunächst zugewartet werden. In neuerer Zeit wurde eine Reihe von Behandlungsmethoden angegeben, welche an die Stelle der mühsamen plastischen Verschlußmethoden, der Einpflanzungsverfahren und der Drüsenexstirpation getreten sind. Die müheloseste Behandlung ist zweifellos die Fadenmethode, mit der Kausch ausgezeichnete Erfolge gehabt hat, auch bei Lage der Speichelfistel hinter dem Ohre, und die Röntgentherapie, welche die Sekretion der Speicheldrüse einschränken bzw. ganz aufheben kann.

Bei Lippenfisteln unterstützt die Röntgenbehandlung die operative. Auch die Methode von Leriche, der die Neurexairese des Nervus auriculo-temporalis empfohlen hat, hat sich bewährt. Dieser Nerv führt die Sekretionsfasern der Parotis, welche vom Nervus glosso-pharyngeus durch den Nervus Jacobsoni, petrosus superficialis minor und Ganglion oticum zum auriculo temporalis kommen. An Stelle der Neurexairese hat Stropeni die Alkoholinjektion an das Foramen ovale, wo der Nervus auriculo-temporalis die Arteria meningea media umschließt, empfohlen. Bei diesem Stande scheint es kaum mehr berechtigt, das Verfahren von Deguise (Umwandeln der äußeren Fistel in eine innere), Oppel (Umschneiden der äußeren Fistel mit Haut und Einnähen innen in die Wangenschleimhaut), Ferrarius (Unterbindung des Ductus Stenonianus und Anastomosenbildung zwischen Glandula submaxillaris und Parotis) oder gar die Einspritzung reizender Substanzen durch den Ausführungsgang in die Drüse anzuwenden.

XI. Hals.

Um diagnostische Irrtümer zu vermeiden, die hier ähnlich häufig wie im Bereiche des Bauches sind, muß die Differentialdiagnose von gewissen grundsätzlichen Überlegungen ausgehen. Entwicklungsstörungen, Blutkrankheiten, akute und chronische Entzündungen, echte Geschwülste neben gutartigen Hyperplasien führen hier zu ähnlichen Krankheitsbildern. Bei der eng begrenzten Gegend, in der sich alle diese so grundverschiedenen Veränderungen abspielen, bietet das räumliche Moment nur geringe differentialdiagnostische Anhaltspunkte. Vor allem sind es zwei Organe, deren Erkrankungen bei den diagnostischen Überlegungen im Vordergrunde stehen müssen: Die Lymphdrüsen mit ihren reichen Beziehungen, nicht nur zu

6*

allen benachbarten Organen, sondern auch zu den weiter entfernt gelegenen der Brust- und Bauchhöhle, und die Schilddrüse mit ihren vielfachen morphologischen und funktionellen Variationen und Veränderungen, die allein ein besonderes Kapitel der chirurgischen Pathologie und Therapie ausmachen.

Für die Therapie werden sich weniger durch die Mannigfaltigkeit der Krankheitsbilder als durch die vielfachen Lagebeziehungen der Organe untereinander Schwierigkeiten ergeben. Dicht aneinandergedrängt liegen hier lebenswichtige Organe, deren Anatomie und Physiologie grundsätzliche Bedingungen für die operative Behandlung schaffen. Therapeutische Irrtümer werden somit vorzugsweise durch Verstoß gegen diese Grundsätze zustande kommen.

1. Veränderungen und Erkrankungen der Haut.

Wenn auch die sichtbaren Veränderungen der Haut oft nur der äußere Ausdruck einer Erkrankung sind, die subkutan gelegene Organe oder Gewebsschichten befallen hat, so kommt diesen Veränderungen doch oft eine diagnostische und ausschlaggebende Bedeutung zu. Im Bereiche des Halses finden sich zunächst einmal die verschiedensten Fisteln und Geschwüre.

Die **angeborenen Fisteln** werden von denen verkannt, die nicht ihre typische Lage kennen, die glauben, daß die kongenitale Fistel in den ersten Lebensjahren

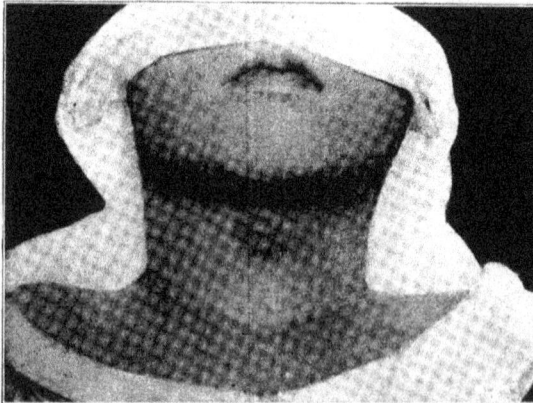

Abb. 52. Mediane Halsfistel bei 9jähr. Burschen. (Photographie nach Moulage der chir. Klinik Zürich.)

in Erscheinung treten muß und die von der Hartnäckigkeit ihres Bestehens, ihrer Rezidivfähigkeit nach unvollständiger Operation nicht überzeugt sind. Hier liegt der Grund für zahlreiche diagnostische und therapeutische Irrtümer.

Es wird eine mediane und eine laterale Halsfistel unterschieden — heute richtiger die Fistel des Ductus thyreoglossus und des Ductus thymo-pharyngeus.

Die mediane Halsfistel liegt in der Mittellinie des Halses, gewöhnlich unter dem Os hyoides. Die Fistel hat sich erstmals unter Bildung einer kleinen weichen zystischen Geschwulst in der Mitte des Halses entwickelt, in der Regel zwischen dem 8. und 12. Jahre (Abb. 52). Nach dem spontanen Durchbruch und der Entleerung schleimiger Flüssigkeit hat sich eine Fistel etabliert, die aber immer wieder Tendenz zur Verklebung zeigt und damit Retention bedingt.

Wieder ist es die Regel, daß von einem Arzte, der über die anatomischen Verhältnisse nicht hinreichend orientiert ist, die chirurgische Therapie versucht wird: Umschneidung der Fistel und Naht. Reste des Ductus thyreoglossus, die in der Tiefe liegen, die vor allem innige, entwicklungsgeschichtlich bedingte Beziehungen zum Os hyoides haben, wiederholen, oft erst nach Jahren, die Entstehung einer blasigen Vorwölbung in der Narbe, die durchbricht und dieselbe schleimige, fadenziehende Flüssigkeit entleert. Komplikationen, wie Entzündungen von der Fistel ausgehend, kommen fast nicht vor. Zu Verwechslungen können Schleimbeutel in der Gegend des Os hyoides, die vereitern und durchbrechen, Anlaß geben.

Die Therapie der Fistel des Ductus thyreoglossus muß immer von der Überlegung ausgehen, daß es sich um den nicht vollständig obliterierten epithelialen Gang handelt, der vom Foramen coecum des Zungengrundes bis zum mittleren Schilddrüsenlappen geht. Dementsprechend wird häufig bei der Palpation oberhalb des Os hyoides ein in der Mitte verlaufender, in die Tiefe ziehender, derber Strang getastet werden. Aber auch wenn dieser Palpationsbefund fehlt, muß angenommen werden, daß die Fistel in einem Gange ihre Fortsetzung findet, der von der Hautveränderung gegen das Foramen coecum reicht. Daß sich an diesem Veränderungen nachweisen lassen, z. B. das Austreten eines Schleimpfropfes, ist nach meinen Erfahrungen selten. In dem Verlaufe des Ductus thyreoglossus ist als Hindernis für die chirurgische Therapie das Os hyoides eingeschaltet. Wenn auch vom entwicklungsgeschichtlichen Standpunkte behauptet wird, daß der Ductus thyreoglossus nicht dorsal vom Os hyoides liegen könne, so muß ich nach wiederholten Operationen, erfolglosen und erfolgreichen, den Standpunkt Mattis durchaus bestätigen, daß der Fistelgang gar nicht selten hinter dem Os hyoides, oft durch dasselbe, sehr selten vor dem Zungenbein mundwärts zieht. Ich kann deshalb nur dringend raten, in allen Fällen von Operationen der medianen Halsfistel, den Körper des Os hyoides zu resezieren, die Verfolgung des Ganges, der auch durch das Zungenbein hindurchgehen kann, oft hier bei der Präparation verloren geht, wieder aufzunehmen und gegen das Foramen coecum auszupräparieren. Ich habe beobachtet, daß nur die Fälle dauernd ausheilen, die auf so radikale Weise operiert werden. Auch in den Fällen, wo die Fistel scheinbar am Zungenbein endet, muß dieses reseziert werden. Dazu ist der Querschnitt nicht geeignet, sondern ausschließlich der Längsschnitt, der übrigens auch in seinem kosmetischen Resultat recht günstig ist.

Sehr viel seltener ist die laterale Halsfistel, welche dem Ductus thymopharyngeus, dem Epithelzapfen der dritten Schlundtasche, der die Thymus bildet, entspricht. Die äußere Öffnung findet sich in der Nähe des Sternoklavikulargelenkes, die innere in der seitlichen Pharynxwand. (Die ältere Nomenklatur der medianen und lateralen Halsfistel bezieht sich auf die innere Mündung. Auf die Einteilung in vollständige und innere bzw. äußere unvollständige Fisteln gehe ich wegen der Seltenheit nicht ein.) Im Gegensatz zur Fistel des Ductus thyreoglossus ist diese Fistel meist schon zur Zeit der Geburt vorhanden. Sie kann aber auch erst später auftreten, wie ich das erst kürzlich in einem Falle gesehen habe, wo die kleine äußere Öffnung bei einer Frau mit 20 Jahren erstmals auftrat und der anschließende Kanal so eng war, daß eine Sondierung nicht gelang. Schleimige Sekretion, ein palpabler Strang entlang dem Kanal, der von unten nach oben gegen das große Zungenbein heranzieht und dann umbiegt, sind unverkennbare Befunde. Besondere Seltenheiten sind wohl die weit offenen Kanäle, durch welche Speisen durchtreten können. Die Therapie dieser Fisteln wird immer nur in den Händen geübter Operateure liegen dürfen. Eine radikale Heilung ist zu erwarten, wenn der Kanal systematisch verfolgt und in seiner Gänze exstirpiert wird. Sein Verlauf, seine Beziehungen zur Karotis, seine Einmündung in die seitliche Pharynxwand machen den Eingriff zu einem mühsamen.

Neben diesen angeborenen Fisteln stehen **erworbene,** die differentialdiagnostisch in Betracht kommen können, und zwar die Kropffistel, die Chylusfistel und die Fistel des vereiterten intrathorazischen, gegen den Hals zu perforierten Dermoids.

Die **Kropffistel** (E. Payr) liegt meist in der Mittellinie, 1—2 cm über dem Jugulum, selten in der Höhe des Ringknorpels (mediane, hoch- und tiefsitzende Kropffistel). Nur selten kommt sie zwischen den beiden Köpfen des M. sternocleidomastoideus oder am äußeren Rande desselben vor. Sie trägt einen Granulationspfropf (Unterschied zur kongenitalen Halsfistel) und ist durch Schrumpfung entzündlichen Gewebes in der Umgebung von einer charakteristischen U - förmigen Hautfalte umgeben, die aber, wie ich gesehen habe, auch bei angeborenen Fisteln vorkommen kann (Abb. 53). Die Kropffistel ist oft schlecht sondierbar, läßt aber, wenn der Patient bei eingeführter Sonde schluckt, deutlich die Mitbewegung beim Schluckakt erkennen.

Die Kropffistel ist ein Symptom. Sie erinnert an die Fistel bei der Osteomyelitis, für die auch der knopfförmige Granulationspfropf so charakteristisch ist. Er spricht für eine aktive

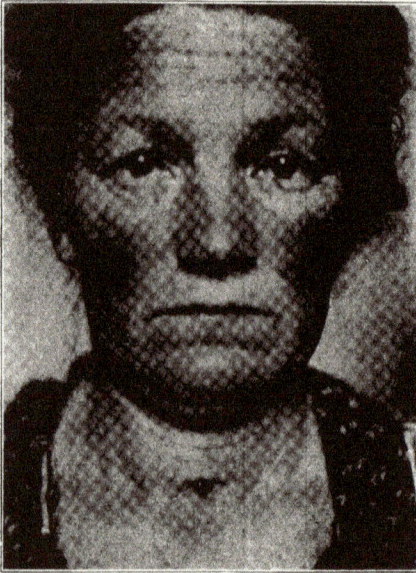

Abb. 53. 43jähr. Frau mit Kropffistel. 1 Jahr nach der Strumektomie. (Züricher chir. Klinik.)

Tätigkeit der Fistel im Kampfe gegen einen Fremdkörper im weitesten Sinne. Wenn auch, wie Payr ausführlich dargestellt hat, die verschiedensten Ursachen (Trauma, Fremdkörper, idiopathische und metastatische Strumitis, chronische Mykosen, vereiternder Echinokokkussack, Neoplasma) zur Fistelbildung Anlaß geben können, so sind es doch vor allem Strumitiden, Vereiterungen von Zysten, Nekrosenbildungen, namentlich auch postoperativ, oder Verkalkungen, welche zur Ausstoßung kommen müssen, wenn eine bleibende Heilung möglich sein soll. In der Umgebung der Fistel wird manchmal die veränderte Schilddrüse als Resistenz nachweisbar sein, meist durch die direkte Palpation. Nachdem aber auch die substernale Struma zur Fistelbildung im Jugulum führen kann, wird es Fälle geben, in denen der Hauptknoten verborgen bleibt. Die Hautfalte umgreift in diesen Fällen die Fistel unten und seitlich mit der Konkavität nach oben, was diagnostisch zu verwerten ist.

Die Therapie der Kropffistel kann nur eine kausale sein. Es wäre ein Fehler zu erwarten, daß in diesen Fällen die Exzision oder Exkochleation der Fistel irgendeinen Erfolg bringen kann. Es handelt sich also um Strumektomien, die infolge der Entzündung, der Schwielenbildung, der Unbeweglichkeit der Schilddrüse nicht nur mühsame Eingriffe sind, sondern auch die verzogenen Nachbargebilde, wie die Nervi recurrentes, die Epithelkörperchen gefährden können.

Im unteren Halsabschnitte supraklavikular oder im Jugulum kommen noch folgende erworbene Fisteln vor: Die **Chylusfistel** als Folge einer Verletzung des Ductus thoracicus vor seiner Einmündung in den Angulus venosus dexter. Meist sind es operative, selten accidentelle Verletzungen. Dementsprechend gibt schon die Anamnese Anhaltspunkte für die Diagnose. Die Chylusfistel, die in der Lage der lateralen angeborenen Halsfistel entsprechen kann, wird durch die reichliche Sekretion von milchiger bisweilen klarer Flüssigkeit nicht zu verkennen sein, die mit Gewichtsabnahme einhergeht. Diagnostische Irrtümer sind kaum möglich (vgl. S. 99).

Schwierigkeiten in der Beurteilung können aber die Halsfisteln bieten, die durch Vereiterung intrathorakal gelegener Organe entstehen. Die äußere Fistel entspricht, ähnlich wie die Kropffistel einer substernalen Struma, einem verborgenen, klinisch schwer nachweisbaren, röntgenologisch meist gut darstellbaren Herd. Die Fistel eines mediastinalen tuberkulösen Lymphoms wird in einem Ulkus der Haut enden, das die später zu beschreibenden Eigenschaften des Ulcus tuberculosum zeigt. Dadurch wird ein wichtiger Anhaltspunkt für die Beurteilung gegeben. Es ist aber auch zu bedenken, daß nicht jede tuberkulöse Fistel charakteristisch aussieht und daß auch andere Fisteln, gerade durch ihr Aussehen, den Verdacht einer tuberkulösen Genese erwecken können. So werden in der Regel die Fisteln, die am Halse nach Vereiterung eines intrathorakalen Dermoids entstehen und die im ganzen recht selten sind, nicht richtig gedeutet werden. Sie werden für tuberkulöse Fisteln gehalten. Sie sind begleitet von den Zeichen einer mediastinalen Dämpfung und Verschattung gebenden Resistenz. Der diagnostische Irrtum kann aufgeklärt werden, wenn sich durch die Fistel Inhalt entleert, wie ihn Dermoidzysten enthalten, sei es nun, daß schon makroskopisch, z. B. durch die Entleerung von Haaren, oder mikroskopisch bei der Untersuchung des Sekretes (Cholestearintafeln) ein auffallender Befund besteht.

Der diagnostische Irrtum wird unvermeidbar auch zu einem therapeutischen Fehler führen. Das tuberkulöse mediastinale Lymphom ist konservativ zu behandeln. das mediastinale Dermoid zu exstirpieren. In der Literatur sind schon eine Reihe solcher glücklich operierter Fälle bekannt geworden.

Die **Geschwüre am Halse** zeigen in der Regel sehr deutlich die Merkmale, die wir als durchaus bezeichnend für die verschiedenen Krankheitsprozesse kennen. Das tuberkulöse Geschwür, mit flachen unterminierten Rändern, deren Umgebung rotblau verfärbt ist, mit ebenem wenig belegtem Grunde, der serös sezerniert, von unregelmäßiger Gestalt, bisweilen multipel, durch unterminierte Hautbrücken voneinander getrennt. Das syphilitische Ulkus, im Bereiche des Halses selten, rund oder nierenförmig, scharf begrenzt, der

Rand derb, aber nicht aufgeworfen, der Grund tief und schmierig belegt. Dann das karzinomatöse Geschwür, vor allem nach Durchbruch erweichter karzinomatöser Lymphdrüsen, kraterförmig, die Ränder aufgeworfen und sehr derb, der Grund unregelmäßig, granuliert, fixiert.

Alle diese Eigenschaften sind so kennzeichnend, daß oft auf den ersten Blick die Diagnose möglich wird. Es gibt aber Fälle, wo die charakteristische

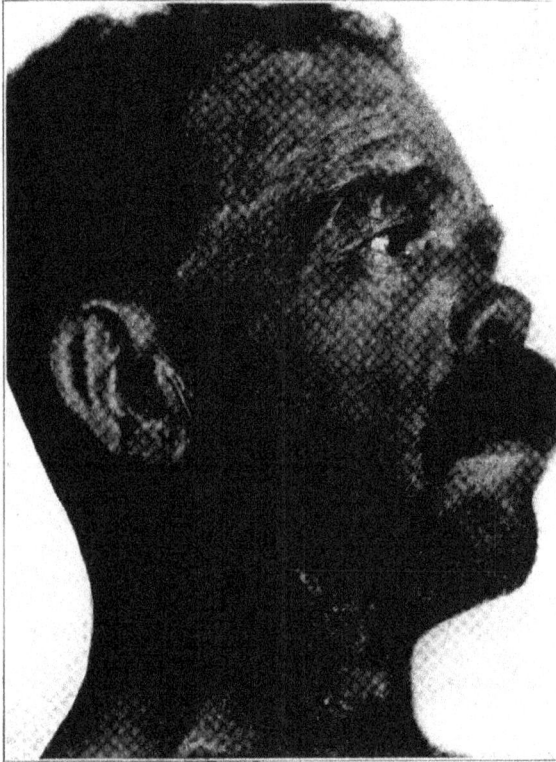

Abb. 54. Aktinomykose des Halses (50jähr. Mann), eigene Beobachtung.

Ulzeration ausbleibt und ganz wesentliche differentialdiagnostische Schwierigkeiten auftreten können, die zu Irrtümern führen. Das gilt vor allem gegenüber der Aktinomykose. An und für sich geht diese ohne eigentliche Geschwürsbildung, sondern nur mit Fistelung einher. Je nach der Ausdehnung der Fläche und Tiefe ist das Bild verschieden. Die rotbraune Verfärbung der Haut, die Furchenbildung, welche der Hautoberfläche ein eigentümliches unebenes Aussehen gibt, die Erweichungen an einzelnen kleinen Stellen inmitten eines brettharten Infiltrates, die Entleerung von wenigen Tropfen dickflüssigen gelben Eiters aus kleinen erhabenen Fisteln, ist der Befund, der den Verdacht auf Strahlenpilzinfektion ergibt (Abb. 54). Der Eiter, in dem makroskopisch schwefelgelbe harte Körnchen als Drusen imponieren, muß immer mikroskopisch untersucht werden, und zwar nativ, wobei echte Drusen erkennbar, und nach Gram gefärbt, wobei gram-positive Fäden darstellbar sind. Auch im tuberkulösen Eiter kommen kleine gelbe Flöckchen vor, die der Ungeübte mit Aktinomyzesdrusen verwechseln kann. Sie bestehen aus Leukozyten und Detritus und lassen keine Bakterien erkennen.

So gut beschrieben damit die Aktinomykose des Halses erscheint, so können doch auch tuberkulöse Infiltrate, namentlich von Lymphdrüsen aus-

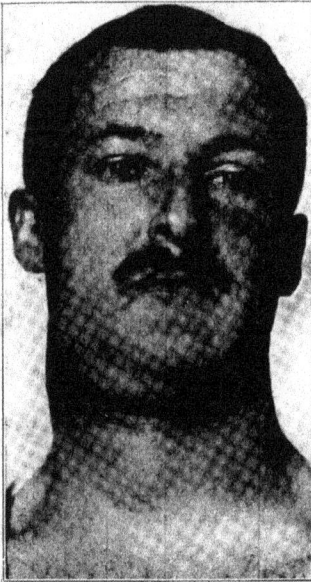

Abb. 55. Aktinomykose des Halses mit Tumorbildung (eigene Beobachtung). Zu beachten die diffuse Schwellung mit Veränderung der deckenden Haut. Fixation und Runzelung.

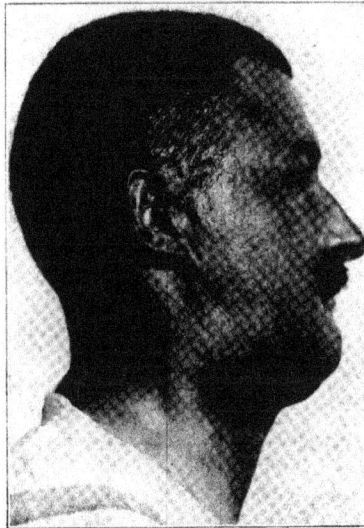

Abb. 56.
Derselbe Fall wie Abb. 55.
Seitenansicht.

gehend, und Neoplasmen ein identisches Bild ergeben. Gerade die Formen der Tuberkulose, die wenig Neigung zu Erweichung haben, also die fibrösen Formen, führen ebenso wie die Aktinomykose zu Schrumpfungen und damit zu Einziehungen der Haut. Geschwürsbildungen fehlen. Die Verfärbung der Haut ist eine ähnliche wie bei Aktinomykose. Und in gleicher Weise können infiltrierende Karzinome (branchiogene Karzinome), ehe sie exulzerieren, eine harte Schwellung mit schlechter Begrenzung, Verfärbung und Runzelung der Haut durch Schrumpfung ihres bindegewebigen Stromas bedingen. Das Auftreten von mehrfachen kleinen Erweichungsherden innerhalb des Infiltrates spricht für Aktinomykose (Abb. 55, 56). Doch habe ich Fälle gesehen, wo allein nach der klinischen Untersuchung eine sichere Diagnose nicht möglich war und die Probeexzision zu Hilfe genommen werden mußte. In der Regel allerdings hat es sich in diesen Fällen um Tuberkulose, seltener um Karzinome gehandelt, eine Erfahrung, die die Differentialdiagnose erleichtern kann.

Hier soll nur die Therapie der Aktinomykose als Erkrankung der Haut, des subkutanen Bindegewebes und der bindegewebigen Septen des Halses besprochen werden. Wie schon früher erwähnt, nimmt sie ihren Ausgang von den Zähnen, den Speicheldrüsen und deren Ausführungsgängen oder von unerkannten Schleimhautläsionen. Die operative Behandlung, die früher ausschließlich empfohlen wurde, hat heute meiner Meinung nur mehr Geltung für die diffuse und der Tiefe nach ausgebreitete Form, also für die schwersten Fälle. Die leichten und leichteren Fälle werden mit ausgezeichneten Erfolgen mit Jod und Röntgenbestrahlung behandelt. Das Jod wird entweder in großen inneren Gaben oder als Yatren intravenös gegeben (60—100 ccm einer 5 %igen Lösung). Gleichzeitig erfolgt die Röntgentherapie (3 × 30 % der H.E.D. mit Pausen von 8 Tagen).

Es mag sein, daß diese Behandlung auch bei den erwähnten schwersten Fällen zum Ziele führt. Bei der Gefahr der Ausbreitung gegen das Mediastinum, geleitet durch die Erfahrung, daß die aktinomykotische Infektion meist weiter vorgeschritten ist als angenommen wird, sich im Bindegewebe einnistet und fortschreitet, schien es mir vorläufig noch immer richtiger, die Ausrottung mit dem Messer nicht aufzugeben, vielmehr in der genauesten Weise auszuführen und dann mit Yatren und Röntgen nachzubehanden. Ein Nachteil der operativen Behandlung ist der meist weitgehende Hautdefekt, die Neigung zu Schrumpfung und die Notwendigkeit eines plastischen Ersatzes.

Die **akute Entzündung der Haut** ist entweder fortgeleitet von einem tiefer liegenden infektiösen Prozeß oder betrifft Gebilde der Haut selbst. Im ersteren Falle sehen wir entweder umschriebene Entzündungen, wie sie eine akute Lymphadenitis, eine Strumitis, eine Perichondritis, eine Bursitis, eine Mastoiditis als Betzoldscher Abszeß usf. begleiten, oder über den ganzen Hals oder eine ganze Halsseite ausgedehnte diffuse Entzündungserscheinungen, wie z. B. bei der Halsphlegmone. Diagnose und Therapie richten sich gegen das Grundleiden.

Die akuten Entzündungen der Hautgebilde sind vor allem Furunkel und vereiterte Atherome.

Ein Lieblingssitz der Furunkel ist die Nackenhaut. Von kleinen, vereinzelten Haarbalgvereiterungen ist ein kontinuierlicher Übergang bis zu den Staphylokokkeninfektionen, die in Form vieler Pfröpfe und Nekrosen die feste bindegewebsreiche Haut des ganzen Nackens durchsetzen. So einfach die Diagnose ist, so bedeutungsvoll die richtige Therapie. Mit der zuwartenden Behandlung soll nicht die Zeit verloren werden. Tritt keine Erweichung ein, so ist nichts Gutes zu erwarten. Dasselbe gilt von der Behandlung mit der Saugglocke, die ich, ein Anhänger der Stauungstherapie, nicht mehr empfehle. In letzter Zeit ist die Röntgenbestrahlung angegeben worden. Obwohl noch wenige Erfahrungen vorliegen, habe ich von dieser Methode im Anfangsstadium Gutes gesehen. Sie sollte eher als andere konservative Methoden zur rechten Zeit versucht werden. Es wäre irrig zu glauben, daß sie imstande sein wird, das Messer zu verdrängen.

In der operativen Behandlung kann nicht genug, namentlich für die ausgedehnten oder ganz schweren Fälle, die Exzision empfohlen werden. Sie ist die souveräne Behandlung und hat meines Erachtens den Kreuz- oder Gitterschnitt verdrängt. Reicht die Grenze der Infektion bis weit in die Haare und auf die Rückenhaut, so wird die Exzision ergänzt durch radiäre Schnitte. Jedenfalls muß gesundes Gewebe erreicht werden. Oft wird auch die Exzision nicht radikal genug gemacht. Es ist falsch zu glauben, daß die Heilungsdauer durch die Exzision besonders verlängert wird, oder daß störende häßliche Narben zurückbleiben. Das ist nicht der Fall. Die Ausfüllung des Defektes geschieht im Gegenteil immer überraschend schnell und die Überhäutung hält gleichen Schritt. Um diese zu beschleunigen hat O. Frisch empfohlen, die Haut über dem Entzündungsherde von einem nach unten konvexen Schnitt abzupräparieren, den Lappen hinaufzuschlagen, die Exzision auszuführen und diese Haut wieder auf den Defekt zu schlagen. Nur für die einfachen Fälle bleibt die kreuzförmige Inzision.

In letzter Zeit ist für diese Fälle von Laewen die Umspritzung mit Eigenblut angegeben worden. Äußerste Zurückhaltung scheint mir dieser Methode gegenüber geboten, vor allem vom Standpunkte des praktischen Arztes. Wenn richtig inzidiert wird, ist eine Abriegelung nicht nötig. Selbstverständlich wurde auch die Reizkörpertherapie bei den großen Nackenfurunkeln versucht. Ihr gegenüber gilt dasselbe Urteil. Der praktische Arzt, wohl meist auch der Chirurg, wird seinen Patienten Gutes tun, wenn er diese Methode vorläufig nicht anwendet und aktiv chirurgisch vorgeht, wozu oft Mut genug gehört.

Es ist zur Genüge bekannt, daß in allen diesen Fällen der Harn auf Zucker, Azeton und Azetessigsäure untersucht werden muß. Durch die Einführung des Insulins wurde, soweit meine Erfahrungen reichen, ein ganz außerordentlicher Fortschritt für die chirurgische Behandlung bei Diabetes erzielt. Die Möglichkeit, die Azetonurie zu beheben, den Zucker zu reduzieren, den Patienten ungefährdet zu ernähren, bietet Vorteile, auf die unter keinen Umständen verzichtet werden sollte. Es wird zweifellos in der Zukunft möglich sein, die Todesfälle, die bisher immer wieder bei schweren Nackenfurunkeln vorgekommen sind und die vor allem Diabetiker betroffen haben, zu vermeiden. Die Erfahrungen des Chirurgen oder praktischen Arztes werden meist nicht genügen, um allein die Insulinbehandlung durchzuführen. Die Mitarbeit des Internen wird nötig sein.

Das **vereiterte Atherom** tritt gegenüber dem Furunkel als sehr viel leichtere begrenzte Infektion in den Hintergrund. Diagnostische Schwierigkeiten bestehen kaum. Die Entzündung ist an das Gebilde der Haut gebunden, das als Retentionszyste einer Talgdrüse erkannt wird. Die Stichinzision führt rasch zum Abklingen der Infektion, aber auch die Exzision des vereiterten Ätheroms ist nicht verboten und kann nicht als fehlerhaft verworfen werden. Die milde Infektion verbietet den größeren Eingriff nicht.

Es ist vor allem wieder die Nackenhaut, die Gegend hinter und unter dem Ohre, wo echte Geschwülste am häufigsten vorkommen. Das **Lipom** kann als isolierte Geschwulst, aber auch in Form ausgebreiteter symmetrischer Schwellungen (Madelungscher Fetthals) vorkommen. Dieses Bild, so unverkennbar es erscheint, kann doch mit leukämischen und aleukämischen Infiltraten verwechselt werden. Differentialdiagnostisch müssen diese durch die allgemeine Untersuchung sowie den Blutbefund ausgeschlossen werden. Ein weiterer

Fehler kann der sein, daß ein Lipom des Nackens, das die Haut vorwölbt, bezüglich seines Ursprungsortes falsch beurteilt wird. So kann ein retrovertebral gelegenes Lipom zwischen den kleinen hinteren Halsmuskeln nach außen durchwuchern und in der Gegend des ersten bis zweiten Halswirbels eine Vorwölbung bedingen. Die Exstirpation solcher Lipome kann sich sehr mühsam gestalten, wie ich das in einem Falle erlebte, den ich zu operieren hatte, der eine Schauspielerin betraf, die sich durch die Vorwölbung kosmetisch gestört fühlte. Bei der Indikationsstellung wird immer in Betracht zu ziehen sein, daß es sich um harmlose Geschwülste handelt, für deren Entfernung — wie eben erwähnt — wohl kaum ein anderer Grund als der der äußeren Veränderung anzuführen sein wird. Dementsprechend muß der Standpunkt ein zurückhaltender sein.

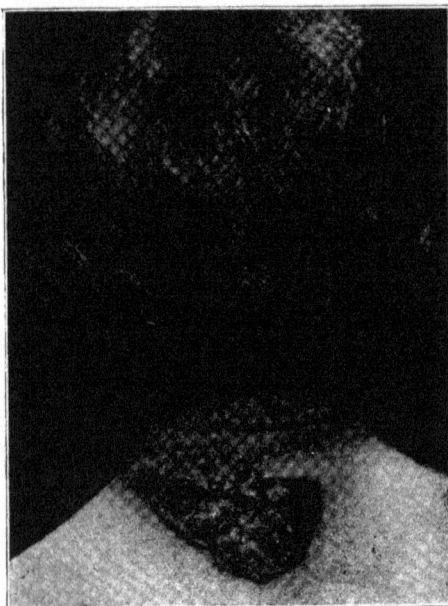

Abb. 57. Ulcus rodens der Nackenhaut, Exzision. (Eigene Beobachtung.)

Besonders gerne ist die Hals- und Nackenhaut in der Umgebung des äußeren Ohres von **Karzinom** ergriffen. Im wesentlichen sind es zwei klinische Formen, die hier vorkommen: Das flache Ulcus rodens (Abb. 57) und das pilzförmige Karzinom. Die Diagnose ist in beiden Fällen leicht. Im letzteren Falle muß an das Melanom (Abb. 58) gedacht werden, das, wie an der Wange, an dieser Stelle nicht selten ist. Rasches Wachstum, dunkle Farbe, früh ausgebreitete Metastasierung sprechen für Melanom. Wo Unklarheit herrscht, muß die Probeexzision entscheiden. Die Therapie kann grundverschieden sein. Während ich bei dem Melanom von der Röntgenbestrahlung noch keinen einwandfreien Erfolg gesehen habe, lassen sich Karzinome der Nacken- und Halshaut mit Röntgen- und Radiumstrahlen sehr günstig beeinflussen. Nachdem die Exzision dieser Geschwülste große Defekte setzt, die oft nicht unschwierig zu decken sind, bei den meist alten Patienten größere Eingriffe erfordern, ist es richtig, auf Grund der Diagnose Karzinom bzw. Melanom die Strahlenbehandlung bzw. die meist allerdings wenig aussichtsreiche radikale Exstirpation mit dem Messer (regionäre Ausräumung) zu versuchen.

Anschließend seien hier zwei Fälle angeführt mit seltenen Formen retroaurikulärer Ulkusbildung.

Josef Sch., 42 Jahre. Diagnose: Stapesankylose (von der Otolog. Poliklinik überwiesen). Erste Röntgenbestrahlung im September 1919, zweite am 17. Februar 1920. Es folgten in Intervallen von 3—4 Wochen 24 Sitzungen (Dosis pro Sitzung 40% H.E.D., total 904% H.E.D. = 9,04 H.E.D.). Am 8. Oktober 1921 letzte Röntgenbestrahlung. — Mitte Mai 1923 bildete sich ein kleines Geschwür am Helix der rechten Ohrmuschel, allmählich traten Schmerzen auf. Das Geschwür wurde größer und breitete sich trotz regelmäßiger Behandlung immer mehr aus, in letzter Zeit wurden die Schmerzen so heftig, daß Patient nicht mehr schlafen konnte. Er wird deshalb in die Otolog. Klinik aufgenommen wegen retroaurikulärem Röntgenulkus, dort mit Dakinschen Umschlägen und Pantosept behandelt. Heilung.

Pathologisch-anatomische Diagnose (2. November 1923): Das geschichtete Plattenepithel ist nur in den Randpartien erhalten und zeigt regelmäßigen Bau mit Verhornung. Die Kutis ist ödematös, die Maschen des Stromas weit auseinandergedrängt. Auch die Lymphgefäße, besonders in den Papillen, sind zum Teil stark erweitert. Die ganze Kutis

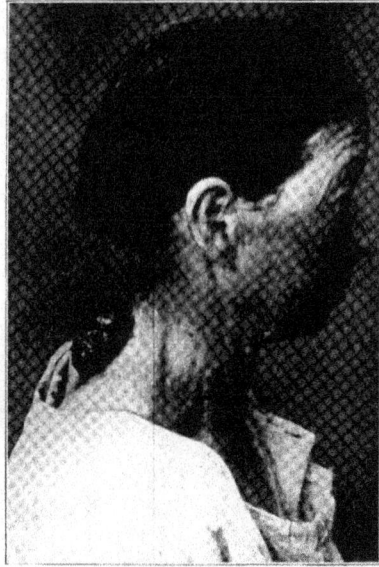

Abb. 58. Melanom des Nackens.
(Beobachtung der chir. Klinik Zürich.)

ist ziemlich dicht mit Lymphozyten und Plasmazellen infiltriert. An anderer Stelle fehlt das geschichtete Plattenepithel. Die Kutis ist bedeckt mit einer breiten Fibrinschicht, die in ihren Maschen polynukleäre Leukozyten eingeschlossen hält. Aus der Kutis sind in die unteren Schichten der Fibrinschicht Fibroblasten und Gefäße eingewuchert und bilden ein hartes Granulationsgewebe. Die Kutis selbst ist hier ödematös und stark infiltriert von spärlichen Leukozyten und reichlichen Lymphozyten und Plasmazellen. Karzinom ist im eingesandten Material nicht vorhanden. (Abb. 59.)

Florian Sp., 57 Jahre (1923/1311). 1917 trat ein kleiner Knoten auf der linken Seite des Halses auf. Der Knoten wurde größer und hart, war nicht schmerzhaft. Diagnose (Prof. Naegeli am 28. August 1918) Tbc. Lymphom (vor allem Lymphogranulomatose ausgeschlossen). Röntgenbestrahlung. Darauf keine Besserung, aber nur langsames Wachstum. Dezember 1921 Schwellung mit retroaurikulärem Ulkus. Diagnose Tbc. Lymphom kann nicht aufrechterhalten werden, deshalb klinisch maligne Mischgeschwulst der Parotis angenommen. Probeexzision ergibt karzinomähnliche Gewebsstruktur, zum Teil Bil-

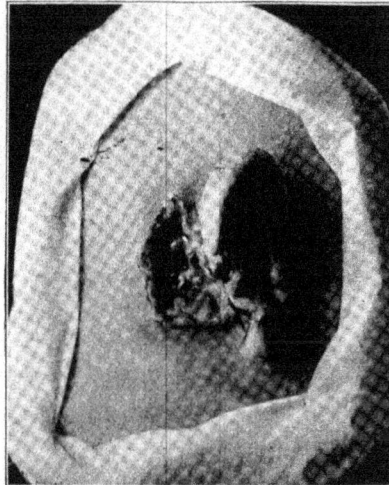

Abb. 59. Röntgenulkus. Bestrahlung wegen Otosklerose. Defekt der Ohrmuschel mit retroaurikulärem Substanzverlust (Photo nach Moulage des Züricher Röntgeninstitutes).

der, die an Struma maligna oder an Zylindrom erinnern. Trotz intensiver Röntgenbestrahlung weiteres Wachstum, Entwicklung eines über faustgroßen, höckerigen, jauchig zerfallenden Tumors. Exitus am 11. August 1923. — Pathologisch-anatomische Diagnose: Adventitiom des Halses mit Metastasen in Pleuren, Lungen, Leber. Der Tumor besteht aus spindel- bis polyedrischen, kleinen, großen bis sehr großen Zellen, die entweder ganz unregelmäßig oder in ovalärer Anordnung liegen, häufig um kleine bluthaltige Gefäße, streng radiär in einer oder mehreren Reihen angeordnet. (Abb. 60.)

2. Verletzungen der Halsorgane.

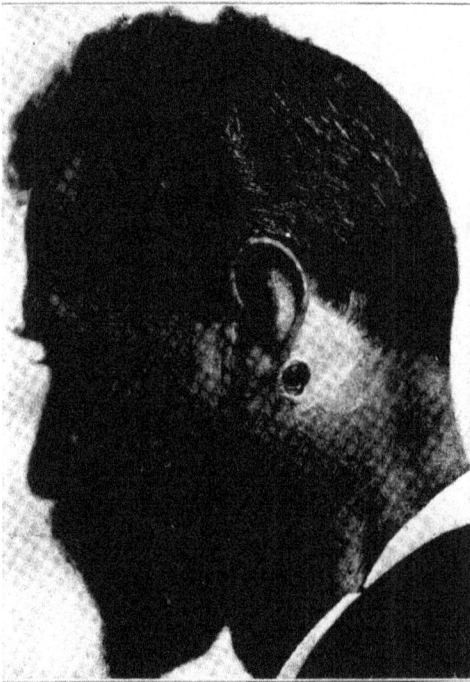

Abb. 60. Retroaurikuläres Ulkus. Zuerst Lymphom angenommen, später klinische Diagnose: Maligne Mischgeschwulst der Parotis. Pathol.-anat. Befund einer Probeexzision: Karzinomähnliches Gewebe (?). Anderthalb Jahr später Exitus. Obdbefd.: Adventitiom des Halses mit Metastasen.

Die Verletzungen sind entweder offene oder subkutane, sie können einzelne Organe betreffen oder mehrfache. Obwohl funktionell wichtige Organe unmittelbar nebeneinander liegen, ist die isolierte Verletzung durch Stich oder Schuß nicht so selten. Das gilt ganz besonders für die Gefäß- und Nervenverletzungen. Diagnostische Irrtümer beziehen sich vor allem auf eine unrichtige Beurteilung der Unfallfolgen.

Hierher gehören auch die ungewollten Läsionen von Gefäßen und Nerven gelegentlich operativer Eingriffe. Auf der anderen Seite haben die Neuerungen in der operativen Chirurgie die planmäßige Freilegung und Exairese des N. phrenicus und sympathicus gebracht.

Bei der **Verletzung der Carotis communis**, wie der externa und interna, wird über die erfolgte Eröffnung eines großen arteriellen Gefäßes kaum je ein Zweifel bestehen. Die heftige arterielle Blutung wird in der Regel zum raschen Tode führen. Nur die Fernschüsse mit kleinkalibrigen Mantelgeschossen oder der Stich, dem sofort die kunstgerechte digitale Kompression folgt, werden überlebt. Im ersten Falle kann sich das falsche Aneurysma entwickeln mit seinen mannigfachen anatomischen Formen.

Sowohl die frische Gefäßverletzung wie die Folgezustände derselben verlangen die chirurgische Therapie, wofür von vornherein bestimmte Regeln gegeben sind. Die Carotis communis und Carotis interna dürfen nicht ligiert werden. Ihre Kontinuität zu erhalten oder wiederherzustellen, muß, wenn irgend möglich, versucht werden. Wir wissen nach verschiedenen Statistiken (vgl. die Zusammenstellung bei Walker), namentlich aus den Erfahrungen des Weltkrieges, daß bis 54 % der Fälle von Unterbindung der Carotis communis und interna Zirkulationsstörungen der homologen Gehirnhälfte zeigen (mit bis 21 % Mortalität). Wahrscheinlich ist diese Zahl aber noch zu klein. Richtig ist wohl anzunehmen, daß bis 80 % der Patienten mit Ligatur schwerste bis leichte Folgeerscheinungen zeigen.

Die Tatsache, daß Fälle bekannt geworden sind (bei Ranzi angeführt), in denen die einseitige, ja sogar die zweizeitige doppelseitige Ligatur der Carotis communis bzw. interna keinerlei Erscheinungen machte, darf nicht dazu verleiten, die Indikationsstellung, die Ranzi aufgestellt hat, zu überschreiten, d. h. die Ligatur der Karotis auf die Arrosionsblutungen infolge von Eiterungen und auf die schwer infizierten Aneurysmen zu beschränken, für die primären durch Verletzung entstandenen Blutungen und die nicht oder nicht schwer infizierten Aneurysmen an der Naht festzuhalten.

Die Wiederherstellung des Kollateralkreislaufs nach der Ligatur hängt von individuellen Schwankungen ab. Walker hat versucht, diese durch anatomische Untersuchungen festzustellen und damit einen Anhaltspunkt zu schaffen, in welchen Fällen etwa die Funktion der Kollateralen zu erwarten ist. Er fand, daß bei Dolichozephalen die Rami communicantes schlecht entwickelt sind oder fehlen, im Gegensatz zu den Verhältnissen bei den Brachyzephalen. Einfache anthropometrische Messungen könnten danach, sofern die Verhältnisse ihre Ausführung zeitlich gestatten, Anhaltspunkte dafür ergeben, ob nach der Ligatur der Carotis communis bzw. interna Ausfallserscheinungen zu erwarten sind oder nicht.

Hier müssen die Versuche angeführt werden, die schädlichen Folgen der arteriellen Anämie nach Karotisligatur dadurch zu mildern oder zu verhindern, daß gleichzeitig mit der Carotis auch die V. jugularis interna unterbunden wird, entsprechend dem Vorschlage von Ceci, Boari und Riedinger. Auch von der unteren Extremität ist bekannt, daß die Unterbindung der Art. femoralis oberhalb des Abganges der Profunda ohne gleichzeitige Ligatur der Vena femoralis für die peripheren Ernährungsverhältnisse gefährlicher ist, als mit der gleichzeitigen Unterbrechung des venösen Abflusses.

Walker geht in seinen anatomischen Untersuchungen auch diesen Verhältnissen nach und kommt zu dem Schlusse, daß dort, wo eine breite V. jugularis interna vorliegt, ihre Ligatur indiziert, wo dieses Gefäß schmal ist, ihre Unterbindung überflüssig ist. Für den Notfall erscheinen diese Unterscheidungen zu subtil, als daß sie praktisch gebraucht werden könnten.

Eine andere Vorsichtsmaßregel schließt sich den Beobachtungen Billroths an, daß die Unterbindung eines arteriellen Gefäßes durch temporäre Kompression vorbereitet werden kann. Dementsprechend wird der definitiven Unterbindung der Carotis communis und interna eine allmählich zunehmende Umschnürung des betreffenden Gefäßes vorausgeschickt. Daß damit Erfolge erzielt werden können, hat Smoler gezeigt, der zur Konstriktion ein eigenes Instrument angegeben hat.

Es wäre unrichtig in den Fällen, in denen eine Ligatur der Carotis communis oder interna nicht zu vermeiden ist, sich nicht dieser beiden Verfahren zu erinnern, wobei die gleichzeitige Unterbindung der V. jugularis interna in jedem Falle, die allmähliche Ligatur der Carotis, wo angängig, ausgeführt wird.

Defekte der Carotis communis oder interna, die nicht mehr durch Neigung des Kopfes auszugleichen sind, können, wie E. Rehn (Weise) gezeigt hat, durch Verwendung der Carotis externa überbrückt werden. Auch ein Stück der V. jugularis interna kann eingeschaltet werden. Alle diese Methoden zeigen eindringlichst, wie die Erhaltung der Kontinuität des Blutstromes zum Gehirn hin mit allen Mitteln der operativen Technik versucht werden muß.

Die Aufsuchung und Freilegung der Carotis communis und ihrer Äste gehört zu den typischen Ligaturen. Trotzdem können auch für den Geübten im frischen Verletzungsfalle ganz wesentliche Schwierigkeiten auftreten. Nicht nur die kritische Situation, die andauernde, den Operateur behindernde Kompression, sondern vor allem die Durchblutung aller Schichten, des lockeren Halsbindegewebes im besonderen, erschweren die Orientierung. Im Falle der alten Schußverletzung mit Aneurysmabildung behindern die zahlreichen derben Verwachsungen die Präparation. Die Sicherung gegenüber üblen Zufällen besteht hier in der Freilegung des Gefäßes zentral und peripher von der Verletzung. Die topographische Grundregel, daß am Hals im Gegensatz zu anderen Regionen, die Vene lateral, die Arterie medial liegt, darf nicht vergessen werden. In der Tiefe zwischen beiden Gefäßen liegt der Vagus, vor der Karotis der Ramus descendens nervi hypoglossi, dessen Verletzung in diesen Fällen nicht zu vermeiden ist.

An der Carotis communis kann die seitliche und zirkuläre Naht, wie Kriegserfahrungen (vor allem von v. Haberer, Ranzi) gezeigt haben, mit vollem Erfolg ausgeführt werden. Die genaue Beachtung der Technik der Gefäßnaht, wie wir sie vor allem Carrel verdanken, ist für den Erfolg Bedingung. v. Haberer hat die fortlaufende Naht durch die technisch sehr viel leichteren Knopfnähte ersetzt. Die Unterbrechung der Zirkulation zum Zwecke der Naht darf nicht zu lange dauern, da die Medulla gegen die Anämisierung außerordentlich empfindlich ist.

Bei der Freilegung der Carotis interna bzw. externa muß immer die Frage einwandfrei beantwortet werden, um welches Gefäß es sich handelt. Bekanntlich liegt die Carotis interna gewöhnlich lateral, die Carotis externa medial. Zahlreiche topographische Variationen kommen aber vor, so daß die Lage allein als nicht maßgebend angesehen werden darf. Die Carotis interna gibt keinen Ast ab, während die Carotis externa rasch hintereinander die Art. thyr. sup., lingualis und maxillaris externa abgibt. Nachdem aber die Art. thyr. sup. von der Carotis communis oder an der Teilungsstelle entspringen kann, muß gefordert werden, daß zur Bestimmung der Art. carotis externa mindestens zwei abgehende Äste freigelegt werden.

Der elementare Unterschied in unserem Verhalten gegenüber diesen beiden Gefäßen ist wieder der, daß die Art. carotis externa ohne Nachteile für den Patienten ligiert werden darf, während dies für die Art. carotis interna nicht erlaubt ist.

Die Ligatur der Carotis externa ist von Kocher als Vorakt für verschiedene Gesichts- und Schädeloperationen empfohlen. Dort, wo eine Lymphdrüsenausräumung an der Teilungsstelle auszuführen ist, erfolgt die Ligatur an der klassischen Stelle in der Höhe des oberen Randes der Cartilago thyreoidea. Ein häufiger Fehler ist der, daß der Schnitt zu tief angelegt wird. Ist eine Lymphdrüsenausräumung nicht nötig, so hat sich mir schon wiederholt die Unterbindung am Lig. stylomandibulare, wie sie Tandler angegeben hat, sehr gut bewährt. Damit werden allerdings die unteren Äste, und zwar die Art. thyreoidea sup., lingualis, maxillaris externa, occipitalis und pharyngea ascendens nicht ausgeschaltet, was bei der Wahl dieser Methode zu berücksichtigen ist. Hingegen muß es als unbedingter Vorteil bezeichnet werden, die Ligatur von der Teilungsstelle nach der Peripherie zu setzen, um so der Gefahr einer Thrombose in der Carotis interna aus dem Wege zu gehen. Bei einem Falle von Ligatur der Carotis externa wegen Blutung aus einem Zungengrundkarzinom übergreifend auf die laterale Pharynxwand, habe ich erst vor kurzem wieder diese Komplikation mit tötlichem Ausgang erlebt.

Die Freilegung der Carotis externa am Lig. stylomandibulare wird von Tandler folgendermaßen beschrieben: „Der Hautschnitt beginnt unter der Ansatzstelle des Ohrläppchens, zieht hinter dem aufsteigenden Kieferaste längs des Sternokleidomastoideus nach unten und biegt dann daumenbreit unterhalb des Angulus mandibulae ein wenig nach vorne. Die V. facialis posterior wird am besten doppelt ligiert und durchschnitten. Am Rande des M. sternocleidomastoideus wird mit dem Skalpell die Parotis vom Muskel gelöst. Die stumpfe Ablösung ist gewöhnlich nicht möglich. Die Parotis wird nach vorne und oben, der M. sternocleidomastoideus nach hinten gezogen. Oberhalb der M. digastricus und stylohyoideus, an dem tastbaren Lig. stylomandibulare wird die Art. carotis externa gefaßt und ligiert."

Verschiedene Fehler können dem, der diese Unterbindung nicht vorher an der Leiche geübt hat, unterlaufen. So muß vor allem auf die Ablösung der Parotis besonderes Gewicht gelegt werden. Ferner wird das Gefäß meist zu oberflächlich und zu weit außen gesucht. Es verläuft nicht am vorderen Rande des Sternokleidomastoideus, wie weiter unten am Halse, sondern kommt an der medialen Seite des M. stylohyoideus vor.

Die Verletzung der Art. thyreoidea superior kommt bei dem später zu besprechenden Selbstmörderschnitt gelegentlich vor. Isolierte Verletzungen sind ebenso selten wie die der Art. lingualis. Stichverletzungen bei der örtlichen Schmerzbetäubung vor Kropfoperationen haben in der Regel keine Bedeutung. Die Unterbindung der Art. thyr. sup. ist seit dem Vorschlage Kochers eine typische Operation geworden. Sie muß später noch erwähnt werden.

Mühsamer ist die Ligatur der Art. lingualis, die der Operation des Zungenkarzinoms prinzipiell vorausgeschickt werden soll. Seitdem sie kombiniert wird mit der Ausräumung der Submandibulargrube (Exstirpation der Glandula submaxilaris und der Lymphdrüsen), ist ihre Technik zweifellos erleichtert. Gar nicht selten wird aber ein Fehler in der Hinsicht gemacht, daß die Art. lingualis zu weit peripher unterbunden wird. Anatomisch bedeutet das, daß der den hinteren Abschnitt der Zunge versorgende Ast nicht unterbunden wird. Entgegen den Vorschriften der Operationslehren unterbinde ich daher womöglich die Art. lingualis nicht im Hypoglossusdreieck, sondern lateral vom Biventeransatz hinter dem großen Zungenbeinhorn.

Eine besondere Bedeutung hat die Verletzung und das traumatische

Aneurysma der Art. vertebralis im Kriege erhalten. Friedensverletzungen
sind ganz außerordentliche Seltenheiten. Was dieser Gefäßläsion den besonderen
Stempel gibt, ist die enge Beziehung zur Halswirbelsäule (im Canalis transversus)
und die damit verbundene besondere topographische Anatomie. Fehler kommen
zunächst in diagnostischer Hinsicht vor. Sowohl die frische Verletzung wie das
Aneurysma wird nicht auf die Art. vertebralis bezogen, sondern auf die Carotis
communis oder interna. Die Beobachtung, daß die tast- und sichtbare pulsierende Geschwulst die Pulsation bei Kompression der Carotis communis nicht
verliert, spricht für das Aneurysma der Vertebralis. Wie bei Aneurysmen
anderer Lokalisationen sind Verwechslungen mit Halsabszessen vorgekommen,
die verhängnisvoll werden können. Eine weitere wichtige Tatsache ist die
Feststellung, daß bei der Verletzung oder dem Aneurysma der Vertebralis die
einseitige, d. h. zentrale Ligatur in den wenigsten Fällen genügt. Aus dem
peripheren Stumpfe, also vom Kopfe her, kommt es zur heftigen Blutung,
wenn nicht auch nach dieser Seite hin ligiert wird. Damit sind aber schon die
großen Schwierigkeiten gegeben, die bei der Erfüllung dieser Forderung auftreten können. Ich verweise auf die ausführlichen Arbeiten von Küttner und
Drüner.

An der Art. vertebralis werden zweckmäßigerweise drei anatomisch gut
begrenzte Abschnitte unterschieden. Das erste Stück vom Ursprunge aus der
Subklavia bis zum Eintritt in das Foramen transversum des 6. Halswirbels;
der zweite Abschnitt im Canalis transversus bis zum Foramen transversum des
Atlas und das zwischen Atlas und Okziput gelegene dritte Stück. Nach den
Kriegserfahrungen kommen die häufigsten Verletzungen in diesem letzten
kürzesten und am schlechtesten zugänglichen Abschnitt vor, ferner im Canalis
transversus.

Die doppelte Ligatur erfordert die weit übersichtliche Freilegung der Art. vertebralis, und zwar vom Abgang aus der Art. subclavia
bis zum Eintritt in die Schädelhöhle. Die Unterbindung erfolgt in der ersten
Strecke nach v. Mikulicz dicht am Ursprunge aus der Art. subclavia, möglichst weit peripher am besten nach der von Küttner ausgearbeiteten Technik
oberhalb des Atlas oder nach Drüner zwischen Atlas und Epistropheus.

Sowohl die frische Verletzung wie das Aneurysma als Ver-
letzungsfolge sind schwere lebensbedrohliche Zustände. Es kann
nach den Kriegserfahrungen nicht genug davor gewarnt werden,
an diese Operation ohne Vorbereitung und wohldurchdachten
Aktionsplan heranzutreten. Ein direktes Angehen des Aneurysmasackes,
der Versuch, die Arterie im Sacke oder am Ein- und Austritt zu unterbinden,
ist äußerst gefährlich. Die Verhältnisse werden außerdem noch dadurch erschwert, daß gar nicht selten Knochenverletzungen mitbestehen oder die gleichzeitige Verletzung der eng benachbarten V. jugularis interna zum Aneurysma
arterio-venosum geführt hat.

Selbst bei genauer Befolgung der von Küttner aufgestellten Regeln sind
gelegentlich der Freilegung der Art. vertebralis Nebenverletzungen nicht zu
vermeiden: Vor allem die Läsion des N. accessorius, des Sympathikus, des
N. occipitalis major und des N. suboccipitalis, der die Arterie im peripheren
Abschnitt kreuzt und die kleinen Kopfmuskeln zwischen Atlas, Epistropheus
und Hinterhaupt versorgt.

Die **Verletzungen großer und kleinerer Venen,** die durch Luftaspiration in das rechte Herz gefährlich werden können, kommen selten akzidentell, sondern meist gelegentlich operativer Engriffe vor. Bei jedem Eingriff am Halse ist auf diese Komplikation Bedacht zu nehmen. Um sie von vornherein auf ein Minimum einzuschränken, stehe ich auf dem Standpunkte, Operationen am Halse, wenn möglich, nicht in sitzender Stellung auszuführen. Die Patienten liegen flach, auch Strumen mit schwerer Dyspnoe können nach einer vorbereitenden Morphininjektion meist in diese Lage gebracht werden. Zweitens sind alle Venen, auch die kleinen Kalibers, wenn möglich zuerst doppelt zu unterbinden und erst dann zu durchtrennen. Wird diese Technik zur Gewohnheit, so wird zwar das Tempo der Operation verlangsamt, aber die Sicherheit außerordentlich erhöht. Wird einmal eine Vene unerwarteterweise durchtrennt, so wird zuerst das zentrale, dann das periphere Lumen gefaßt. Schließlich steht als drittes wichtiges Prophylaktikum der Überdruckapparat zur Verfügung, der sofort bei der Gefahr der Luftaspiration oder dem Verdachte der erfolgten Aspiration in Anwendung kommen soll. Die Aspiration der Luft aus dem rechten Ventrikel steht als letzter äußerster Versuch, einen solchen Patienten zu retten, zur Verfügung (Clairmont).

Die Freilegung, Unterbindung oder Resektion der Jugularis interna gehört zu den typischen Eingriffen bei septischer Sinusthrombose, Ausräumung von karzinomatösen Lymphdrüsen, die mit der Vene verbacken sind. Für diese Fälle ist auf die Präparation des N. vagus ganz besonders zu achten.

In dem folgenden Falle habe ich eine Verletzung des N. vagus im Zusammenhange mit einer Blutung aus der V. jugularis interna erlebt.

Gelegentlich der regionären Lymphdrüsenausräumung bei einem Zungenkarzinom mußte ein Stück der V. jugularis int. reseziert werden. Die periphere Ligatur wurde vom Assistenten geknüpft. In dem Augenblicke, als der Patient vom Operationstisch in sein Bett gesetzt wurde, kam es zu einer schweren Blutung aus der Halswunde. Das breit ausfließende schwarzrote Blut ließ sofort an ein Abgehen der peripheren Ligatur der Vena jugularis denken. Nach Öffnen der Wunde bestätigte sich diese Annahme. Mit einer langen Pinze wurde das hoch oben sichtbare Venenlumen gefaßt. Von diesem Augenblick an war der Patient heiser, die Revision zeigte, daß der N. vagus mit der Vene gefaßt war. Die Vene wurde nunmehr oberhalb isoliert und unterbunden. Die linksseitige Rekurrenslähmung dauerte fast ein halbes Jahr, verschwand dann vollständig. Patient ist 5 Jahre geheilt.

Zu den Gefäßverletzungen gehört auch die **Verletzung des Ductus thoracicus,** die nur ganz ausnahmsweise traumatisch und isoliert vorkommt, in der Regel die Folge eines operativen Eingriffes darstellt, am häufigsten nach der Exstirpation tuberkulöser oder karzinomatöser Lymphdrüsen am Halse (vgl. S. 87).

Erst jüngst hat Just aus der Klinik Eiselsberg über 3 Fälle von Strumektomie berichtet, bei denen der untere Pol einer linkseitigen substernalen Struma recht mühsam ausgelöst wurde. Postoperativ kam es zu Temperatursteigerung, Ödem und Rötung des linken unteren Wundrandes. Nach Lüftung floß milchigweißes Sekret ab — innerhalb von 2—3 Wochen sistierte die Sekretion.

Um die Verletzung des Ductus thoracicus zu vermeiden, muß mit seiner topographisch-anatomischen Lage gerechnet werden. Die Einmündung des Ductus thoracicus in das venöse System variiert. Bald ist es der Winkel des Zusammenflusses der V. jugularis und der V. subclavia, bald die V. anonyma, subclavia oder jugularis interna. Vor der Einmündung beschreibt der Ductus thoracicus einen Bogen, der flach oder stark gekrümmt ist. Im letzteren Falle

kann der Ductus thoracicus in der Höhe des 6. Halswirbels, sonst unterhalb des
7. Halswirbels liegen. Die enge obere Thoraxapertur (weibliches Geschlecht)
spricht für stark gebogenen Ductus thoracicus, also für erhöhte Gefährdung
(Sissizyn). Die Verletzung des Ductus thoracicus wird in der Regel
bei der Operation nicht erkannt. Sie dokumentiert sich erst später durch
die schon früher beschriebene Fistelbildung. Aktives Vorgehen ist zunächst
weder nötig noch angezeigt. Heilung ist auch bei zuwartender Behandlung
zu erhoffen. Bleibt der spontane Verschluß aus, so führt die Unterbindung
des Ductus thoracicus zum vollen Erfolg, weil ausreichende Kollateralen bestehen. Nach Tierversuchen ist die Unterbindung des Milchbrustganges in der
Höhe des 7. bis 8. Brustwirbels empfohlen. Über das Auftreten von Glykosurie
bei der Fistel oder Unterbindung des Ductus thoracicus finden sich verschiedene
Angaben.

Die am Halse liegenden **Nerven** werden selten durch Traumen, häufiger
operativ verletzt.

Die Beschäftigung mit dem autonomen und vegetativen Nervensystem
hat auch die Chirurgie nicht unberührt gelassen. So wurden operative Eingriffe am Vagus und Sympathikus angegeben, die hier berührt werden müssen.

Die Verletzung des **N. accessorius** war in früheren Jahren, wo die Ausräumung tuberkulöser Lymphdrüsen häufig ausgeführt wurde, durchaus nicht
selten. So habe ich einen Fall von doppelseitiger Durchtrennung dieses Nerven
gesehen, der mich wegen Rezidiv der Lymphadenitis tuberculosa aufsuchte.

Die Akzessoriusläsion war mit ein Grund, weshalb sich die nichtoperative
Behandlung der Lymphome rasch durchsetzte. Die Durchtrennung des
N. accessorius kann zweifellos vermieden werden. Sein Verlauf ist durchaus
klar. Neuerdings kommt die Durchtrennung des Nerven wieder in Betracht
bei der Sympathektomie. Die Ausfallserscheinungen betreffen in diesen Fällen
immer nur den am Halse verlaufenden Nerven, also den Ramus externus,
der den M. sternocleidomastoideus und trapezius versorgt. Wenn auch An-
astomosen mit dem zweiten bis vierten Zervikalsegment bestehen, kann nicht
auf eine vikariierende Funktion dieser Fasern gerechnet werden. Es muß besonders erwähnt werden, daß der N. accessorius zu den gegen traumatische
Schädigungen empfindlichen Nerven gehört, daß Lähmungen auch beobachtet
werden, wenn der Nerv sicher geschont, sicher nicht durchtrennt wurde, daß
der Nerv wenig Regenerationsfähigkeit hat. Allein die Freilegung und Ver-
ziehung des Nerven mit einem Haken kann ihn dauernd schädigen. Es ist
hier ähnlich wie bei den Nerven der oberen Extremität größte Zartheit und
Vorsicht am Platze. Das Bild der vollständigen Lähmung ist unverkennbar,
die Skapula steht tief, in Schaukelstellung, die Schulter kann nicht gehoben
werden, die Abduktion des Armes und die Drehbewegungen des Kopfes sind
vermindert.

Erinnert sei noch an das ganz seltene Vorkommen von Akzessoriusläh-
mungen bei Schädelbasisfrakturen, wobei auch der das Gaumensegel versorgende
Ramus internus gelähmt ist (Lüken).

Die Verletzung des **N. phrenicus** hat vor allem ihre Bedeutung als Läsion
des 4. Zervikalsegmentes bei Luxationen und Frakturen der Halswirbelsäule.
Sie kommt daher vorzugsweise bei Wurzelläsionen in dieser Höhe, aber auch
im 5.—7. Zervikalsegment vor, das Fasern zum Phrenikus abgibt.

Im weiteren Verlaufe ist der Nerv infolge seiner tiefen Lage geschützt. Die isolierte oder mit Plexusläsionen kombinierte Phrenikuslähmung wird meist nicht erkannt. Nur eine genaue Lungenuntersuchung, vor allem die Röntgenuntersuchung, kann zur richtigen Deutung führen. Winterstein stellt die folgenden Symptome nach Beobachtung von sieben bisher in der Literatur beschriebenen Phrenikuslähmungen (begleitet von Lähmung des Plexus brachialis) fest: Nachschleppen bei tiefer Atmung, Fehlen des Littenschen Phänomens (d. i. eine bei der Inspiration vom 6.—9. Interkostalraum abwärts verlaufende Schattenlinie, welche die Rippen in einem schiefen Winkel schneidet) geringere inspiratorische Hebung oder gar Senkung der entsprechenden Hälfte des Epigastriums; geringere Vorwölbung desselben beim Pressenlassen; geringere halbseitige Thoraxexkursionsbreite, Hochstand der unteren Lungengrenze, verminderte Verschieblichkeit derselben. Abschwächung der Atemgeräusche; paradoxe Zwerchfellbewegung, die nicht die Regel zu sein scheint, Dunklersein des Lungenfeldes, d. h. verminderter Luftgehalt der Lunge auf der gelähmten Seite; Verschiebung des Mediastinums in der Inspiration nach der anderen Seite; Ausfall der Zwerchfellkontraktion bei elektrischer Reizung des Phrenikus.

Neben diesen Erscheinungen bestehen bei halbseitiger Zwerchfellähmung keinerlei subjektive Beschwerden, jedoch kann ein wichtiges Symptom für die Erkennung einer hohen Phrenikuslähmung der Ausfall der Nn. supraclaviculares und damit ein Sensibilitätsausfall im Gebiete der Schulter sein.

Es unterliegt keinem Zweifel, daß bisher in vielen Fällen die traumatische Phrenikuslähmung, ganz besonders aber in den Fällen bei gleichzeitiger Plexusläsion, nicht erkannt wurde.

In letzter Zeit ist die temporäre Ausschaltung des N. phrenicus durch Vereisung oder Novokaininjektion[1]) bei Singultus und die Freilegung, Durchtrennung und Exairese dieses Nerven nach dem Vorschlage von Stürtz, Sauerbruch und Oehlecker zur Ruhig- und Hochstellung einer Zwerchfellhälfte systematisch ausgeführt worden. Bei dem Eingriffe, der in Lokalanästhesie gemacht wird, können anatomische Schwierigkeiten auftreten. Der schwerste Irrtum ist die Verwechslung mit dem N. vagus oder mit Segmenten des Plexus brachialis. Die Lage vor dem M. scalenus anticus, der Verlauf von außen oben nach innen unten, die geringere Dicke schützen vor diesem Fehler. Ohne auf die Kontroverse zwischen Felix und Goetze einzugehen, scheint es sehr wichtig, daß nach Durchtrennung des Nerven die Exairese gegen die Peripherie zu langsam erfolgt. So gelingt die Ausdrehung des Nerven leicht in hinreichender Länge (12—25 cm). Die Verschleierung des Nerven durch die subfasziale Novokaininjektion muß durch die paravertebrale Leitungsanästhesie vermieden werden.

Auch die Verletzung des N. vagus ist in den seltensten Fällen eine akzidentelle, in der Regel eine operative. Die Folgen sind verschieden (Reich). Die Durchtrennung ist ungefährlich, wenn von dem Rekurrensausfall abgesehen wird. Weder für Herz noch Lungen sind unmittelbare schädliche Folgen bei der Vagotomie festgestellt. Gefährlich ist die Vagusreizung

---

[1]) Injektion zwei Querfinger oberhalb der Klavikula dicht neben dem Außenrand des Sternokleidomastoideus, 2—4 cm tief auf den muc. scalenus anticus (ausstrahlende Schmerzen in Schulter-, Herz- und Oberbauchgegend).

(durch Ligatur oder Zerrung), die zu plötzlichem Herz- oder Atemstillstand führen kann. Es ergibt sich daraus die äußerst wichtige praktische Folgerung, daß eher ein Vagus glatt durchschnitten werden kann, als daß seine Fasern im Sinne einer Hemmung der Herz- und Atemtätigkeit durch verschiedene Manipulationen gereizt werden dürfen (Reizung der in der Medulla oblongata gelegenen Hemmungszentren durch die zentripetalen Fasern). Die Vagotomie kann gerade deshalb aus vitaler Indikation berechtigt sein. Die Prophylaxe gegen das Auftreten der Reizerscheinungen und damit von üblen Zufällen bei Halsoperationen ist gegeben in der Novokaininfiltration des Nerven ober- und unterhalb des gefährdeten Abschnittes.

Es unterliegt für mich keinem Zweifel, daß ein Teil der Mißerfolge bei den Versuchen der Ösophagusexstirpation wegen Karzinom auf solche Vagusreizungen zurückzuführen ist. Es wird sich zeigen, ob durch doppelseitige Blockade der Vagi unterhalb des Abganges der N. recurrentes diese Gefährdungen auszuschließen sind.

Eine Reizwirkung am Vagus hat Flory (D. Zschr. f. Chir. 1920, Bd. 154 S. 72) versucht operativ herzustellen, um die paroxysmale Tachykardie zu bekämpfen. Der mit einem Seidenfaden umschlungene Vagus einer Seite wird an die subkutane Faszie fixiert. Beim Aufheben einer Hautfalte wird der Faden angespannt und der Vagus gereizt. Es ist mir nicht bekannt, ob diese Operation Nachahmung gefunden hat. Ihre Gefahren liegen auf der Hand.

Die Durchtrennung des rechten Vagus unterhalb des Abganges des N. recurrens hat Kappis bei Asthma bronchiale mit Erfolg ausgeführt.

Die Rekurrenslähmung ist eine Komplikation der Strumektomie und muß bei dieser besprochen werden.

Die Durchtrennung des **N. depressor** bzw. aller jener Vagusfasern, die zwischen Laryngeus sup. und inf. vom Stamme abgehen, wie sie Wenckebach, Eppinger und Hofer bei Asthma cardiale empfohlen und ausgeführt haben, ist eine Operation, über deren endgültige Erfolge und damit über deren Berechtigung noch keine Einigung herrscht. Zweifellos bestehen große anatomische Schwierigkeiten bei ihrer Ausführung.

Verletzungen des **Halssympathikus** kommen bei der Operation der Halsrippe, von Aneurysmen, Drüsen und Mediastinaltumoren vor. Schußverletzungen mit Sympathikusausfall sind wiederholt beobachtet worden. Nach Kropfoperationen, in letzter Zeit namentlich auch nach der präliminären Unterbindung der Art. thyreoidea inf. am Ort der Wahl, sieht man Sympathikusausfall mit dem bekannten Hornerschen Komplex: Enophthalmus, Ptosis und Miosis (daneben Störung der Schweißsekretion und das Tournaysche Symptom: Miosis nimmt ab bei Blick nach der verletzten Seite, Miosis bleibt bestehen bei Blick nach der gesunden Seite).

Diese Ausfallserscheinungen werden in Kauf genommen bei der Sympathikotomie und Sympathektomie, wie sie schon früher beim Morbus Basedow, Glaukom usw., in letzter Zeit aber ganz besonders bei Stenokardie und Asthma bronchiale angegeben worden ist. Vorläufig muß noch dahingestellt bleiben, ob nicht die bisher berichteten Erfolge nur vorübergehende sind.

Die Sympathektomie wird zunächst einseitig und zwar links ausgeführt. Der Sympathikus muß vom Ganglion superius bis zum Ganglion stellatum freigelegt werden. Die Operation läßt sich gut in Lokalanästhesie ausführen von einem Schnitt am hinteren Rande des M. sternocleidomastoideus unter

Abheben der Gefäßscheide. Die Gefährdung des N. accessorius wurde schon erwähnt. Die Durchtrennung von sensiblen Fasern des Plexus brachialis kann zu unangenehmen neuritischen Sensationen führen, so daß wenn irgend möglich die Verletzung dieser Hautnerven vermieden werden sollte.

Schließlich kommt am Halse die Verletzung des **Plexus brachialis** mit den schweren Folgeerscheinungen der vollkommenen oder gemischten Lähmungen vor.

Ihre Qualität hängt ab von der Verletzung der Wurzel, Bündel oder Nervenstämme. Unter den verschiedenen Kombinationsformen fallen besonders die Duchenne-Erbsche und die Klumpkesche Lähmung auf. Die erste, auch als hohe Plexuslähmung bezeichnet, betrifft die 5.—6. Wurzel bzw. die aus diesen beiden Wurzeln stammenden Nerven, welche an einem Punkt zwischen Klavikula und erster Rippe gleichzeitig geschädigt werden können und den M. deltoideus, subscapularis, biceps, brachialis und supinator longus ganz, den M. supra- und infraspinatus, teres major, coraco-brachialis und supinator brevis teilweise versorgen. Dementsprechend kann der schlaff herabhängende Arm nicht gehoben, nicht nach außen rotiert, der Vorderarm nicht gebeugt und nicht supiniert werden, während Hand und Finger gut beweglich sind. Sensible Störungen spielen keine wesentliche Rolle. Die begleitende Phrenikuslähmung (zuerst von Naunyn beschrieben) wird leicht übersehen (s. oben).

Die Diagnose der Erbschen Lähmung ist von besonderer Bedeutung, weil chirurgische Erkrankungen, wie die Luxatio humeri praeglenoidalis, die Fractura claviculae, die operativ anzugehen sind, die Lähmung verursachen können. Ihre Prognose ist wesentlich günstiger als die der sog. Entbindungslähmung von demselben Typus, die als Folge traumatischer Schädigung des Plexus brachialis bei Wendungen, Extraktion des Kindes an den Schultern usw. vorkommt.

Eine andere Form ist die Klumpkesche oder untere Plexuslähmung als Folge der Läsion des letzten Zervikal- und ersten Thorakalsegmentes. Diese beiden Segmente versorgen den M. adductor pollicis, palmaris brevis, abductor dig. V., die Muc. lumbricales und interossei. Dementsprechend finden wir Lähmungen der kleinen Handmuskeln mit Sensibilitätsstörungen im Ulnaris- und Medianusgebiet. Was aber die Klumpkesche Lähmung ganz besonders auszeichnet, ist die Kombination mit Sympathikusausfallserscheinungen, also okulopupilläre Störungen, die auf Verletzung des Ramus communicans des ersten Thorakalsegmentes zurückzuführen sind (s. oben).

Bei den verschiedenen Mischformen und der vollen Plexuslähmung ist es ungemein wichtig, diese beiden Typen zu erkennen, die so charakteristisch sind, daß sie ohne weiteres die Lokalisation der Läsion erlauben. Natürlich kann es auch vorkommen, daß das Bild der einen oder anderen, wie namentlich der Erbschen Lähmung, verwischt wird, dadurch, daß noch ein angrenzender Nervenast verletzt ist.

Als Kriegsverletzung wurde die Plexuslähmung häufig in Kombination mit Gefäßläsionen (Aneurysma der Subklavia, Axillaris) gesehen. Die Freilegung, Neurolyse und Umscheidung der Nervenstämme, namentlich dann, wenn die Verletzung nahe an den Wurzeln erfolgt war, gehört zu den mühsamsten und meines Erachtens nach undankbarsten Eingriffen. Die Erholungsfähigkeit ist äußerst gering. Es wäre durchaus verfehlt, in diesen Fällen von der chirurgischen Therapie viel zu erwarten.

Ein besonders schweres Bild geben die seltenen subkutanen unbluti-
gen Plexuszerreißungen. Sie kommen durch maximale Dehnung des
Plexus, bei stark seitlich gebeugtem Kopf und kaudalwärts gedrängtem
Schultergürtel zustande (Winterstein). Schon allein die Dehnung und Quet-
schung kann die Lähmung bedingen. Die Nervenstämme können aber auch
über den lateralen Rand des Sulcus n. spinalis, über den sie straff gespannt
abbiegen, zerrissen werden. Besonders interessant sind die Kombinationen
mit Lähmungserscheinungen des Phrenikus und des Sympathikus (z. B. Fall
Frischauer).

Die klassische offene Verletzung der Luftwege kommt durch den Selbstmörderschnitt, seltener durch fremde Hand, zustande. Oft handelt es sich nur
um eine oder mehrere ganz seichte Schnittwunden der Haut, die in annähernd
querer Richtung (wie ein Kragenschnitt) meist etwas von links oben nach rechts
unten über die vordere Fläche des oberen Halses verlaufen. Wird der Schnitt
mit einem scharfen Instrument und kraftvoll ausgeführt, so kommt es zur Durchtrennung des Lig. hyothyreoideum oder der Cartilago thyreoidea, je nach der
Höhe, in welcher der Schnitt liegt. Nur äußerst selten wird die beabsichtigte
Verletzung der Karotiden erreicht, die bei der nach hinten überstreckten
Haltung des Kopfes geschützt liegen. Gelegentlich kann es zur Eröffnung
größerer Venen kommen, doch sozusagen nie der Venae jugulares internae.
Ausnahmsweise kann, wie ich dies in einem Fall gesehen habe, die Art. thyreoidea superior verletzt werden. Die Hauptgefahr des Selbstmörder-
schnittes liegt in der Eröffnung der Luftwege und damit weniger
in der Infektions- als in der Aspirations- und Pneumoniegefahr. Die Patienten
werden meist in gutem allgemeinen Zustand eingeliefert. Sie zeigen weder
Zeichen eines wesentlichen Blutverlustes noch Hautemphysem. In der Mitte
der weit klaffenden Wunde liegt aber die Eröffnung des Pharynx oder Larynx.

Aktives Vorgehen ist nötig. Zuwartende Behandlung führt
geradezu mit Sicherheit zur Pneumonie und Exitus. Neben der üb-
lichen Wundtoilette und definitiven Blutstillung müssen die eröffneten Luft-
und Speisewege durch Naht geschlossen werden. Im Bereiche des Lig. hyothyreoideum gelingt das unschwierig, meist in zwei Etagen. Mühsam kann die
Naht der Cartilago thyreoidea sein, namentlich dann, wenn der Knorpel ver-
kalkt ist. Die Nähte müssen submukös gelegt werden mit Katgut. Die große
Empfindlichkeit des Knorpels führt nicht selten zu Nekrose. Darüber wird
die Hautwunde geschlossen. deren seitliche Winkel offen bleiben. Schließlich soll in allen Fällen die Tracheotomia inferior hinzugefügt
werden. Die Kanüle wird schon am ersten Tage temporär, nach 4—6,
spätestens 8 Tagen endgültig entfernt.

Da die Pneumonie durch Verschlucken entsteht, wird, wie in allen Fällen,
ein dünnes Gummidrän durch den Ösophagus in den Magen eingeführt und durch
die Nase herausgeleitet. Nach dem Vorschlag von Moynihan ist auf das kleine
Kaliber des Gummirohres Gewicht zu legen, das der Patient anstandslos verträgt, ohne sich gegen den Fremdkörper zu wehren. Wird das nicht gemacht,
muß der Patient mit der Schlundsonde ernährt werden. Er darf die ersten
4—6 Tage nicht selbständig schlucken. Auf die Bedeutung der richtigen
energischen Nachbehandlung einzugehen, würde hier zu weit führen. Es sei
nur daran erinnert, wieviel von ihr abhängt.

Neben dieser typischen Schnittverletzung kommen Stich- und Schuß-verletzungen vor, welche Larynx, Trachea oder Pharynx, Ösophagus perforieren bzw. mehrere Organe gleichzeitig treffen.

Hier tritt die Infektionsgefahr in den Vordergrund. Die Eröffnung der Luftwege durch Stich wird immer mit Hautemphysem einhergehen, das das Krankheitsbild beherrscht. Bei den Verletzungen des Pharynx fehlt dieses nicht immer, während der Ösophagusstich zur Infektion, zur periösophagealen Phlegmone führt, die mit Gasbildung einhergehen kann. Beim frisch eingelieferten Stich wird daher die Entscheidung, ob die Luftwege eröffnet sind, in der Regel leicht, ob der Ösophagus verletzt ist, schwierig sein (von Madelung, Erkes, Börner besonders betont). Der Fehler, eine Ösophagusverletzung zu übersehen, liegt nahe. Schluckbeschwerden, das Ausspucken von Blut, die Entleerung von zähem Schleim, der Austritt von getrunkener Flüssigkeit aus der Wunde sind grobe Zeichen, die für Ösophagusverletzung sprechen, aber oft fehlen.

Die Frage, ob aktiv vorzugehen ist oder zugewartet werden kann, beherrscht die Situation. Der sichere Weg ist zweifellos für alle Fälle das Debridement des Stiches, die Freilegung der Verletzung. Bei den heute geltenden Grundsätzen der Wundbehandlung wäre es ein Irrtum, nicht zuzugreifen. Marschik findet, daß frühzeitiges Operieren bei Schußverletzungen des Rachens oder der Speiseröhre die Infektionsausbreitung mit absoluter Sicherheit verhüte. Trotzdem muß zugegeben werden, daß der eine oder andere Fall mit zuwartender Behandlung, Ruhigstellung, Eiskrawatte zu einem guten Ende kommen kann (keine progrediente Infektion, spontaner Fistelverschluß). Es sind aber Ausnahmen, die nicht maßgebend sind. Für die Stichverletzungen der Luftwege genügt in der Regel die Freilegung und Tamponade, nur ausnahmsweise muß tracheotomiert werden. Die Verletzung des Ösophagus sollte genäht und drainiert werden. Zur Ernährung wird ein Gummidrän in den Magen gelegt. Alle diese Eingriffe können in Lokalanästhesie ausgeführt werden, vorausgesetzt, daß nicht schon eine ausgesprochene Infektion vorhanden ist. Mit der Tieflagerung des Kopfes, wenigstens für die ersten 24—48 Stunden, soll die Gefahr der Mediastinitis verringert werden.

Zu den schwersten Verletzungen gehören die allerdings sehr selten zirkulären Durchtrennungen der Trachea, des Ösophagus oder beider Gebilde. Hier muß eingegriffen werden. Durch die Naht muß wenigstens erreicht werden, daß ein Teil der Zirkumferenz, die zirkulär genäht wird, die Kontinuität findet und daß die mühsam zu heilende Ösophagus-Trachealfistel vermieden wird. Die Nachbehandlung (plastischer Verschluß) gilt dann der äußeren Tracheal- bzw. Ösophagusfistel unter Vorbeugung einer Stenosierung.

Bei den offenen Verletzungen des Halses muß auch die Stich-, Schnitt- und Schußwunde der Schilddrüse erwähnt werden, die zu reichlicher Blutung führt. Die Organverletzung wird meist nur nach der Lage der äußeren Läsion, der Blutung nach außen, der Ausbreitung des Hämatoms angenommen werden können. Auch in diesen Fällen ist es fehlerhaft, zuzuwarten und nicht die Regeln der Wundversorgung zu befolgen. Wegleitend muß immer der Gedanke sein, daß Zugreifen ein geringeres Risiko bedeutet als Zuwarten.

Die Beobachtung von Wertheimer über das Auftreten von Hyperthyreose nach Schußverletzung der Schilddrüse als Folge der lokalen Läsion ist anfechtbar.

Den offenen Verletzungen stehen die subkutanen gegenüber. Von ihnen wird in erster Linie Zungenbein und Larynx, sehr selten die Luftröhre betroffen. Nach Erhängen und Drosselungen sehen wir außer der charakteristischen Schnürfurche auf der Haut harmlose Suffusionen der Weichteile, Muskelzerreißungen und Frakturen der Zungenbeinhörner bzw. oberen Kehlkopfhörner. Die genaue Beachtung der Strangulationsfurche, ihre Lage am Hals, ihr Verlauf auf der vorderen und hinteren Seite, die Weichteilveränderungen, wie sie bei Würgversuchen festzustellen sind, darf wegen der gerichtsärztlichen Bedeutung nicht versäumt werden.

Gewalten, die zu einer Kompression des Halses in frontaler und sagittaler Richtung führen, oder den Kehlkopf direkt treffen, bedingen Frakturen. Auswurf von blutigem Schleim, äußeres Hämatom, Hautemphysem, Störung der Stimme und der Atmung sind die leicht festzustellenden Merkmale. Die Laryngoskopie darf nicht versäumt werden, weil sie uns das beste Urteil über die Unfallsfolgen im Kehlkopf erlaubt. So wird die Größe und Ausdehnung des submukösen Hämatoms, die Stellung der Stimmbänder, eine etwaige Fragmentverschiebung mit Einengung des Lumens erkannt. Sehr rasch folgt der Verletzung reichliche Schleimsekretion, Ansammlung von Sekret, das nicht expektoriert wird. Aus der äußeren und inneren Untersuchung ergibt sich die Indikation, ob zugewartet oder tracheotomiert werden soll. Meist nicht unmittelbar nach dem Unfall, sondern in den folgenden ersten 24 Stunden wird der Zustand des Verletzten kritisch. Wo zunehmendes Hautemphysem besteht, ein großes inneres Hämatom oder gar Dislokation festgestellt wird, sollte mit der Tracheotomie nicht gezögert werden.

Reine Kontusionen des Larynx kommen vor. Das Bild ist wesentlich leichter, und wenn nicht unmittelbar post trauma die Entscheidung zu treffen ist, so werden die nächsten Stunden Klarheit bringen. In diesem Falle kann zugewartet werden. Die Tracheotomie ist nicht indiziert.

An dem Krankheitsbild der Commotio laryngis wird nicht mehr festgehalten.

Leichter zu erkennen und sehr viel harmloser sind die Frakturen des Zungenbeins, die sich neben dem örtlichen Befund, vor allem durch Schluckbeschwerden äußern. Ruhe, Eiskrawatte, Morphin, flüssige Ernährung führen wie bei Larynxquetschung zum Ziel.

3. Abnorme Kopfhaltungen.

Abweichungen von der normalen Kopfhaltung und Besonderheiten der normalen Beweglichkeit kommen bei den verschiedensten pathologischen Prozessen vor, die durchaus nicht auf Kopf und Hals beschränkt sind. Die Beobachtung dieser Symptome und die Erfassung ihrer Beziehung zum Körperganzen sind ebenso interessant wie physiologisch begründet. Hier kann begreiflicherweise aus der kaum übersehbaren Fülle von Erscheinungsformen nur jenes Kapitel herausgegriffen werden, in dem unmittelbare Beziehungen zwischen abnormer Kopfhaltung und Halserkrankung bestehen.

Die Zwangsstellung des Kopfes fügt sich ebenso wie die motorische Funktionsstörung den physiologisch gegebenen Bewegungsmöglichkeiten. Sonach werden sich die Nick-, Dreh- und Neigbewegungen allein oder in der verschiedensten Weise kombiniert gestört bzw. fixiert finden.

Abnorme Kopfhaltungen können vor allem kongenital bedingt sein. Hierher gehört das Caput obstipum congenitum, die Halsrippe und die reine angeborene Skoliose. Differentialdiagnostische Schwierigkeiten ergeben sich dadurch, daß sowohl der Schiefhals wie die überzählige Rippe meist mit einer sekundären Skoliose einhergehen.

Die Diagnose auf **reine angeborene Skoliose** der Halswirbelsäule wird nur nach Ausschluß anderer primärer kausaler Momente möglich sein. Die Erfahrung zeigt, daß dies sehr selten der Fall ist, um so mehr, als angeborene Skoliosen, bedingt durch endogene embryonale Störungen (anatomische Variationen wie Keilwirbel) im Bereiche der Halswirbel Seltenheiten sind, gegen die Lendenwirbelsäule progressiv zunehmen und überdies von den rachitischen Skoliosen, die weitaus überwiegen, klinisch nur schwer zu trennen sind. Nach den in der Literatur publizierten Fällen ist die kongenitale Skoliose der Halswirbelsäule in der Regel mit anderen Mißbildungen, wie Rippendefekten, Halsrippen, Pektoralisdefekt, kombiniert (Abb. 61).

Der angeborene Schiefhals wird ohne weiteres schon durch die Inspektion festgestellt. Die Neigung des Kopfes auf die eine Seite, die Drehung des Kinnes nach der anderen Seite, das Vorspringen des verkürzten, sehnig veränderten Kopfnickers läßt keinen Zweifel übrig. Diagnostische Fehler sind kaum möglich. Die Be-

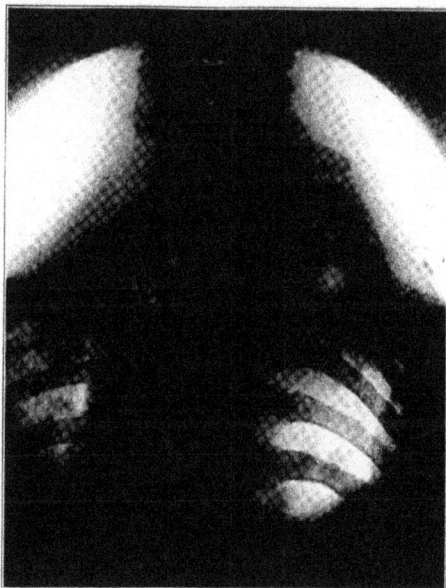

Abb. 61.   Angeborene Skoliose mit Keilwirbel. (Beobachtung des Röntgeninstitutes.)

sichtigung des Gesichtes von vorne, des Schädels und Halses von hinten läßt aber erst die weitgehenden Folgezustände erkennen. Das Gesicht ist assymetrisch, „die gesunde Gesichtshälfte schließt die kranke halbmondförmig ein" (Spitzy), Ohren, Augen, Nase und Mund stehen schief, die Halswirbelsäule ist nach der kranken Seite konvex skoliotisch.

Alle diese Veränderungen sind das Resultat der Wachstumsverhältnisse unter besonderen statischen Beziehungen. Sie erreichen mit zunehmendem Wachstum immer mehr Stabilität. Damit ist gesagt, daß wir wohl die Möglichkeit haben, die abnorme Kopfhaltung zu beseitigen, nicht aber ihre weiteren Auswirkungen auf das Skelettsystem.

Zweierlei folgt daraus: es wird von untergeordneter Bedeutung sein, welche Operationsmethode zur Behandlung des angeborenen Schiefhalses gewählt wird. Im ganzen geben die plastischen Verfahren recht gute Resultate und sind zu bevorzugen. Die Hauptsache bleibt die redressierende orthopädische Behandlung, das Modellement der Halswirbelsäule, die längere Fixation in korrigierter Stellung mit entsprechender Nachbehandlung. Je früher die Korrektur stattfindet, desto eher wird ein Ausgleich im weiteren Wachstum zu erwarten sein.

Sehr viel schwieriger ist bekanntlich die Diagnose der **Halsrippe.** Obwohl ein angeborener Zustand, treten die Beschwerden sehr selten im Kindesalter, meist im zweiten Jahrzehnt, bisweilen erst später auf (Streißler). Die Klagen beziehen sich nicht auf den Hals, sondern auf die gleichseitige obere Extremität. Die lästigen, zeitweise auftretenden Schmerzen und Parästhesien werden als ziehende, ausstrahlende, rheumatische Beschwerden angegeben und führen zu dem bekannten diagnostischen Irrtum: „Rheumatismus". Bei diesen unsicheren Angaben an das Bestehen einer Halsrippe zu denken, ihren sicheren Nachweis durch die Inspektion und Palpation der Supraklavikulargrube, durch die Beobachtung einer leichten Halswirbelsäulenskoliose, vielleicht einer Pulsdifferenz und abschließend durch eine richtig gedeutete Röntgenaufnahme zu liefern, ist die hier an den Arzt gestellte Aufgabe, gegen die noch allzu häufige Verfehlungen vorkommen (Abb. 62—64).

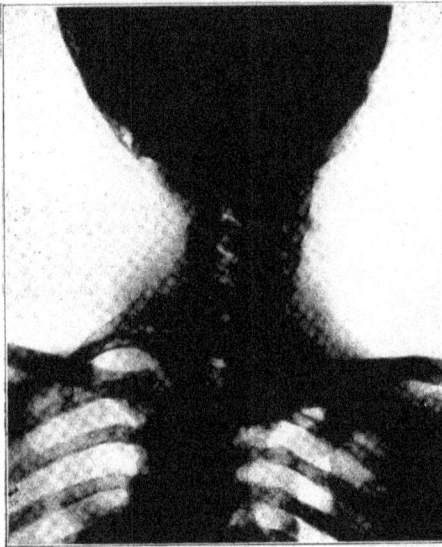

Abb. 62. Doppelseitige große Processus transversi, leichte Skoliose. (Beobachtung des Röntgeninstitutes.)

Eine überzählige Halsrippe kann tastbar sein. Gerade bei diesem Befund sind aber Täuschungen leicht möglich. Seit die Untersuchung mit den Röntgenstrahlen Halsrippen öfters aufgedeckt hat, werden sie meiner Erfahrung nach klinisch zu oft in unrichtiger Weise diagnostiziert. Die in der Tiefe tastbaren Halswirbel mit ihren Proc. transversi (Abb. 62) werden dafür gehalten, oder die infolge einer Skoliose tastbare erste Rippe wird als überzählig angesprochen. Weiter wird die Halsrippe mit Knochengeschwülsten, Exostosen, tuberkulösen Lymphomen, Aneurysmen der Subklavia, der Raynaudschen Krankheit (infolge der bei Halsrippe bestehenden Zirkulationsstörung in Art. und Vena subclavia), Poliomyelitis, Arthritis, Neuritis und progressiver Muskelatrophie verwechselt (Brunn und Fleming). So muß das Röntgenbild als unentbehrliches Hilfsmittel für die Diagnose angesehen werden, wenn auch da die

kritische Beurteilung durch
ein geübtes Auge nötig ist
(Abb. 63 und 64).

Es finden sich alle Über-
gänge von der echten Halsrippe, die bis zur mittleren
Skalenuslücke reicht über die
unechten Halsrippen bis zum
verlängerten Querfortsatz des
7. Halswirbels, in Überein-
stimmung mit der embryologi-
schen Auffassung, daß das Per-
sistieren der konstanten Hals-
rippenanlage zur Halsrippe
des Erwachenen führt. Es sei
noch erwähnt, daß mehrfache
Halsrippen vorkommen kön-
nen bis hinauf zu dem 4. Zer-
vikalwirbel. Kleine Halsrippen
können bei der Röntgennuter-
suchung entgehen, wenn sie
sich bei der sagittalen Aufnahme mit den Proc. transversi decken (Schinz). Aber
auch gut ausgebildete Halsrippen können Zufallsbefunde
sein.

Die abnorme Kopfhaltung
beruht bei der Halsrippe auf
der begleitenden Skoliose, die
Garré erstmals besonders betont hat.' Sie kann primär sein,
worauf schon früher hingewiesen wurde. Sie ist dann
eine Unterabteilung der primären Skoliose. Aber nicht
alle Fälle finden damit meines
Erachtens ihre Erklärung. Die
Garrésche Annahme einer
durch die einseitige Halsrippe
mechanisch bedingten Skoliose
kann nicht ganz fallen gelassen
werden, auf der anderen Seite
hat nicht jede Halsrippe eine
Skoliose zur Folge.

Auf eine besondere Kom-
bination, die leicht übersehen
oder falsch gedeutet wird, muß

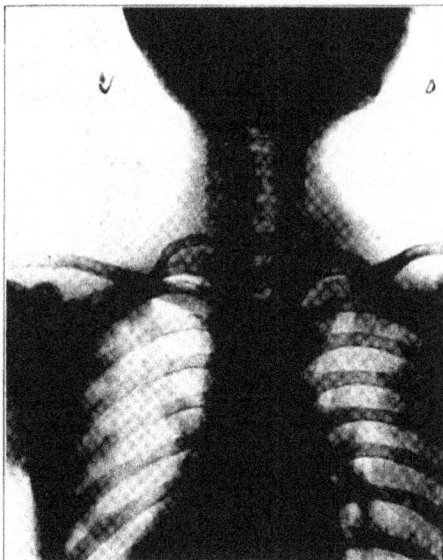

Abb. 63. Rechtsseitige Halsrippe mit der ersten Rippe
artikulierend. (Beobachtung des Röntgeninstitutes.)

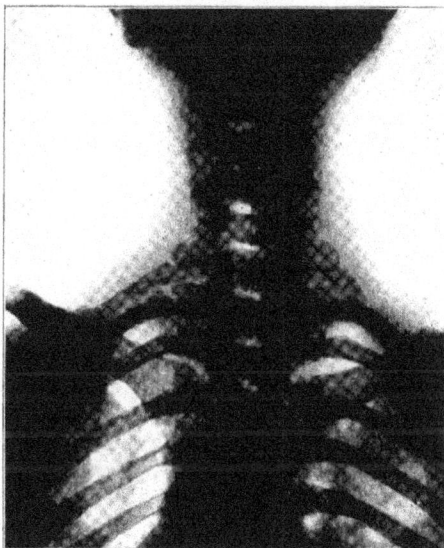

Abb. 64. Doppelseitige Halsrippe.
(Beobachtung des Röntgeninstitutes.)

noch hingewiesen werden: das ist das Vorkommen von Syringomyelie bei Halsrippe (Borchardt, Marburg).

Die Therapie der Halsrippe besteht in ihrer Exstirpation, die wegen der tiefen Lage, der Beziehung zum Plexus brachialis und zur Art. subclavia ein mühsamer Eingriff ist. Ein Irrtum, der häufig unterläuft, ist die subperiostale Resektion. Sie ist durchaus ungenügend, weil es von dem stehengebliebenen Periost sehr bald wieder zur Knochenregeneration kommt und damit zu denselben, wenn nicht zu stärkeren Druckerscheinungen und Beschwerden wie ante operationem. Es muß also die Exstirpation der überzähligen Rippe mitsamt dem Periost als Normalverfahren, das allein Aussicht auf Dauerheilung bietet, gefordert werden.

Abnorme Kopfhaltungen, die erworben sind, werden bedingt durch Erkrankungen der Haut, der Muskeln, der Nerven und der Knochen bzw. Gelenke. Demnach unterscheiden wir einen dermatogenen, myogenen, neurogenen, osteo- und arthrogenen **Torticollis**. Die Differenzierung der einzelnen Formen ist meist ohne weiteres gegeben und macht keine diagnostischen Schwierigkeiten. Die Verbrennungen und Verätzungen der Haut, die geschwürigen und vernarbenden Prozesse verschiedenster Ätiologie können letzten Endes Verzerrungen, Behinderung der freien Beweglichkeit bedingen und damit zu Zwangsstellungen führen. Hier entstehen oft Fixationen in reinen Bewegungsrichtungen: so stellt die Heranziehung des Kinns an die Brust durch Verbrennungsnarbe eine reine Nickbewegung dar. Auch Fixation in ausschließlicher seitlicher Neigung kommt vor. Die dermatogene Ätiologie der Kontraktur wird in der Regel mühelos erkannt. Die Behandlung kann nur in der radikalen Exzision und in dem großzügigen Ersatz der Haut aus der Umgebung bestehen.

Der **myogene** Torticollis ist der am häufigsten beobachtete. Er begleitet die verschiedensten Erkrankungen der Halsorgane, insbesondere alle entzündlichen. Es handelt sich also um ein Symptom, das verschwindet, wenn die primäre Erkrankung erfolgreich behandelt wird. Selten ergeben sich aus Gewöhnung Kontrakturen. Eine idiopathische Form ist der rheumatische Torticollis, der in seinem Auftreten, seiner Erscheinungsform durchaus auf eine Stufe mit der Lumbago zu stellen ist. Auch er kann angeblich traumatischer Natur sein. Es wäre für die meisten Fälle ein Fehler, der Auffassung des Patienten in diesem Sinne zu folgen. Tatsächlich kann der rheumatische Torticollis blitzartig einsetzen, nach einer raschen Bewegung, die aber die Grenzen der normalen Beweglichkeit weder erreicht noch überschreitet, das quälende Bild der Schmerzhaftigkeit gewisser Bewegungen und damit eine abnorme Kopfhaltung auslösen. Die Annahme einer traumatischen Läsion, einer Zerreißung einzelner Muskelfasern, eines intramuskulären Hämatoms, liegt immer noch in der Luft, darf aber nicht als Erklärung angenommen werden. Jede Spur eines Hämatoms fehlt. Der Muskel (Sternokleidomastoideus, Trapezius), dessen Funktion lädiert ist, zeigt einzelne knotenähnliche Verdickungen, die bei der Palpation schmerzhaft sind. Antirheumatische Therapie hat meist raschen Erfolg. Im ganzen ist das Bild des rheumatischen Tortikollis sehr viel besser umschrieben und abgrenzbar als das der Lumbago.

Neurogenen Ursprungs sind abnorme Kopfhaltungen, entweder durch Ausfall des N. accessorius, z. B. nach traumatischer Läsion oder durch Reizerscheinung in diesem Nerven. So kommt es zu dem spastischen Torticollis, dessen Bild ebenso quälend wie unverkennbar ist. Auch hier kommen Wirbelsäulenveränderungen vor, die als primäre Ursache angesprochen worden sind. Richtiger ist wohl die Auffassung, sie als sekundäre deuten und die Ursache der Störung im Mittelhirn zu suchen.

Eine sehr viel schwierigere Differenzierungsmöglichkeit ergibt sich innerhalb der 4. und 5. Gruppe, die zusammengehören, den abnormen Kopfhaltungen osteogenen und arthrogenen Ursprungs. Hierher gehören Verletzungen und Erkrankungen der Wirbelsäule. Kontusionen, Distorsionen, Luxationen, Luxationsfrakturen und reine Frakturen lassen sich rein klinisch kaum voneinander abgrenzen. Dia-gnostische Irrtümer kommen hier gar nicht selten vor. Ich kann mich hier nur auf kurze Andeutungen beschränken und verweise auf die ausführliche Darstellung durch Ledderhose im zweiten Heft dieser Sammlung.

Auf der einen Seite machen **Kontusionen** und namentlich **Distorsionen der Halswirbelsäule** recht schwere Erscheinungen. Vollkommene Fixation des Kopfes, Unmöglichkeit jeder Bewegung, Einhalten einer pathologischen Stellung lassen an weitergehende traumatische Veränderungen denken. Nur eine sehr genaue Untersuchung, Abwägung aller Symptome und weitere Beobachtung, ergänzt durch das Röntgenbild, bringt Sicherheit. Auf der anderen Seite muß ganz besonders vor dem Fehler gewarnt werden,

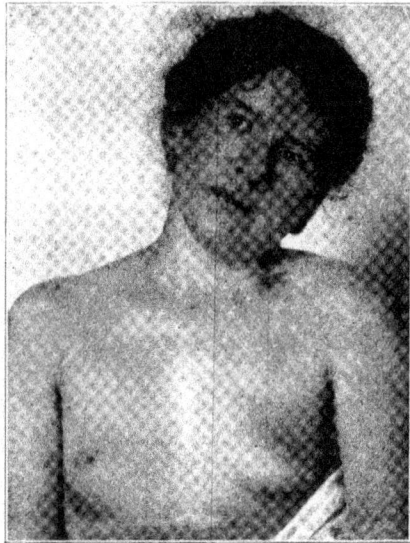

Abb. 65. 23 jähr. Mädchen. Torticollis bei Lymphogranulomatose. (Chir. Klinik Zürich.)

eine Luxation innerhalb der Halswirbelsäule zu übersehen und für eine Distorsion zu halten. Die klinische Untersuchung sollte gerade bei den Verletzungen der Halswirbelsäule durch Systematik alles nur mögliche herausholen: die Inspektion von vorn, beiden Seiten und hinten, die Abtastung der Reihe der Dornfortsätze, die Beurteilung der Kopfhaltung, des Halskonturs, der aktiven Beweglichkeit, der Nachweis von lokaler Druckempfindlichkeit, die Palpation der obersten Wirbel vom Munde aus, geben wichtige Anhaltspunkte. Die Prüfung der passiven Beweglichkeit, des Belastungs- und Stauchungsschmerzes darf nicht gedankenlos ausgeführt werden. Hier kommt schon die Möglichkeit der Schädigung des Patienten, vor allem bei den Verletzungen im Bereiche der beiden ersten Halswirbel, in Betracht.

Eine seltene Form von Schiefhals stellt der folgende Fall dar: Lina F., 23 Jahre (1921/33). Seit Januar 1918 mit einer linksseitigen Halsschwellung erkrankt, die in verschiedenen Spitälern mit Röntgenbestrahlungen, Punktionen behandelt wurde. Allmählich entwickelte sich eine Schiefhaltung des Kopfes nach links, die sich bei Sonnentherapie wieder besserte, nach Aussetzen aber sofort wiederkehrte.

Kopf nach links hinübergeneigt. Linke Schulter hoch gezogen ganz im Sinne eines Torticollis (Abb. 65). An der linken Halsseite rotbläuliche unregelmäßige Hautveränderung, über dem linken Sternokleidomastoideus beginnend, nach oben über das Ohrläppchen, nach hinten an den Nacken, nach unten bis etwa 4 Querfinger breit über das linke Schultergelenk reichend. In diesem Gebiete liegen verschiedene Fisteln und Einziehungen. Auch die linke Parotisgegend geschwollen. Bewegungen des Kopfes unmöglich, nur leichte Rotation. Aus den Fisteln entleert sich helles, seröses Sekret. Rechts am Halse verschiedene gut bewegliche und untereinander verschiebliche Lymphdrüsen zu tasten. Auch in der Achselhöhle einzelne Lymphome. Wirbelsäule röntgenologisch normal.

Probeexzision ergibt das Bild der Lymphogranulomatosis.

Aber auch die Deutung der Röntgenbilder der Halswirbelsäule, seien sie nun in sagittaler, frontaler, schräger Richtung oder bei geöffnetem Munde aufgenommen, erfordert viel Erfahrung. Immer wieder muß geraten werden, das Kontrollbild einer gesunden Wirbelsäule zum Vergleich heranzuziehen, auf der Röntgenplatte systematisch jeden Wirbelkontur zu verfolgen und nicht durch Verschneidungen sich zu falschen Schlüssen verleiten zu lassen. Gerade bei der Beurteilung der Röntgenbilder der Halswirbelsäule wird fehlerhafterweise vieles als pathologisch gedeutet, was normal ist.

Das negative Bild spricht nicht sicher für Distorsion bzw. Kontusion. Klinisch wird der Verdacht, daß eine schwere Läsion vorliege, durch die Beobachtung, durch die Suspension, die schon nach einigen Tagen Besserung bringt, die Beweglichkeit sehr viel freier erscheinen läßt, entkräftet.

Die reine Luxation der Halswirbelsäule wird seit Einführung der Röntgenstrahlen bei weitem nicht mehr so oft gefunden, wie das früher angenommen wurde. In der Regel sind auch da begleitende Frakturen vorhanden.

Damit ändert sich aber die Freizügigkeit der Behandlung.

Bekanntlich wird die Rotations- und Beugungsluxation unterschieden. Die erste ist einseitig, die zweite doppelseitig. Beide können vollständig und unvollständig sein. Die anatomische Vorstellung muß immer von der Tatsache ausgehen, daß die Gelenkfläche des oberen Halswirbels hinten steht und nach vorne sieht. Bei der Luxation kommt der obere Gelenkfortsatz auf den unteren oder vor den unteren zu stehen. Die abnorme Kopfhaltung ist daher bei der einseitigen Luxation durch die Beugung nach der gesunden Seite, bei der doppelseitigen Luxation durch die Neigung nach vorn gegeben. Da sich die Luxationen vorzugsweise nach abwärts vom 4. Halswirbel abspielen — die Luxation des 5. gegen den 6. am häufigsten ist —, sind Nick- und Drehbewegungen in einem gewissen Grad noch immer erhalten geblieben.

Die verschiedenen Frakturen, die die Luxation begleiten können, oder ohne sie bestehen, verschärfen das Bild sehr wesentlich. Die Schmerzhaftigkeit und Druckempfindlichkeit wird dadurch viel größer. Die Einschränkung der Bewegungen sehr viel ausgeprägter. Knochenbrüche spielen sich auch an den obersten Wirbeln ab und bekommen durch die nahe Beziehung zur Medulla besondere Bedeutung.

Wegleitend für die Therapie wird nur der ganze Status des Patienten sein können. Dort, wo klinisch und röntgenologisch sicher keine Luxation und Fraktur besteht, wo also eine fehlerhafte Kopfhaltung auf eine Distorsion allein zurückzuführen ist, wird mit oder ohne vorsichtiges Redressement in Narkose die Glissonsche Schwebe für einige Tage angewendet, dann mobilisierend nachbehandelt. Dort, wo eine reine Luxation klinisch und röntgenologisch angenommen werden kann, was aber selten der Fall ist (entgegen den Angaben in den Lehrbüchern, namentlich früherer Zeit), wird in Narkose mit vorsichtigen Einrichtungsbewegungen reponiert: die einseitige Luxation durch Vermehrung der pathognomonischen Stellung mit folgender Rotation des Kinns von der kranken zur gesunden Seite und Neigung nach der kranken Seite. Die doppelseitige Luxation, meist sehr mühsam, oft erfolglos in zwei Repositionsakten, die zuerst der einen, dann der anderen Seite gelten.

In den Fällen, wo eine Luxation mit Fraktur besteht, ist größte Vorsicht bei den Einrichtungsmanövern geboten. Zunächst sollte versucht werden, allein durch die Suspension die Stellungsanomalie zu verbessern. Fälle, die die obersten Wirbel betreffen, werden am besten überhaupt nicht angerührt, sondern, bei fehlender Nervenläsion, zur Ausheilung gebracht wie sie sind. Klinisch ist die Kopfhaltung bei Suspension in der Regel eine gute. Wird bei Luxationsfrakturen im unteren Abschnitt der Halswirbelsäule so nichts erreicht, dann kann nach 4—6 Tagen Extensionsbehandlung ein vorsichtiges Redressement in Narkose mit folgender Fortsetzung der Suspension erlaubt sein.

Frakturen der Halswirbelsäule, die die verschiedensten Knochenabschnitte betreffen können, werden ohne Einrichtungsversuche möglichst bald mit Bettruhe und Suspension, dann möglichst lange mit Horsleyscher Krawatte behandelt. Besonders auf dieses letztere Moment kann nicht genug aufmerksam gemacht werden. Fälle von Halswirbelsäulenfraktur haben gar nicht selten nach den ersten 14 Tagen ein gutes Zurückgehen aller Erscheinungen. Die Patienten werden schmerzfrei. Damit ist aber nicht der endgültige Zustand erreicht. 3—6 Wochen nach dem Unfall stellen sich örtliche Schmerzen neben ausstrahlenden quälenden Parästhesien oder ausgesprochenen Wurzelerscheinungen ein. Setzt dann erst die Immobilisierungs- und Entlastungstherapie ein, so ist es zu spät. Meines Erachtens sollen diese Patienten mindestens 3 Monate die Stützkrawatte tragen, dann ganz langsam entwöhnt werden und Bewegungsübungen aufnehmen. In der Regel werden sie allerdings eine starre Haltung nicht mehr ganz verlieren, aber es ist vor allem wichtig, sie schmerzfrei zu machen.

Als besonderes Moment für die Indikationsstellung und Therapie kommt zu dem lokalen Befund die Mitbeteiligung des Rückenmarkes und der austretenden Wurzeln in Betracht.

de Quervain gibt die folgenden einfachen Anhaltspunkte für die Höhenbestimmung des verletzten Segmentes nach Motilitätsstörungen, welche schon durch die Inspektion festgestellt werden können: ,,Schon die Haltung der Arme ist bezeichnend. Sind dieselben bis zu den Fingerspitzen völlig frei beweglich, nehmen sie also jede beliebige Stellung ein, so sitzt die Verletzung jedenfalls tiefer als das erste Dorsalsegment. Finden wir die Hände halb geschlossen, die Ellbogen gebeugt, die Vorderarme in mäßiger Pronation auf dem Thorax liegend, so schließen wir, daß die Verletzung ungefähr in der Höhe des 7. Halssegmentes liegt. Werden die Arme auswärts gedreht nach oben gehalten, die Finger wieder halb gebeugt, die Vorderarme supiniert, die Ellenbogen gebeugt, so ist das 6. Segment geschädigt. Liegen sie bewegungslos, ganz gelähmt neben dem Rumpfe, so ist der Sitz der Verletzung im 5. Segment.''

Inwieweit durch die Freilegung der Verletzung, sei es nun einer frischen Fraktur oder einer veralteten Luxation, eine Reparation zu erreichen ist, darüber ist eine einheitliche Auffassung noch nicht erzielt. Leichtere Nervensymptome bilden sich nach der Extension zurück. Schwere Formen sollen nach einigen Autoren (z. B. Mülleder) sofort, nach anderen nur ausnahmsweise und längere Zeit nach dem Trauma operiert werden. Die Mortalität der operativen Behandlung ist eine hohe.

Auch die Erkrankungen der Wirbelsäule wurden schon von Ledderhose in seinem Beitrag (s. oben) besprochen. Vom Standpunkt der fehlerhaften Kopfhaltung ist es vor allem die Tuberkulose, die Arthritis deformans, selten die Osteomyelitis, gelegentlich einmal die Metastasierung maligner Tumoren in dem Hinterhauptbein und in der Halswirbelsäule. Diagnostische Irrtümer sind hier namentlich bezüglich der Frühdiagnose der Spondylitis tuberculosa gar nicht selten. Die ersten Erscheinungen sind die des rheumatischen Torticollis, während weder klinisch noch röntgenologisch ein Herd in der Wirbelsäule nachzuweisen ist. Erst im späteren Stadium kommt es dazu, daß der Patient nicht imstande ist, seinen Kopf selbständig zu tragen. Der Schwere nach sinkt er nach vorn, bis das Kinn die Brust berührt. Aber gerade die Initialstadien sind es, die erkannt und behandelt werden müssen.

4. Entzündungen.

Die pyogene Infektion am Halse, hervorgerufen durch die verschiedensten Erreger, bietet ein sehr verschiedenes Bild je nach dem Ausgangsorgan, ihrer Lokalisation, ihrer Ausbreitung, ihrer Virulenz und der Abwehr. Im allgemeinen wird neben diagnostischen Schwierigkeiten, die sich vor allem für die Beziehung auf ein bestimmtes Organ ergeben, ein Irrtum unterlaufen, indem die Schwere der Infektion unterschätzt, die Ausbreitung verkannt und somit keine klare Vorstellung über die Entstehung und Entwicklung der Entzündung gewonnen wird.

Unter Berücksichtigung der Literatur hat sich nach einer Zusammenstellung des Materials der Züricher chirurgischen Klinik durch Frl. Dr. Meyer folgende Einteilung der Entzündungen am Halse ergeben:

I. Nackenabszesse:
   1. Lymphadenitis gland. occ. und lymphangitischer Abszeß.
   2. Senkungsabszeß nach Mastoiditis.
   3. Senkungsabszeß nach Osteomyelitis oder Tuberkulose (sec. inf.) des Occiput.

II. Infektion der Regio sub- und retromandibularis.
   1. Periostitis mandib. und perimandib. Phlegmone.
   2. Lymphadenitis submandib. und submentalis superficialis.
   3. Angina Ludovici (Lymphadenitis und Lymphangitis in der Submaxillarloge).
   4. Mundbodenphlegmone.
   5. Parotitis und Lymphadenitis gland. parot.

III. Rachenabszesse:
   1. Tonsillitis, Peritonsillitis und Lymphadenitis retromandibularis.
   2. Parapharyngeale und retropharyngeale Phlegmone (vor der Fascia praevertebralis).

3. Retropharyngealer Senkungsabszeß sekundär infiziert (bei Tuberkulose der Halswirbelsäule hinter der Fascia praevertebralis).

IV. Infektion im seitlichen Halsdreieck:

1. Vereiterte branchiogene Zyste.
2. Lymphadenitis cervicalis profunda.
3. Phlegmone im oberen Gefäßspalt (mit der Tendenz nach abwärts zu steigen).

V. Infektion der Regio colli anterior.

1. Osteomyelitis des Zungenbeines.
2. Bursitis subhyoidea.
3. Perichondritis laryngis.
4. Thyreoiditis und Strumitis.
5. Lymphangitischer Abszeß im Gefäßspalt unterhalb des Musc. omohyoideus.
6. Progrediente Phlegmone im unteren Abschnitte des Gefäßspaltes.
7. Thrombophlebitis der Vena jug. int. mit Periphlebitis.
8. Abszesse der Kopfnickerscheide.
9. Osteomyelitis manubrii sterni.
10. Vereiterte Dermoidzyste des Mediastinums.
11. Lymphadenitis mediastinalis (mit Durchbruch ins Jugulum).

VI. Periösophageale Phlegmone.

VII. Infektion der Fossa supraclavicularis:

1. Lymphadenitis.
2. Infizierter Senkungsabszeß.

Nach allgemeinen Grundsätzen geordnet ergibt sich somit folgendes:

1. Die Infektionen am Halse betreffen in erster Linie den reich entwickelten lymphatischen Apparat. Die Infektion ist **lymphogen** entstanden. Es kommt zur Lymphadenitis, Lymphangitis, spontan oder therapeutisch beeinflußtem Zurückgehen oder eitriger Einschmelzung. Im letzteren Falle entsteht der Lymphdrüsen- oder lymphangitische Abszeß. Die Lymphadenitis kann aber auch einen subakuten oder chronisch indurativen Charakter annehmen. In allen diesen Fällen bleibt die Infektion zunächst auf die Lymphbahn beschränkt. Später können die Grenzen durchbrochen werden und es entwickelt sich eine im Zellgewebe fortschreitende Entzündung. Die Eintrittspforte der Infektion tritt daneben entweder vollkommen in den Hintergrund, so daß sie keine Rolle spielt, oder sie besteht ihrerseits als Entzündungsherd weiter, der eine chirurgische Behandlung erfordert.

2. Die Infektion trifft ein in sich geschlossenes Organ des Halses. Vor allem gehört hierher die Infektion der normalen oder kropfigen Schilddrüse. Die Infektion entsteht **hämatogen** oder auch **per continuitatem**. Sie hat serösen, nekrotisierenden, plastischen oder suppurativen Charakter. Die Infektion bleibt auf das Organ beschränkt, oder führt fortschreitend zur Infektion der Lymphwege, oder durchbricht stürmisch die gegebenen Organgrenzen, im lokkeren Bindegewebe sich ausbreitend.

3. Die Infektion erreicht sofort von ihrem Ausgangspunkt oder sekundär lockeres Bindegewebe, in dem die stürmische Progression möglich ist. Die

8*

Infektion entsteht per continuitatem. Die Situation ist um so gefährlicher, als zwei vorgebildete Wege am Halse bestehen, die miteinander in Verbindung treten: der eine im Gefäßspalt zum vorderen, der andere periösophageal zum hinteren Mediastinum führend, beide zwischen Fascia colli media und Fascia praevertebralis. Immer handelt es sich um echte Phlegmonen, akute septische Entzündungen mit seröser und eitriger Infiltration. Aber auch diese prognostisch ungünstigen Prozesse nehmen ihren Ausgang von einer umschriebenen Stelle. Hierher gehören die Mundbodenphlegmone, die para-, die retropharyngeale und periösophageale Phlegmone.

4. sind die sekundär infizierten Senkungsabszesse hier anzuführen.

Diese Auseinandersetzungen sollen uns helfen, häufige diagnostische und therapeutische Irrtümer zu vermeiden. Die von einzelnen Organen ausgehenden Infektionen werden ebenso wie die Lymphadenitis unter dem Bilde von entzündlichen Tumoren einhergehen. Als solche werden sie in dem folgenden Kapitel, das die Geschwülste des Halses vom klinischen Standpunkt aus behandelt, besprochen werden müssen. Therapeutisch aber hat der Grundsatz zu gelten, daß jede Infektion am Halse lokal beginnt und daß es daher möglich sein muß, ihren Ausgangspunkt festzustellen, chirurgisch freizulegen und damit durch die Frühoperation die Ausbreitung zu verhindern.

Der verschiedene Charakter der vier hier angeführten Gruppen zwingt uns allerdings zunächst zu ganz verschiedenem Verhalten. Es wäre ebenso falsch, jede Lymphadenitis zu inzidieren, wie eine echte Halsphlegmone nicht abortiv kupieren zu wollen. Die Anamnese, die objektive Untersuchung, die klare Vorstellung über die anatomischen Ausbreitungswege, die Beobachtung der alarmierenden Symptome, die für den Einbruch in das lockere Bindegewebe und das Fortschreiten gegen das Mediastinum sprechen, wie vor allem die lebhafte Schmerzhaftigkeit den großen Gefäßen entlang bis zur Klavikula, die Zunahme der entzündlichen Schwellung binnen wenigen Stunden (seröse Exsudation), das hohe Fieber, der frequente weiche Puls, die Unruhe und leichte Benommenheit dürfen den Augenblick zur kollaren Mediastinotomie (Schlemmer) nicht versäumen lassen. Dieses Vorgehen ist namentlich unter dem Eindruck notwendig, daß jede Entzündung am Hals, von wo immer sie ausgeht, wie harmlos sie beginnen, wie alltäglich sie ursprünglich aussehen mag, dieses Ende nehmen kann. Trotz allem werden gewisse Fälle, die von vornherein septisch verlaufen, aus Gründen, die vorläufig nicht faßbar sind, nicht zu retten sein.

5. Geschwülste.

Es muß ausdrücklich betont werden, daß hier von den Geschwülsten im klinischen Sinne gesprochen werden soll, d. h. von allen Krankheitsbildern, die mit dem klinischen Zeichen einer Geschwulst einhergehen. Die Anatomie und Pathologie des Halses ergibt Grundsätzliches über die Entstehung, Organzugehörigkeit und Lage der verschiedenen Geschwülste.

I. Allgemeines.

Die Pathogenese der verschiedenen Geschwülste.

Die Krankheiten, die mit der Bildung einer Schwellung oder einer Geschwulst am Halse einhergehen, sind außerordentlich mannigfache. Sie lassen sich ihrer Entstehung nach in ein Schema bringen, das nicht erschöpfend, aber doch wegleitend sein kann. Zunächst gibt es Entwicklungsstörungen oder angeborene Zustände, die sofort oder erst allmählich zu Geschwulstbildung führen. Hierher gehören als häufigstes Beispiel die Dermoidzysten, die Kiemengangsreste, die angeborenen Lymphgefäßgeschwülste. Dann verlaufen alle akuten Entzündungen am Halse, vor allem die mit bestimmter Organzugehörigkeit, unter dem Bilde der umschriebenen Schwellung, welche die bekannten klinischen Eigenheiten der entzündlichen Geschwulst zeigt. Der umschriebene gut abgrenzbare Charakter der Schwellung geht mit der Progression, mit dem Übergreifen der Entzündung über die Grenzen des Organs verloren. Damit setzt die mehr diffuse, undeutliche, schlecht lokalisierbare Schwellung ein. Geschwulstcharakter zeigen in gleicher Weise die chronischen Entzündungen, seien sie nun nicht spezifischer oder spezifischer Natur — in erster Linie die tuberkulöse Infektion. Allgemeine Erkrankungen, vor allem Blutkrankheiten, führen in klinischem Sinne zu Geschwulstbildung am Halse. Spontane und traumatische Gewebsläsionen bedingen plötzliche Vergrößerung normaler oder erkrankter Organe und damit das plötzliche Auftreten von Geschwülsten. Hyperplasie, seltener Hypertrophie sind die häufige Ursache der Volumzunahme einzelner Halsorgane, die damit wieder als Geschwülste in die klinische Erscheinung treten. Und schließlich kommen Blastome in den verschiedensten Arten und Formen zur Entwicklung, sei es primär oder sei es sekundär und bedingen wieder das klinische Bild der Geschwülste.

Organzugehörigkeit.

Auch über die Organzugehörigkeit dieser auf so verschiedene Weise entstandenen Geschwülste läßt sich Grundsätzliches sagen. Zwei Organe beherrschen die Halsregion: der lymphatische Apparat und die Schilddrüse.

Die Lymphdrüsen kommen in allen einzelnen Abschnitten des Halses vielfach vor, sie haben mit allen soliden und hohlen Organen des Halses Beziehung, sie kommunizieren nicht nur untereinander, sondern haben auch aus entfernten Teilen des Körpers Zufluß. Sie beteiligen sich daher früh an den Erkrankungen der alliierten Organe.

Ihre Erkrankung ist häufig das erste nachweisbare Phänomen. Ihre Unselbständigkeit muß immer daran denken lassen, daß sie häufiger sekundär als primär ergriffen sind. Gehen wir von diesem Gedankengang aus, so ergeben sich diagnostische Richtlinien, die immer beachtet werden sollten und zahlreiche Irrtümer vermeiden ließen: Geschwülste, die wir den Lymphdrüsen zuzuzählen haben, sind in der Regel multipel. Sie können zwar in allen einzelnen Regionen des Halses vorkommen, sind aber entsprechend der Anatomie des Blut- und Lymphgefäßapparates an bestimmte Wege vorzugsweise gebunden. Sie haben ebenso viele Beziehungen zu ihrer nächsten Nachbarschaft wie zu entfernten Organen und dem ganzen Organismus. Ihre Erkrankung ist daher in erster Linie als eine symptomatische aufzufassen, die uns zwingt, der Pathogenese weiter nachzugehen. Die Symptomatologie der einzelnen Erkrankungsformen des lymphatischen Apparates ist mit wenigen Ausnahmen meist so gut charak-

terisiert, daß sichere diagnostische Schlüsse möglich sind. Das gilt für die
akute Entzündung mit ihren verschiedenen Ausgängen ebenso, wie für die
tuberkulöse Infektion und die sekundäre Blastombildung; am wenigsten deutlich für die Hyperplasie und die primäre echte Geschwulstbildung.

Ganz im Gegensatz dazu steht die Schilddrüse: Sie ist der Typus des
selbständigen dominanten Organes. Wenn auch eingefügt in das endokrine
System, verliert sie doch selten ihre maßgebende und entscheidende Bedeutung
innerhalb dieses Kartells. Die großen Evolutionen des Organismus, wie die
Pubertät, Gravidität, begleitet sie mit bestimmten Veränderungen. Ihre Erkrankungen sind primäre, von der Nachbarschaft und entfernten Organen
unabhängige. Wir haben uns vorzugsweise mit Rückwirkungen der Schild-
drüsenveränderungen auf die Nachbarschaft und den gesamten Organismus
zu beschäftigen und nicht umgekehrt. Ihre Lage am Halse ist eine typische
und beherrschende. Entwicklungsstörungen und Absprengungen können zwar
auch Schilddrüsengewebe in verschiedene Halsregionen versetzen, aber auch
dann bleibt ihre Tiefenlage unverändert, die sich klinisch in der Mitbewegung
beim Schluckakt äußert, dem unverkennbaren Zeichen der Schilddrüsenzuge-
hörigkeit. Im Rahmen der verschiedenen Erkrankungen der Schilddrüse stehen
die Funktionsstörungen im Vordergrunde, die anatomisch und damit klinisch
meist auch in der Geschwulstform zum Ausdruck kommen. Sekundäre
Läsionen, akute und chronische Entzündungen, echte Geschwülste, können
innerhalb der einmal festgestellten Organzugehörigkeit sehr wesentliche differentialdiagnostische Schwierigkeiten bereiten.

Neben dem lymphatischen Apparat und der Glandula thyreoidea kommen
andere Organe und angeborene Störungen als Ausgangspunkt von Geschwülsten
seltener in Betracht. Die kongenitalen Anomalien sind topisch gebunden, sie
haben ihren entwicklungsgeschichtlich gegebenen Lieblingssitz. Die übrigen
Organe, wie Larynx, Ösophagus, Gefäße, Karotisdrüse, Epithelkörperchen usw.,
sind nur ausnahmsweise der Ausgangspunkt von Veränderungen, die wir in
das Kapitel der Geschwülste einzureihen haben.

Therapeutische Grundsätze.

So verschieden die Physiologie und Pathologie des lymphatischen Apparates und der Schilddrüse sind, so ergeben sich doch, von den entgegengesetzten
Standpunkten aus, ähnliche allgemeine Richtlinien für die chirurgische Therapie. Es wird grundsätzlich unrichtig sein, Lymphdrüsenerkrankun-
gen als solche operativ zu behandeln. Unsere Sorge wird anderen Herden,
anderen Störungen gelten. Hingegen wird dort, wo diagnostische Schwierigkeiten bestehen, wo therapeutische Indikationen aus der richtigen Krankheits-
erkenntnis heraus gestellt werden sollen, von der Probeexzision ausgiebig
Gebrauch zu machen sein. Die Chirurgie der Lymphdrüsen ist zurückhaltend
geworden, sofern es sich nicht um sekundäre Krankheitserscheinungen handelt,
die gleichzeitig mit dem primären Herd chirurgisch ausrottbar sind. Für diese
Fälle aber gilt von demselben Gesichtspunkt aus das radikalste Vorgehen.

Demgegenüber ist die Chirurgie der Schilddrüse ein treibender Teil der
Therapie. Aber auch hier gilt die Betrachtung der Zusammenhänge als maßgebend. Wir sind gewohnt, die nachbarschaftlichen und entfernten Einflüsse,
welche die Glandula thyreoidea aktiv nimmt, zu betrachten und zur Indikations-

stellung für die Eingriffe an der Schilddrüse zu benutzen. Wir suchen den tieferen Einblick in das funktionelle Wesen dieser innersekretorischen Drüse auch für die Enchairese zu verwerten, während uns bei den Erkrankungen des lymphatischen Apparates der Ausblick in die Struktur der Nachbarschaft in die richtige Bahn leiten soll.

II. Spezielles.

Für die einzelnen Regionen des Halses stehen verschiedene diagnostische und therapeutische Fragen im Vordergrunde, die zu Irrtümern Anlaß geben.

1. Regio submentalis.

Hier können angeborene Geschwülste, wie die Zyste des Ductus thyreoglossus, die Dermoidzyste, eine Strumazyste differentialdiagnostisch

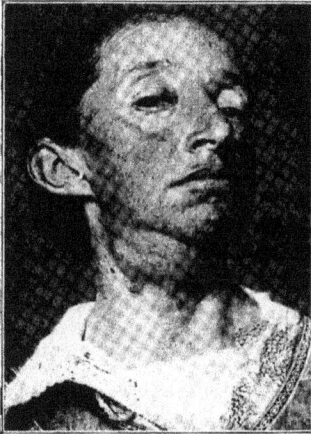

Abb. 66. Submentales Dermoid.
(Chir. Klinik Zürich.)

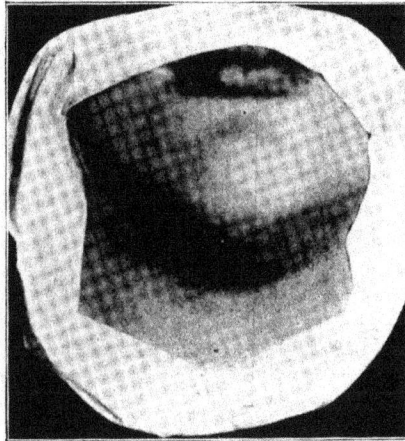

Abb. 67. Lymphadenitis submentalis subacuta.
(Photo nach Moulage der chir. Klinik Zürich.)

kaum voneinander getrennt werden (Abb. 66). Der Fehler ist in der Regel nicht groß. Bedeutung hat er nur dann, wenn neben der aberrierten Struma eine Athyreose besteht, worauf schon früher hingewiesen wurde. Die Lymphadenitis acuta, chronica, tuberculosa kommt hier seltener als in der Submandibulargegend vor (Abb. 67). Das Symptom der Multiplizität kann im Stiche lassen. Gerade in der Submentalgegend findet sich bisweilen nur eine einzige Lymphdrüse vergrößert. Dieser Umstand erschwert sogar die Abgrenzung gegenüber den Geschwülsten auf Grundlage einer Entwicklungsstörung. Diese sind durch die genaue mediane Lage ausgezeichnet. Aber auch eine einzelne vergrößerte Lymphdrüse kann so liegen. Die Mundbodenphlegmone kann in der Submentalgegend beginnen, also zunächst unter dem Kinn lokalisiert sein und sich von hier nach beiden Seiten ausdehnen. Hier liegt eine schlecht begrenzte, unverschiebliche Schwellung vor, mit allen Zeichen der akuten Entzündung. Früh und radikal inzidieren, muß die Losung heißen.

Die Karzinommetastase muß auch in der Submentalgegend bei allen Epitheliomen der Lippen und innerhalb der Mundhöhle gesucht werden. Es ist ein häufiger Irrtum, daß diese Untersuchung unterlassen, eine karzinomatös infizierte Lymphdrüse dort übersehen wird und bei der Operation zurückbleibt. Als Regel hat zu gelten, daß mit der einseitigen Ausräumung der Regio submandibularis auch die Regio submentalis von Fett- und Lymphdrüsengewebe zu befreien ist.

2. Regio submandibularis.

In dieser Gegend gehen die begrenzten Geschwülste von den Lymphdrüsen oder von der Glandula submaxillaris (seltener Glandula sublingualis) aus.

Sichere Entscheidungen sind bisweilen nicht möglich. Praktisch über-wiegen weitaus die Lymphdrüsenschwellungen. Einheitliche, gleichmäßige, sehr derbe Konsistenz der Geschwulst spricht für Speicheldrüse (vgl diese). In den Lymphdrüsen ist ebenso häufig die akute und chronische nicht spezifische Ent-zündung wie die Tuberkulose. Für diese ist hier wie sonst am Halse, charakteristisch: Multiplizität und Nachweis verschiedener Krankheitsstadien. Also Erweichung neben derber Konsistenz.

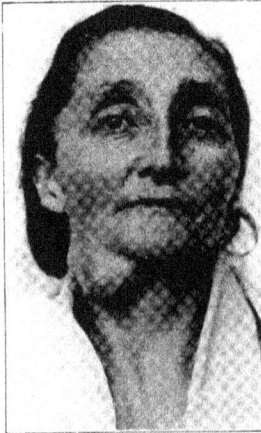

Der folgende Fall bietet eine ungewöhnliche Anamnese. Elisabeth K., 52 Jahre (1921/1969). Angeblich im Alter von 28 Jahren Zahnschmerzen rechts hinten unten. Im Anschluß daran Auftreten einer kleineren Geschwulst unterhalb des Unterkieferrandes rechts. Letztere nahm allmählich an Größe zu. Seit 10 Jahren steht das Wachstum still. Hat vor 2 Jahren eine seröse Brust-fellentzündung durchgemacht. Wird jetzt mit appen-dizitischem Abszeß eingeliefert. Das Drüsenpaket besteht aus mehreren pflaumen - nußgroßen, glatten, mittel-weichen bis derben Tumoren, welche miteinander ver-wachsen und auf der Unterlage leicht verschieblich sind. Die Haut darüber ist frei. Keine Beschwerden (Abb. 68).

Abb. 68. Submandibulare chron. tuberkul. Lymphome (chir. Klinik Zürich).

Die submandibularen Lymphdrüsen sind nicht nur für die Entzündungs-erreger, sondern auch für die Tumorzellen der regionären Organe die erste Station. Dementsprechend muß die Submandibulargegend bei allen Karzinomen und Sarkomen des Gesichtes und Mundes auf Metastasen untersucht und bei der Radikaloperation ausgeräumt werden. Sind die sub-mandibularen Lymphdrüsen karzinomatös infiziert, so sind nach meiner Er-fahrung in der Regel auch die Glandulae cervicales profundae nicht mehr gesund (vgl. später). Auf der anderen Seite müssen harte, runde, schmerz-lose Lymphdrüsen, die sich bei kurzer Beobachtung vergrößern, den Verdacht auf Karzinom in der Umgebung erwecken, Außerdem können die Lymph-drüsen dieser Gegend die universelle Schwellung des lymphatischen Apparates aus den verschiedensten Krankheitsursachen mitmachen.

Die Regio submandibularis ist sehr häufig der Sitz fortschreitender akuter Entzündungen, ein- oder beiderseitig, die in der Form einer diffusen schmerzhaften Rötung und Schwellung auftreten. Es handelt sich um eine

Periostitis mit perimandibulärer Phlegmone, die Angina Ludovici oder die primäre Mundbodenphlegmone. Der verschiedene Ausgang bedingt zwar die verschiedene Schwere des Krankheitsbildes, aber nicht immer kann eine diagnostische Entscheidung getroffen werden. Während bei sicher festgestelltem Ausgang von einem Zahn die Prognose meist günstig, seltener durch einen stürmischen Verlauf getrübt ist, muß für die Angina Ludovici, die von einer akuten Lymphadenitis in der Submaxillarloge ihren Ausgang nimmt und für die diffuse Mundbodenphlegmone das frühe chirurgische Eingreifen gefordert werden. Es darf nicht auf den Nachweis der Erweichung gewartet werden. Sie entgeht der Palpation unter der derben infiltrierten Haut und Faszie. Das entzündliche Ödem (an den aryepiglottischen Falten, den Stimmbändern), die Ausbreitung in den Gefäßspalt und die allgemeine toxische Wirkung dürfen nicht zur Entwicklung kommen. Es muß vorher inzidiert werden. Wir wissen nie, eine wie virulente Infektion vorliegt und dürfen nie die natürliche Widerstandsfähigkeit des Patienten gegenüber dieser Infektion überschätzen. Es wird nicht Sache des praktischen Arztes sein, einzugreifen, obwohl die Frühinzision durchaus kein schwieriger, vielmehr ein einfacher anatomisch gegebener Eingriff ist, aber es wird seine Pflicht sein, den Patienten dem Chirurgen rechtzeitig abzugeben. Kocher hat für die Freilegung der Submandibulargegend einen Normalschnitt angegeben, der von dem vorderen Rande der Spitze des Proc. mast. zur Mitte des Zungenbeines verläuft, fingerbreit unter und hinter dem Kieferwinkel vorbei. Verletzungen des Fazialismundastes kommen nicht so selten vor, weil der Hautschnitt zu hoch gelegt wird und nicht weit genug nach median unten reicht. Nach Spaltung der Faszie führt dieser Schnitt ohne weiteres in das Lager der Glandula submaxillaris und nach Lüften derselben und Durchtrennung des Musc. myohyoideus an den Mundhöhlenboden. Der Vorteil dieses Schnittes ist auch die Unterbrechung der Lymphbahn gegen den Karotistrichter zu. In allen schweren Fällen von Mundbodeninfektion ist dieser Schnitt auf beiden Seiten zu machen, mit ausgiebiger Dränage.

Ganz eigentümliche Krankheitsbilder können in der Regio submandibularis durch das Mitergriffensein der Haut entstehen. Die Entscheidung gegen Aktinomykose, die hier ihren Lieblingssitz hat, Tuberkulose der Haut, ausgehend von tuberkulösen Lymphomen und breit infiltrativ durchwachsendem Karzinom, von einer Lymphdrüsenmetastase her, kann Schwierigkeiten machen (vgl. S. 89).

3. Regio hyothyreoidea.

In diesem kleinen Gebiet zwischen Os hyoides und Cartilagio cricoidea, durchaus der Mittellinie entsprechend, kommen Geschwülste infolge Entwicklungsstörung oder im Zusammenhang mit dem Zungenbein und dem Larynx vor. Dermoide, Reste des Ductus thyreoglossus, aberrierte Strumen (Abb. 69) sind es vorwiegend, die ersteren meist von geringerer Größe. Schleimbeutel und Lymphdrüsen bilden kleine, runde, schmerzhafte Geschwülste, die sehr schwer voneinander zu differenzieren sind. Eine kleine, harte Glandula lymphatica, die am Lig. cricothyreoideum liegt, tritt bei dem inneren Larynxkarzinom auf. Eine sichere Diagnose wird oft nicht zu stellen sein, die Exzision wird entscheiden. Natürlich können alle diese äußeren Befunde nur im Zusammenhang mit einer sehr genauen laryngoskopischen Untersuchung verwertet werden. Entzündliche Erkrankungen, wie die Osteomyelitis des Os hyoides, die primäre Perichondritis der Cartigalo thyreoidea oder cricoidea sind selten. Schließlich können Tumoren des äußeren Larynx, wie das Chondrom, Geschwülste der Regio hyothyreoidea bilden. Therapeutische Irrtümer kommen hier weniger in Betracht — Zurückhaltung in der Indikationsstellung ist geboten.

4. Oberes seitliches Halsdreieck.

Geschwülste dieser Region liegen vor dem Kopfnicker, teilweise von ihm bedeckt oder ganz von ihm überzogen, so daß sie mehr an seinem

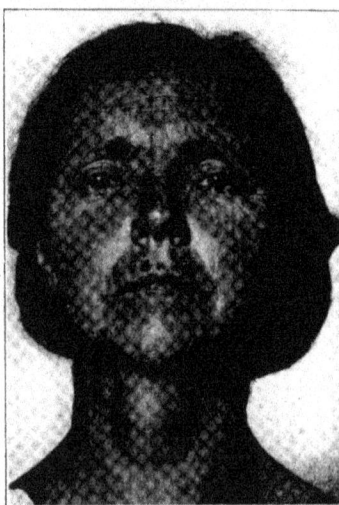

Abb. 69. Struma in der Regio hyo-thyreoidea. (Chir. Klinik Zürich.)

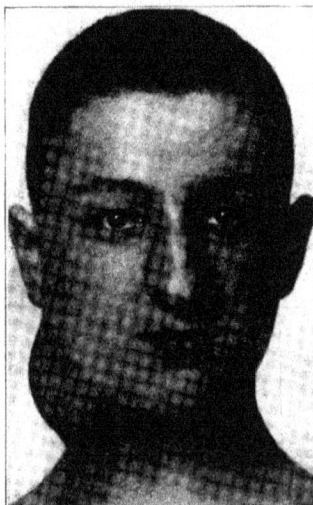

Abb. 70. Kiemengangzyste bei 16 jähr. Mann. (Chir. Klinik Zürich.)

hinteren Rande hervortreten. Sie sind neben den thyreogenen Geschwülsten im mittleren Halsdreieck die häufigsten am Halse. Ihren Ausgang nehmen sie in der überwiegenden Mehrzahl von Lymphdrüsen, die hier, entsprechend der Teilungsstelle der Karotis, in reicher Menge liegen. Ihre verschiedene Pathogenese ergibt innerhalb dieser Gruppe beträchtliche differentialdiagnostische Schwierigkeiten. Daneben kommt aber eine Reihe anderer Geschwülste vor, die mit Lymphdrüsen nichts zu tun haben und deren Ätiologie eine sehr mannigfache ist. Bei der Diagnose der Geschwülste des oberen seitlichen Halsdreiecks werden also zahlreiche Irrtümer vorkommen.

Von Geschwülsten auf angeborener Grundlage sind es das Hygroma colli congenitum und die aus Kiemengangsresten hervorgehenden: die Kiemengangszysten und die branchiogenen Karzinome.

Das **Hygroma colli congenitum** ist ein zum Teil zystisches Lymphangiom. Die Zystenbildung kann so vorwiegen, daß eine scheinbar einheitliche Zyste

— die Lymphzyste des Erwachsenen — vorhanden ist. Die Wand der Zyste besteht aus Lymphangiomgewebe mit kleinsten Hohlräumen und Resten lymphatischen Gewebes (Jatrou). Dadurch erhält das Hygroma colli cysticum seine charakteristische Konsistenz, die weich, schwammartig ist, ohne direkte Kompressibilität. Es kommt bei Kindern aber auch bei Erwachsenen unter 25 Jahren vor und kann eine beträchtliche Größe erreichen. Noch häufiger als im oberen seitlichen Halsdreieck liegt das Hygroma colli congenitum in der Supraklavikulargrube (s. diese). Die Diagnose wird selten verfehlt, weil der Palpationsbefund außerordentlich charakteristisch ist. Die Therapie kann nur in der Exstirpation bestehen, die freilich durch die zarte Wand, die weite Ausbreitung recht mühsam, im Kindesalter gefährlich sein kann.

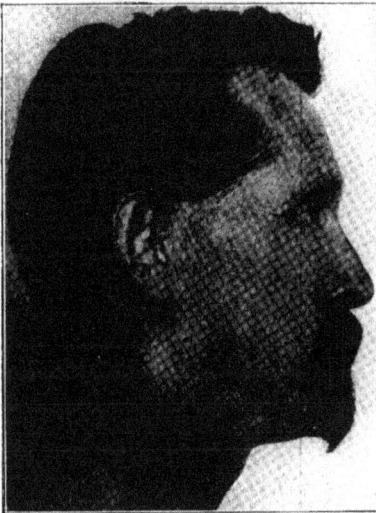

Abb. 71a. Branchiogenes Karzinom (50jähr. Mann). Ansicht von der Seite. Zu beachten die Einziehung der Haut am unteren Rande der Geschwulst. (Chir. Klinik Zürich.)

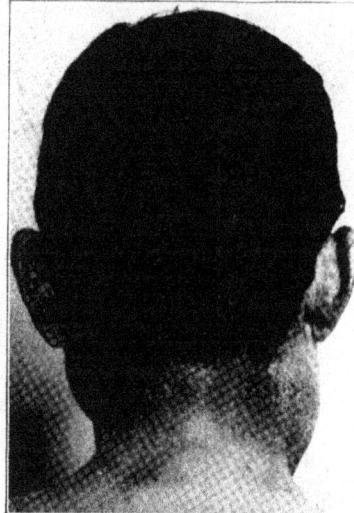

Abb. 71b. Branchiogenes Karzinom (50jähr. Mann), chir. Klinik Zürich. Ansicht von hinten.

Die **Kiemengangszysten** bilden eiförmige, gut abgegrenzte, derbe, prallelastische Geschwülste mit glatter Oberfläche. Sie können oberflächlicher und tiefer liegen. Nachdem Kiemengangszysten vereitern können, werden aus den blanden Geschwülsten entzündete mit allen Zeichen der Infektion. Sie können mit einer solitären Lymphdrüse verwechselt werden. Ihr Vorkommen bei Patienten mittleren Alters, die sonst gesund sind, bei denen ein Grund für eine Lymphdrüsenschwellung nicht zu finden ist, schafft die besondere Kategorie dieser Patienten (Abb. 70).

Sehr viel schwieriger ist es mit den **Karzinomen**, die sich aus latent gebliebenen Epithelabsprengungen der Kiemengänge entwickeln. Sie kommen fast ausschließlich bei Männern zwischen 40 und 55 Jahren vor, bilden rasch

wachsende, sehr derbe, früh fixierte, bald auch die Haut ergreifende exulzerierte
Tumoren mit unebener Oberfläche und sehr charakteristischer Retraktion
des umliegenden Gewebes (Hautfaltenbildung). Sie liegen in der Höhe des
Os hyoides, gedeckt von dem Musc. sternocleidomast. Früh haben sie das
ominöse Charakteristikum der malignen Halsgeschwülste durch die ausstrahlenden Schmerzen in das Ohr oder in den Kopf hinauf. Die Blastom-
natur dieser Geschwülste wird bei den Patienten, die in der Regel spät zum
Arzte kommen, leicht festzustellen sein. Die größere Schwierigkeit ergibt sich
aber hinsichtlich der Entscheidung, ob das Karzinom primär oder sekundär, d. h. ein karzinomatöser Lymphdrüsentumor ist (Abb. 71a u. b, Abb. 72).

Ein branchiogenes Karzinom darf nur dann diagnostiziert werden, wenn eine Metastase, also ein sekundäres Karzinom, ausgeschlossen ist[1]). Dieser Forderung gerecht zu werden, ist aber äußerst schwer. Wie skeptisch der Standpunkt gegenüber dem primären Karzinom sein kann, geht z. B. daraus hervor, daß ein so erfahrener Pathologe wie Hedinger mir sagte, er habe noch nie ein branchiogenes Karzinom gesehen. Es habe sich immer um sekundäre Karzinome gehandelt.

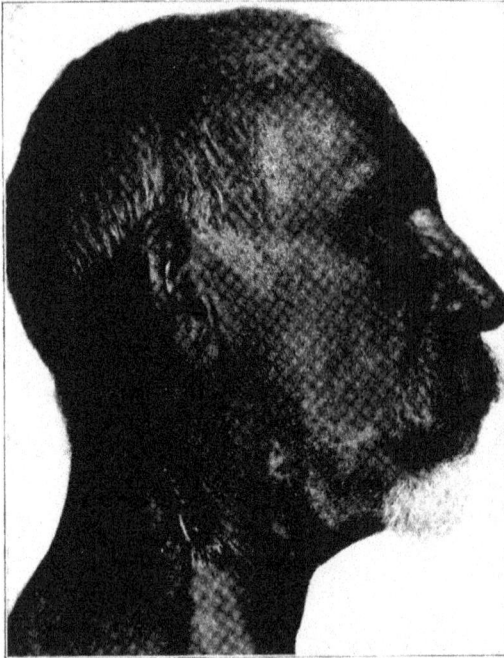

Abb. 72. Exulzeriertes branchiogenes Karzinom (62 jähr. Mann), chir. Klinik Zürich. Deutliche Zeichen der Schrumpfung. Histologisch als Karzino-Sarkom bezeichnet.

Für die Schwierigkeit dieser Entscheidung liegen besondere Gründe vor:
Erstens ist das regionäre Einflußgebiet groß und unübersichtlich. Es wurde
schon früher darauf hingewiesen, daß es dem in der laryngoskopischen Untersuchung nicht besonders Geübten unmöglich sein kann, den Sinus pyriformis
so einwandfrei zu überblicken, daß er das Recht hätte, mit Bestimmtheit

---

[1]) „Die Diagnose der sog. branchiogenen Karzinome stützt sich also im wesentlichen
auf die Unmöglichkeit, ein primäres Karzinom nachzuweisen."
Ein weiteres verwirrendes Moment ist der Umstand, daß die Histologie der primären
Blastome des Halses (einschließlich der branchiogenen Karzinome) durchaus nicht abgeschlossen ist (vgl. Abb. 72).

ein kleines Karzinom im Sinus auszuschließen. Damit ist aber nur eine, wenn auch vielleicht die häufigste und unzugänglichste, Stelle genannt, an der ein primärer Tumor gesucht werden muß. Daneben kommen alle anderen Teile des Pharynx, der Larynx, die Mund- und Nasenhöhle in Betracht (Abb. 73 u. 74).

Es sei als Beispiel auf den Fall verwiesen, den de Quervain in seiner Diagnostik (8. Aufl., S. 208) abbildet, der eine Frau mit einem Drüsenpaket in dem seitlichen Halsdreieck bei einem kleinen Karzinom der mittleren Nasenmuschel darstellt.

Aus all dem geht hervor, daß es nicht nur unser besonderes Bemühen sein muß, sondern daß es auch oft sehr schwierig sein wird, in dem weit

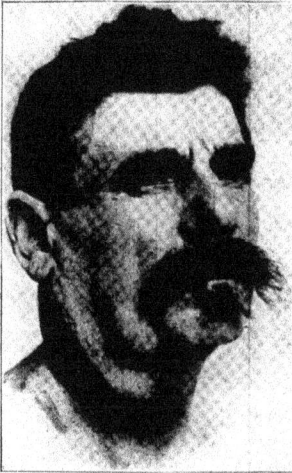

Abb. 73. Primäres Pharynxkarzinom. Ausge-   Abb. 74. Primäres Karzinom des harten Gau-
dehnte Lymphdrüsenmetastasen. Atherom   mens. Lymphdrüsenmetastase. (Chir. Klinik
am Unterkieferrand. (Chir. Klinik Zürich.)   Zürich.)

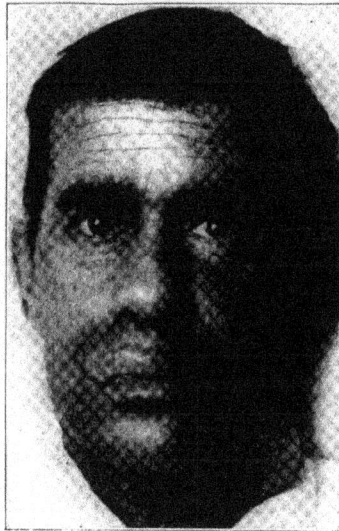

verbreiteten, regionären Gebiete der Glandulae cervicales profundae das primäre Karzinom auszuschließen und zu dem bestimmten Schlusse zu kommen, daß ein branchiogenes Karzinom vorliegt, das an Ort und Stelle exstirpiert werden darf. Der zweite Grund für die Schwierigkeiten ist aber darin zu suchen, daß nicht nur die nächste Umgebung, sondern auch weit entfernte Organe in Betracht gezogen werden müssen, die latent neoplasmatisch erkranken und die erste äußere Metastase in den Halslymphdrüsen (nicht nur supraklavikular, sondern auch im oberen seitlichen Halsdreieck) setzen. Es folgt daraus, daß neben den Hals- auch alle übrigen Organe, vor allem Thorax und Abdomen (Lungen, Bronchien, Magen, Ovarien, Uterus usw.), in den Kreis der Untersuchung gezogen werden müssen, um sicher zu gehen.

Eine weitere Frage ist nun die, ob innerhalb der Lymphdrüsentumoren

das Karzinom immer sicher und eindeutig erkannt werden kann. Obwohl meist
der klinische Befund ein solcher ist, daß die Annahme des Karzinoms eindeutig,
oder der Verdacht auf maligne Degeneration sehr groß ist, kommen doch Fälle
vor, wo Täuschungen möglich sind.

Einen solchen Fall habe ich erst in letzter Zeit gesehen, eine Frau von 35 Jahren
betreffend, bei welcher die vergrößerten, gleichmäßig derben (nicht harten) untereinander
verbackenen Lymphdrüsen nach Abwägung aller Momente von einem so guten Kenner
wie Naegeli für ein Lymphogranulom gehalten wurden.

Die zuerst abgelehnte, später doch ausgeführte Probeexzision ergab ein Zyliner-
zellenkarzinom, dessen Ausgang zu Lebzeiten der Patientin nicht festgestellt werden

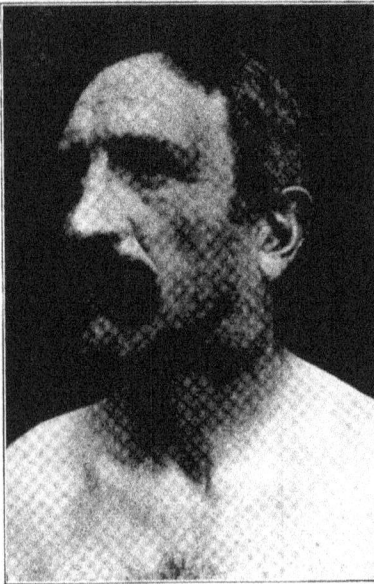

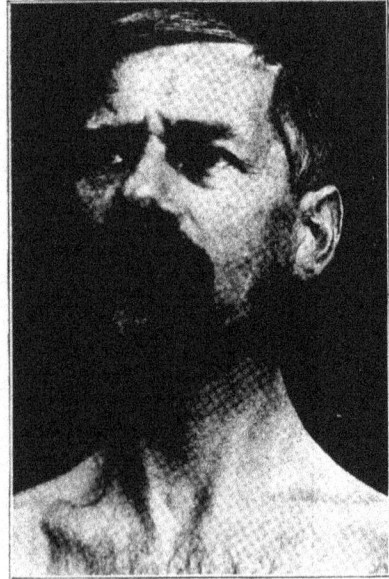

Abb. 75a. 50jähr. Mann mit tuberku-   Abb. 75b. 51jähr. Mann mit Metastase
lösem Lymphom (chir. Klinik Zürich).   nach Ca. laryngis (chir. Klinik Zürich).
Beide Bilder zeigen das gleiche klinische Bild, dem ein ganz verschiedener Krankheits-
prozeß zugrunde liegt.

konnte. Nach dem weiteren klinischen Verlauf handelte es sich scheinbar um einen ab-
dominalen Tumor. Die Sektion ein halbes Jahr nach der Probeexzision ergab ein kleines
Karzinom des Nierenbeckens am Übergang in den Ureter.

Wir haben also eine weitere Schwierigkeit darin, daß es auch innerhalb der Erkrankungen, die zu Vergrößerung der Lymphdrüsen
führen, schwerwiegende diagnostische Irrtümer gibt. Die Lymphadenitis bildet eine Kette von Krankheitsbildern, die aus der stärksten
Prägnanz im akut entzündlichen Zustande hinüberführen zu den chronischen
derben, ja sogar harten Drüsenschwellungen, welche wir bei vielen anderen
Prozessen finden (Abb. 75a u. b). Im oberen seitlichen Halsdreieck sind
ganz besonders häufig die tuberkulösen Lymphome, die in der Mehr-

zahl zwar typische Bilder zeigen, aber gelegentlich ganz aus der Art schlagen. Das ist der Fall, wenn sie zwar multipel sind, aber keinerlei Neigung zu Erweichung haben.

Einen solchen Fall zeigt Abb. 76, der ganz an das Bild der leukämischen oder pseudoleukämischen Lymphome erinnert. Normales Blutbild. Die Probeexzision und mikroskopische Untersuchung einer Lymphdrüse ergab typische Tuberkulose. Erst 2½ Monate nach dem Spitaleintritt bildete sich an einer kleinen Stelle (unter dem rechten Ohr) eine Erweichung unter rotblauer Verfärbung der Haut.

Es drängt sich die Frage auf, wieso dieser atypische Verlauf zustande kommt. Mir scheint es durchaus wahrscheinlich, daß solchen Fällen Infektionen zugrunde liegen, die nicht den Typus humanus des Tuberkelbazillus betreffen, sondern durch andere Stämme zustande kommen. Es sei daran erinnert, daß Oehlecker bei seinen Untersuchungen doch gar nicht so selten, gerade für die Halslymphome feststellen konnte, daß Infektionen mit dem Typus bovinus vorliegen und daß Löwenstein in seinen letzten Publikationen der Geflügeltuberkulose in der menschlichen Pathologie eine bedeutsame Rolle zuschreibt.

Endlich kommt noch das ätiologisch wie klinisch unklare Bild der **Lymphogranulomatose** dazu, das die diagnostischen Schwierigkeiten weiter sehr erschwert. Ebenso schwer erkennbar ist schließlich das Lymphosarkom, das sehr derbe, untereinander verbackene, rasch wachsende Tumoren bildet, neben denen anderweitige Lymphdrüsenschwellungen meist nicht fehlen. Eine sichere Abgrenzung dieser Geschwülste von kleinzelligen Rundzellensarkomen anderer Genese, also nicht von den Lymphdrüsen ausgehend, wie etwa dem Bindegewebe der Halsfazie, ist klinisch unmöglich.

Aus dem Angeführten geht hervor,

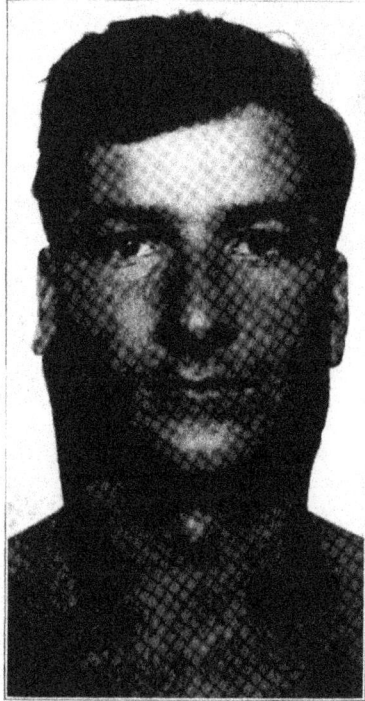

Abb. 76. 20 jähr. Mann, klinisch als Pseudoleukämie aufgefaßt, erweist sich nach Probeexzision als tuberkulöses Lymphom.

was früher schon im allgemeinen Sinne gesagt wurde, daß in vielen Fällen die klinische Diagnose unsicher bleibt, daß die histologische Untersuchung einer exzidierten Lymphdrüse und der Tierversuch mit diesem Material gefordert werden muß, daß therapeutisch für alle Fälle eine große Zurückhaltung geboten ist. Hierin liegt gerade der große Fortschritt der letzten Jahre. Er wurde auch dadurch erleichtert, daß die konservative Behandlungsmethode durch Einführung der Strahlentherapie bereichert und damit ein Verfahren gewonnen wurde, dem gute Erfolge nicht abzusprechen sind. Die Zeiten, in denen tuberkulöse Lymphome exstirpiert wurden, sind längst vorbei. Wir dürfen heute wohl für die meisten Fälle die operative Therapie als einen

Fehler bezeichnen. In Betracht kommen nur solitäre Drüsen oder Fälle, in denen nach längerem konservativen Bemühen[1]) ein Erfolg nicht erreicht wird. Oft wird es sich bei diesen Patienten um Fehldiagnosen handeln.

Ebenso überwunden ist die Operation der malignen Lymphome, der Lymphogranulomatose, der sonstigen pseudoleukämischen und leukämischen Drüsenschwellungen sowie der Lymphosarkome. Nur die Probeexzision ist erlaubt. Auch hier gibt die Röntgentherapie mit der Arsenbehandlung (Arsazetin) symptomatische Erfolge.

Sehr viel schlechter steht es mit den Karzinomen. Die Prognose der branchiogenen Karzinome ist die denkbar schlechteste. Gleichgültig, ob es sich um verhornende Plattenepithelkarzinome handelt (die häufiger beobachtete Art) oder Zylinderzellenkrebse — ein Rezidiv bleibt auch bei radikalstem Vorgehen nicht aus. Ich persönlich habe wenigstens noch keinen durch die Operation dauernd geheilten Fall gesehen.

Meine Erfahrungen stimmen mit den aus der Küttnerschen Klinik von Lorenz mitgeteilten Ergebnissen überein, der feststellen konnte, daß von 64 Fällen nur 6 länger als 1 Jahr rezidivfrei geblieben waren und nur ein einziger noch nach 5 Jahren gesund war. Der Fall Haberers ist eine seltene Ausnahme (65jähriger Mann nach einem halben Jahre Rezidivoperation, dann zwei Jahre Heilung).

Auch die Strahlenbehandlung ist ohnmächtig. Weder von Röntgen noch Radium habe ich Erfolge gesehen. Es gibt auch hier, wie überhaupt auf dem Gebiete der Blastome, anscheinend gutartigere Formen. Meist sind es dann aber Fälle, die histologisch nicht eindeutig als branchiogene Karzinome aufzufassen sind. Trotzdem würde es mir als therapeutischer Irrtum erscheinen, von dem Versuche der Heilung durch Operation grundsätzlich abzustehen. Der Eingriff soll gemacht werden, Lymphdrüsenmetastasen finden sich neben dem branchiogenen Karzinom selten. Die nach der Tiefe zu fixierten oder nach außen perforierten Karzinome müssen als inoperabel gelten.

Daß die Prognose der sekundären Lymphdrüsenkarzinome am Halse durchaus ungünstig ist, braucht kaum erwähnt zu werden. Nicht mit Unrecht stehen manche Autoren auf dem Standpunkte, daß sie die Karzinome des Pharynx, Larynx usw., die von Lymphdrüsenschwellungen im oberen seitlichen Halsdreieck begleitet sind, als inoperabel ansehen. Nach meiner Erfahrung schützt weder die sorgfältige Ausräumung der Glandulae lymphaticae an der Karotisteilung und weiter unten, noch die Exstirpation des primären Herdes, wie z. B. eines Sinuskarzinom mit der Kontinuität der Lymphbahnen in die metastatisch infizierten Lymphdrüsen hinein, vor einem Rezidiv. Auch die Strahlentherapie versagt.

Neben den Lymphdrüsentumoren kommen die von einer in das obere seitliche Halsdreieck aberrierten Schilddrüse ausgehenden Geschwülste in Betracht (Abb. 77). Wieder können wir es mit einer akuten, sehr selten mit einer chronischen Entzündung, am häufigsten mit der Kropfbildung (Zysten), aber auch mit einer echten Geschwulst zu tun haben. Wie

---

[1]) Eine Aufzählung würde hier zu weit führen. Es sei nur daran erinnert, daß neben der innerlichen und äußerlichen Jodanwendung, von der ich wie andere Autoren, z. B. Hotz, sehr viel halte, die Punktion und Entleerung, die natürliche und künstliche Höhensonne, die Röntgentherapie, die Pflege des Mundes, die Behandlung kariöser Zähne nicht vergessen werden darf.

an der in normaler Lage befindlichen Schilddrüse, kommen auch hier plötzliche Vergrößerungen, also Geschwulstbildungen im klinischen Sinne durch
Blutung und Entzündung vor. Die Differentialdiagnose wird dadurch erleichtert und sichergestellt, daß wir den Schilddrüsencharakter der Geschwulst
durch das Mitgehen beim Schlucken, durch die Beziehung zur Glandula
thyreoidea an normaler Stelle, schließlich durch das Verhältnis zu den tieferen
Halsorganen, vor allem Trachea, Ösophagus, Gefäßen, erkennen können.

Auch eine Gland. submaxillaris kann — sehr selten — in das obere seitliche Halsdreieck verlagert sein und dort erkranken.

Seltenere Geschwulstbildungen im oberen seitlichen Halsdreieck entstehen durch den Senkungsabszeß bei Spondylitis tuberculosa, durch das Aneurysma der Ka-
rotis, durch die Tumoren der Karotisdrüse oder eines Epithelkörperchens.

Der **kalte Abszeß** liegt zunächst hinter
der Fascia praevertebralis, durchbricht diese
und kommt damit an den Gefäßspalt. Er
erscheint als weiche, teigige Geschwulst in
der Tiefe, begleitet von meist uncharakte-
ristischen, mehrfachen Lymphdrüsenschwellungen. Nachdem aber die primäre Erkrankung schon in ein Stadium getreten ist, das
unverkennbare Funktionsstörungen macht,
tritt der Senkungsabszeß nicht unerwartet
auf. Immerhin muß an die Fälle erinnert
werden, die monatelang irrtümlicherweise
als rheumatische Erkrankungen aufgefaßt,
mit Salben und Einreibungen mißhandelt
werden und schließlich eine Schwellung einer
Halsseite aufweisen, entsprechend einem in
der Tiefe liegenden, von dem Musc. sternocleidomastoideus gedeckten kalten Abszeß.
Die Behandlung der primären Erkrankung
hat im Vordergrunde zu stehen, nicht die
des Abszesses, die nur eine symptomatische
sein kann.

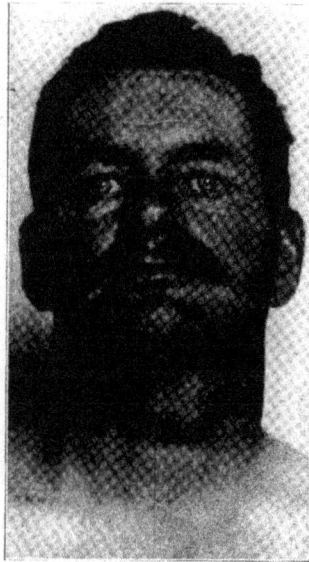

Abb. 77. Aberrierte Struma
(46jähr. Mann), chir. Klinik Zürich.

Das echte **Aneurysma der Art. carotis communis** ist eine Seltenheit[1].
Während die Ätiologie oft unklar ist, das Aneurysma auch im jugendlichen
Alter vorkommen kann, ist seine Symptomatologie durch den gut tastbaren,
oberflächlich gelegenen, lebhaft pulsierenden Tumor, der nach Kompression
der Karotis zentralwärts verschwindet, gut umschrieben. Trotzdem kommen
Verwechslungen vor.

So wurde in die Züricher Klinik von einem Kollegen ein Fall zur Feststellung der
Diagnose eingewiesen, der an der Karotisteilungsstelle einen nußgroßen, lebhaft pulsierenden Tumor zeigte. Der poliklinische Assistent stellte mir denselben als Aneurysma
der Karotis vor. Bei genauer Untersuchung fand sich aber, daß der Tumor von der

---

[1] Ich verweise auf die Publikation von Deus, der die einschlägigen Beobachtungen
und drei Fälle der Habererschen Klinik beschreibt.

Karotis abgrenzbar war, eine harte Konsistenz hatte und nicht selbst pulsierte, sondern nur mitgeteilte Pulsation aufwies. Die Diagnose lautete auf verkalktes Lymphom. Dafür sprach auch die Anamnese, daß der Patient schon seit Jahren diese Geschwulst bemerkt hatte. Ein Röntgenbild zeigte sehr deutliche Kalkschatten. Eine Operation unterblieb.

Bei der großen Seltenheit des wahren Aneurysma — für das traumatische ergibt die Anamnese maßgebende Anhaltspunkte — wird somit die Diagnose nur ausnahmsweise zu stellen sein. Die Therapie ist durch die Anwendung der zirkulären Gefäßnaht in neue und richtige Bahnen gelenkt, so daß ein anderes Vorgehen als Fehler zu bezeichnen sein wird.

Ganz besondere differentialdiagnostische Schwierigkeiten, gerade gegenüber dem Aneurysma, aber nicht nur diesem, sondern auch Lymphdrüsenvergrößerungen und branchiogenen Tumoren gegenüber, bieten die **Geschwülste der Karotisdrüse.** Bisher sind nach den Zusammenstellungen der Literatur (Reid, Klose, Ljalin, Steindl) nur 10% der Fälle ante operationem richtig erkannt worden! Die meisten wurden als tuberkulöse Lymphome, einige als Aneurysmen operiert (Abb. 78). Trotz seltenem Vorkommen dieser Geschwülste scheint es nicht ausgeschlossen, bei richtiger Abwägung der Symptome (Klose) die Diagnose zu stellen. Die Lage an der Bifurkation der Karotis, die Möglichkeit, die Carotis interna und externa an den beiden Seiten des Tumors zu tasten (Kochersches Symptom), die Verschieblichkeit der Geschwulst in sagittaler, aber nicht in frontaler Richtung, das langsame Wachstum, die Beziehungen zu den umliegenden Nerven, vor allem Lähmung des

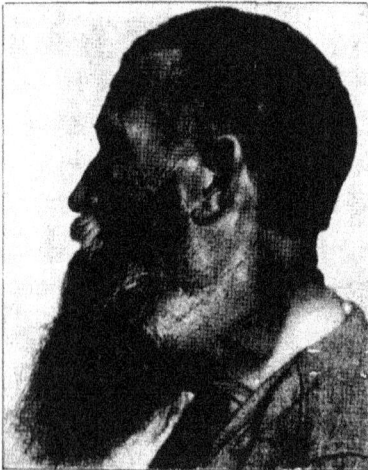

Abb. 78. 60jähr. Herr. Geschwulst der Karotisdrüse (aus Klose: Arch. f. klin. Chir. Bd. 121, S. 703).

N. recurrens, ohne daß es aber immer zu Heiserkeit kommen muß, weil sich die Druckwirkung auf den Vagus langsam entwickelt, Hypoglossus- und Sympathikuserscheinungen, Schmerzlosigkeit bei Palpation, Vorwölbung gegen den Pharynx und Schlingbeschwerden, Gelbfärbung der Haut des ganzen Körpers (Reid) sind genug Symptome, welche die besondere Aufmerksamkeit erregen können. Das mittlere Lebensalter ist am häufigsten betroffen, bei beiden Geschlechtern und auf beiden Seiten ist der Tumor ungefähr gleich oft vorhanden.

Die Diagnose sollte ante operationem gestellt werden, um den unliebsamen Überraschungen, welche die Beziehung des Tumors zu der Karotis ergibt, rechtzeitig vorbeugen zu können. Nur in einem kleinen Teil der Fälle gelingt die Auslösung der Karotisdrüsengeschwulst unter Erhaltung der großen Gefäße und Schonung der umliegenden Nerven. Anderseits hängt die Prognose des operativen Eingriffes von der Vermeidung dieser Komplikationen ab. Nachdem es sich um langsam wachsende Geschwülste handelt, die nach der Literatur meist nicht wegen Beschwerden, sondern aus kosmetischen Gründen zur Operation kommen, ist es unsere Pflicht, der Exstirpation dieser Tumoren ihre Gefahren nach Möglichkeit zu nehmen. Es wird dies vor allem möglich sein auf Grund der Frühdiagnose, in den Spätfällen nur durch die Umgehung der Karotis- und Vagusverletzung, welche nach der Literatur die Mehrzahl der Todesfälle bedingt.

In der Karotisgegend kann auch die **Parastruma aberrata** vorkommen, die von einem abnorm gelegenen Epithelkörperchen ausgehende Neubildung, deren Zellen sich durch den Glykogengehalt als Abkömmlinge der Glandula parathyreoidea erweisen (Th. Kocher jun., Langhans). Das klinische Bild ist das eines malignen Tumors (Abb. 79). Wenn auch zunächst eine sich langsam vergrößernde Geschwulst bestanden hat, kommt es später zu schnellem Wachstum, Übergreifen auf die Umgebung und allen Folgeerscheinungen (Atembeschwerden, Sprachstörungen, Schlingbeschwerden), welche die Operation so außerordentlich erschweren. Auch für diese Fälle wird daher die frühzeitige Operation gefordert (Guleke). Ob es aber möglich ist, die Parastruma von dem branchiogenen Karzinom und von der malignen Struma zu unterscheiden, muß mehr als fraglich gelten. Nach de Quervain und Kocher wird die Differentialdiagnose gegenüber dem erstgenannten durch das Fehlen

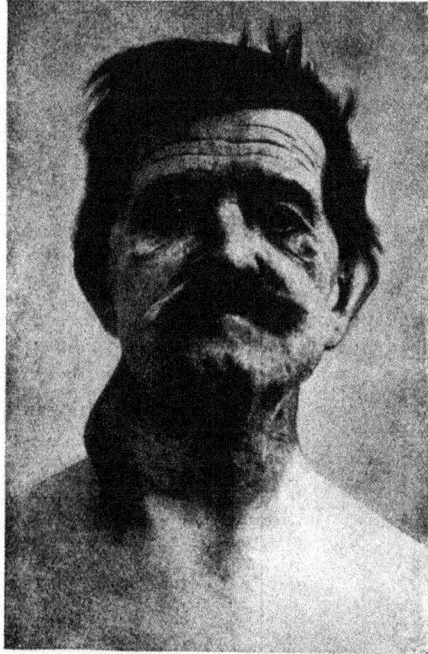

Abb. 79. 68jähr. Mann. Parastruma aberrata (aus de Quervain: D. Z. f. Ch., Bd. 100, S. 334).

der dabei so auffallenden Retraktion der Gewebe sowie durch das Fehlen der ausstrahlenden Schmerzen ermöglicht (Guleke).

5. Vorderes Halsdreieck.

Diese Gegend ist durchaus beherrscht von der Schilddrüse und ihren Krankheitszuständen, die fast durchwegs zu einer Vergrößerung des Organs und damit zu einer Geschwulstbildung im vorderen Halsdreieck führen.

Der Diagnose der **Struma** lag bis vor kurzem der denkbar einfachste Gedankengang zugrunde. Es bedürfte kaum einer Wiederholung der schon von Albert betonten Trias: charakteristische Lage am Halse, Mitgehen beim

Schlucken, Verdrängung der großen Halsgefäße nach außen, die damit an der
hinteren Umrandung der Geschwulst zu tasten sind. Auch Zystenbildung,
Verkalkung und andere sekundäre Veränderungen des Parenchyms und Stromas
blieben längst nicht unerkannt. Im wesentlichen war aber die Diagnostik mit
diesen Feststellungen erschöpft. Neue Arbeiten und die rege Beschäftigung
mit dem Problem der Kropfentstehung, -verhütung und -bekämpfung haben
uns viele weitere Gesichtspunkte gegeben, von denen aus hier die Diagnose,
die Therapie und ihre Irrtümer besprochen werden müssen. Es kann diesen
Ausführungen der Satz B r e i t n e r s vorangestellt werden, dessen Arbeiten in
dieser Richtung führend sind:

,,Die Diagnose muß den morphologischen Charakter des einzelnen Kropfes und
seinen funktionellen Status festzulegen trachten. In dieser Diagnose ist ein Stück Prognose enthalten. Schon die Trennung in exogen und endogen bedingte Kropfformen
berücksichtigt das ursächliche Moment und gestattet dadurch eine Beurteilung, ob die
Schädigung teilweise oder ganz ausgeschaltet werden kann. In diesem Sinne leitet eine
funktionelle Diagnose bewußt die Therapie.''

Ganz verschiedene morphologische und funktionelle Veränderungen führen
zu derselben anatomischen Ausdrucksform, nämlich der Vergrößerung des
Organs, die nie als primärer Degenerationszustand aufzufassen ist. Diese Erscheinung zu analysieren in ihrer Genese, in ihrer biologischen Beziehung zum
Gesamtorganismus und wieder in der gegenseitigen Beeinflussung zur Nachbarschaft, ist heute die Aufgabe der Strumadiagnostik.

Wir können auch vom klinischen Standpunkte aus nicht achtlos vorbei-
gehen an den von dem pathologischen Anatomen aufgestellten Einteilungs-
grundsätzen der Kröpfe. W e g e l i n gibt das folgende erschöpfende, auch klinisch
gut brauchbare Schema:

I. S t r u m a   d i f f u s a, Hyperplasie (gleichmäßige Vergrößerung beider Lappen, oft auch
   des Isthmus).
   a) Struma diffusa p a r e n c h y m a t o s a (klein follikulär), Vorwiegen des Parenchyms
      über das Kolloid.
      1. Struma congenita neonati.
      2. Struma diffusa parenchymatosa des Wachstumsalters.
      3. Struma diffusa parenchymatosa des erwachsenen Alters.
   b) Struma diffusa c o l l o i d e s (groß follikulär), Vorkommen im späteren Wachs-
      tumsalter und beim Erwachsenen.
   c) Struma diffusa B a s e d o w i a n a Vorkommen im späteren Kindesalter und beim
      Erwachsenen.

II. S t r u m a   n o d o s a, Adenom (selbständig wachsende, prominente, gegen das Schild-
    drüsengewebe meist scharf abgegrenzte Knoten von sehr verschiedener Größe, meistens
    in den Seitenlappen, seltener im Isthmus, sehr oft multipel).
    a) Struma nodosa p a r e n c h y m a t o s a.
       1. Struma nodosa trabecularis.
       2. Struma nodosa tubularis.
       3. Struma nodosa mikrofollikularis.
    b) Struma nodosa c o l l o i d e s (häufig mit B a s e d o w i f i k a t i o n).
       1. Struma nodosa makrofollicularis simplex (Nagelfluh oder Konglomeratstruma).
       2. Struma nodosa makrofollicularis papillifera.

III. K o m b i n a t i o n   v o n   S t r u m a   d i f f u s a   m i t   S t r u m a   n o d o s a.
     a) Struma diffusa parenchym. + Struma nodosa parenchym. (während des Wachs-
        tumsalters ziemlich häufig); + Struma nodosa colloides (selten).
     b) Struma diffusa colloides + Struma nodosa parenchym. (selten); + Struma nodosa
        colloides (beim Erwachsenen sehr häufig, namentlich auch während der Schwanger-
        schaft).

In beiden Formen kommen sekundäre Veränderungen vor und zwar
in der Struma diffusa: 1. Bindegewebswucherung (Sklerose, im Greisenalter, bei
chronischen konsumierenden Krankheiten, vor allem Tuberkulose); 2. Amyloidablagerung
(bei allgemeiner Amyloidose); 3. Blutgefäßveränderungen (Elastikaverkalkung, oft schon
bei Kindern, Arteriosklerose);
in der Struma nodosa: 1. fibröse Umwandlung (Struma fibrosa); 2. hyaline Umwandlung; 3. schleimige Umwandlung; 4. Amyloidablagerung; 5. Verfettung; 6. Verkalkung
(Struma calculosa); 7. Verknöcherung (Struma ossea); 8. Blutgefäßabänderungen; 9. Blutungen; 10. Ödem; 11. Zystenbildung, und zwar a) Follikularzyste (meist kleine Zysten mit
Kolloid), b) Erweichungszyste durch ödematöse Erweichung (Inhalt gelb-serös) oder hämor-
rhagische Erweichung (bräunlicher, flüssiger oder breiiger Inhalt, sekundäre Blutungen in
Zysten).

Ohne weiteres ist klar, was von dieser Einteilung, die uns nicht nur über
den morphologischen Charakter der verschiedenen Kropfformen aufklärt, in
die Klinik übernommen werden kann. Dort wo nach Wegelin der mikroskopische Befund in den Vordergrund rückt, hat er fast ausschließlich anatomische Bedeutung. Das gilt vor allem für die Differenzierung der verschiedenen
Formen des Adenoms, das eine echte Geschwulst darstellt und nicht, wie
Wölfler angenommen hat, fötal angelegt ist. Die Struma diffusa parenchymatosa und colloides sind die Formen des endemischen Kropfes. Je stärker die
Kropfendemie, desto häufiger ist die Adenombildung. Je älter der Kropfträger,
desto häufiger wird das Adenom vorkommen. Die verschiedenen sekundären
Zustände variieren das klinische Bild ebenso wie das grob-anatomische in der
mannigfachsten und meist gut erkennbaren Weise.

Breitner geht in seiner Diagnostik des Kropfes von der Betrachtung der
Schilddrüse als Organ mit innerer Sekretion aus. Wenn wir auch das Hormon
noch nicht erfassen können, so muß doch Sekretbildung und Sekretabfuhr
angenommen werden. Beide zeigen gelegentlich der verschiedensten Kropf-
zustände nicht nur morphologisch darstellbare, sondern auch klinisch erkennbare Variationen. Die Sekretbildung erschließen wir aus der Beschaffenheit
des Epithels, den Sekretabfluß aus der Menge und Qualität des Kolloids. Das
hochzylindrische, mehrreihige Epithel mit Neigung zu papillärer Wucherung
spricht für lebhafte Produktion. Der flache komprimierte Zellbelag mit kleinen
dunklen Kernen läßt auf ruhenden Betrieb schließen. In der Mitte steht das
kubische Epithel mit den runden, gut färbbaren Kernen. Das Kolloid ist
spärlich vorhanden, dünnflüssig, mit Hämalaun färbbar. Es fließt rasch ab.
Oder das Kolloid sammelt sich an, ist dickflüssig, ist blaßrosa gefärbt, füllt
größere oder kleinere Follikel mehr oder weniger vollständig aus. Es besteht
Sekretstauung. Demgemäß ergeben sich im Wirtschaftsleben des Organs bezüglich Angebot und Verbrauch des Schilddrüsenhormons für Breitner folgende Typen:

Die hypotrophisch-hyporrhoische Struma (Sekretbildung und Abfuhr
ruhen).

Die eutrophisch-hyporrhoische Struma (normale Sekretbildung und verminderte Abfuhr).

Die eutrophisch-hyperrhoische Struma (normale Sekretbildung und vermehrter Abfluß).

Die hypertrophisch-hyperrhoische Struma (gesteigerte Sekretbildung, gesteigerte Abfuhr).

Grundsätzlich entsprechen diese vier Formen (Gold-Orator)

1. den vielfach im Klimakterium auftretenden Knotenkröpfen, den Konglomeratstrumen, deren Träger meist über 45 Jahre alt sind, die zu ein Drittel hypothyreote Zeichen aufweisen,

2. dem Adoleszentenkropf, der Struma der Jugendlichen, knapp vor oder in der Pubertät (6.—20. Lebensjahr), in der Regel ohne Zeichen der Hypo- oder Hyperthyreose, auf Jodbehandlung gut ansprechend,

3. den Hyperthyreosen leichten Grades bei Patienten im 16.—35. Lebensjahre,

4. dem Morbus Basedow.

Vielfach sind aber alle diese Formen nicht rein ausgeprägt und daher nicht so scharf differenzierbar, weil sich exogene und endogene Kropfursache summiert und ablöst, auch die strumöse Schilddrüse ihre Stellung im endokrinen Ring bewahrt und schließlich die funktionelle Bedeutung des Adenoms nicht durchaus klargestellt ist.

Die exogenen Ursachen des Kropfes, wie das Gebundensein an geographische Gegenden und damit an Luft, Nahrung und Wasser, werden nach dem heutigen Stande der Beobachtungen unter der Jodmangeltheorie zusammengefaßt, ohne daß wohl damit eine lückenlose Erklärung gewonnen ist. Betont wird damit, und das scheint ein wichtiger Fortschritt, die bedeutende Beziehung, die zwischen Kropf und Jod besteht. Die exogene Ursache setzt zweifellos in der Kropfgegend die erste Bedingung für die strumöse Veränderung der Schilddrüse, die somit schon bei dem Neugeborenen einsetzt.

Die endogenen Ursachen, die reich an Zahl sind, beginnen bei der Heredität und konstitutionell gegebenen somatischen Veranlagung und erhalten ihre wichtigsten treibenden Momente aus den Wechselbeziehungen der Drüsen mit innerer Sekretion, vor allem aus dem innigen Verhältnis der Glandula thyreoidea zu den Keimdrüsen.

Aus der Abwägung der exogenen und endogenen Kausalität ergibt sich der tiefere Einblick in das persönliche und wesentliche der Kropfveränderung, der bestimmend für die Beurteilung des Falles, für die Wahl der Therapie und postoperativen Prognose sein muß.

Die Klinik trachtet aber noch weiter der Fragestellung näherzukommen, wie die besondere Funktionsform des Kropfes erkannt werden kann. Zu diesem Zwecke ist eine Reihe von Untersuchungen empfohlen worden, die ante und post operationem auszuführen sind.

Ante operationem: 1. Das Blutbild. Th. Kocher (Über Schilddrüsentransplantation. Arch. f. klin. Chir. 1908, Bd. 87 S. 1) hat auf die relative und absolute Lymphozytose bei Hyperthyreose hingewiesen. Nach Naegeli ist das Wesentliche die Neutropenie. Die Zahl der Lymphozyten ist durchaus unverläßlich und kann weder als diagnostisches noch prognostisches Zeichen angesehen werden. Das zeigen auch die Untersuchungen von Wälchli (Dissertation unter Naegelis Leitung), der bei Hypo- und Athyreosen die verschiedensten Leukozyten und Lymphozytenzahlen fand.

2. Die Blutgerinnungszeit. Nach Kottmann ist die Gerinnungszeit bei Hyperthyreosen in 78% der Fälle verlängert. Diese Angabe bestätigen die Untersuchungen von Wälchli, der bei Hypo- und Athyreosen eine Gerinnungsbeschleunigung fast regelmäßig fand.

3. Die Serumkolloide. Kottmann (Schweiz. m. Wschr.. 1921 S. 644) hat das physikalisch-chemische Verhalten der Sera verschiedener Schilddrüsenzustände (bei sicherem

Ausschluß akzidenteller Bromwirkung) untersucht, und zwar hinsichtlich ihrer Beeinflussung kolloiden Jodsilbers. Die Sera von Hyperthyreoten weisen eine außerordentliche Erhöhung ihres Dispergierungsvermögens auf, während das Kropfserum eine ungefähr auf die Hälfte verminderte Dispergierungszahl hat. Die Methode wurde in Criles Klinik nachgeprüft (Frank d'Houbler, The thyroid gland, W. B. Saunders 1922. A Serum Test for Hyperthyroidism p. 105), wobei unter 58 Fällen von sicherem Basedow 57 ein positives Resultat ergaben, ein schwerer Fall aber hypothyreot reagierte, unter 15 Grenzfällen 14 positiv waren, 1 normal reagierte, während die Kontrollen entsprechende Befunde gaben.

4. Die Autolyse. Wieder hat Kottmann gefunden, daß Basedowserum im Gegensatz zu Myxödemserum die Autolyse der Kaninchenleber mächtig fördert.

5. Viskosität und Eiweißgehalt des Serums. Hellwig und Neuschloß (D. Chir. Kongr. 1922, I. S. 198) haben gefunden, daß Herabsetzung des Viskositätsfaktors (d. i. Serumviskosität und Normalviskosität für die vorliegende Eiweißkonzentration) für Hyperfunktion, Erhöhung für Hypofunktion der Schilddrüse spricht. Die leichteren Fälle von Hyperthyreose unterscheiden sich nur graduell vom Vollbasedow.

6. Die Epinephrinprobe. Götsch (New York State med. Journ. 1918, 18. S. 259). Sie beruht auf der Beobachtung, daß in Fällen von Hyperthyreoidismus eine konstitutionelle Überempfindlichkeit gegenüber Adrenalin besteht. Sie ist ursprünglich zur Differentialdiagnose gegenüber Frühfällen von Tuberkulose angegeben. Sie ist kontraindiziert in schweren Fällen von Basedow. Nach der Einspritzung von 6 Teilstrichen der Adrenalinstammlösung werden bei Hyperthyreoten Blutdrucksteigerung, Puls- und Respirationsbeschleunigung, Tremor, Schwitzen, Pupillenerweiterung und allgemeine Unruhe beobachtet. In Grenzfällen ist die Probe nach Götsch von entscheidendem Wert.

7. Andere pharmakodynamische Wirkungen (Orator, M. Grg. 1923, Bd. 36 S. 420. Auf subkutan gegebene Adrenalin- (0,001), Pilokarpin- (0,01) und Atropin- (0,001) Dosen (in Basedowfällen ein Drittel dieser Dosen) zeigen Menschen mit voll- und überwertiger Schilddrüse (fast alle diffusen Strumen) eine starke allgemeine, Menschen mit unterwertiger Drüse (Knotenkröpfe) eine schwache Reaktion. Die Funktion der Schilddrüse ist also maßgebend für den Ausfall der pharmakodynamischen Reaktion. Diese Wirkung ist offenbar nicht auf eine Sensibilisierung des sympathischen und parasympathischen Systems zurückzuführen, sondern auf verschiedene Resorptionsverhältnisse im subkutanen Gewebe, abhängig von der Wertigkeit der Schilddrüse (Beschleunigung bei Hyper-, Verlangsamung bei Hypothyreoidismus in Analogie zur Bedeutung der Schilddrüse für die Ödembereitschaft).

8. Basalstoffwechsel. Diese Untersuchung, die Berechnung des Sauerstoffverbrauches in der Zeiteinheit unter Berücksichtigung der Körperoberfläche des Patienten, hat in letzter Zeit außerordentlich an Bedeutung gewonnen. Sie wird z. B. an der Züricher Klinik bei allen Fällen von sicherer und fraglicher Schilddrüsenerkrankung ausgeführt und hat uns schon ausgezeichnete Dienste in der Differentialdiagnose und Indikationsstellung geleistet. Ihre Bedeutung findet sie namentlich bei der Abgrenzung der Formes frustes und bei der Erklärung nachgewiesener Herzschädigungen (Beziehung zur Glandula thyr.). Die Schilddrüse regelt den Sauerstoffverbrauch. Die Verwendung des Apparates nach Krogh[1]) und der Tabellen von Boothby und Landsford vereinfachen dieses Verfahren so außerordentlich, daß es bei den einschlägigen Fällen nicht versäumt werden sollte. Die Normalwerte schwanken zwischen $+ 10$ und $- 10$. Hyperthyreose äußert sich regelmäßig in Werten über $+ 10$, Hypothyreose in Unterwerten. Soweit bisher unsere Untersuchungen gezeigt haben, ergeben die Kretinen keine Abweichung von der Norm, weder Unter- noch Überwerte.

Post operationem: Begreiflicherweise können alle genannten Untersuchungen nach dem Eingriff, der wohl meist in einer Reduktion des vorhandenen Kropfgewebes besteht, ebenso wie nach einer konservativen Therapie wiederholt oder ausgeführt werden. Da-

---

[1]) Die chirurgische Klinik Zürich benutzt einen von Dr. M. E. Bircher angegebenen Apparat, der dem in Amerika verwendeten entspricht. (Szenes-Bircher, Über Basalstoffwechseluntersuchungen etc. Schweiz. m. Wschr. 1923, Nr. 10 S. 263.)

neben kommen besondere Methoden in Betracht, die bei der Operation gewonnenes Material benutzen, oder gelegentlich der Beobachtung des postoperativen Verlaufes angewendet werden können.

1. Der Ashersche Rattenversuch in seiner praktischen Anwendung von de Quervain (Schweiz. m. Wsch. 1923, S. 10, Suzo Hara, M. Grg. 1923, Bd. 36 S. 537). Ratten werden mit dem biologisch zu untersuchenden Kropfgewebe gefüttert. Je nach dem Gehalt an wirksamer Schilddrüsensubstanz wird die Empfindlichkeit des Versuchstieres gegen Sauerstoffmangel mehr oder weniger gesteigert. Der Sauerstoffentzug geschieht unter der Vakuumglocke. Der Versuch kann auch a. op. mit dem Blutserum aus der V. mediana cubiti oder mit intra operationem gewonnenem Kropfvenenblutserum, das den Ratten subkutan injiziert wird (in 3 Tagen 10 ccm), angestellt werden. Die Resultate sind insofern von den Breitnerschen Ansichten abweichend, als sich im Fütterungsversuch parenchymatöse Kröpfe weniger aktiv als die gewöhnlichen Kolloidkröpfe zeigen und daß Armvenen-blut beim gewöhnlichen Kropf schwachaktiv, beim parenchymatösen Kropf inaktiv ist.

2. Die physikalisch-chemische Untersuchung des Blutes einer Schilddrüsenarterie und Schilddrüsenvene (Starlinger, W. kl. W. 1924 S. 617). Im Venenblut findet sich bei voll tätiger Drüse eine Abnahme des Fibrinogenspiegels. Steigen des Fibrinogengehaltes im Passageplasma ist der Ausdruck einer untertätigen Drüse. Die Basedowstruma läßt den erwarteten starken Abfall des Fibrinogengehaltes vermissen, was offenbar auf die vermehrte Betriebstätigkeit der Drüse zurückzuführen ist, die an und für sich zur Fibrinogenanreicherung führt.

3. Die postoperative Beobachtung von Puls- und Temperaturkurve (Just, M. Grg. 1923, Bd. 36 S. 381), die parallel geht dem Kolloidgehalt, abhängig ist von der hereditären Belastung und dem endemischen Charakter, in Zusammenhang steht mit dem morphologischen Aufbau.

Andere biologische Methoden (der Kaulquappenversuch, der Laewen-Trendelenburgsche Versuch, die Azetonitrilmethode usw.) haben keine praktische Bedeutung gewonnen.

Für die Klinik ist die Auswertung aller genannten Methoden bisher noch immer eine beschränkte. Die Diagnose wird sich vor allem auf eine genaue Anamnese als wichtigste Unterlage stützen müssen. Die Feststellung einer exogenen Ursache, die Abwägung aller im Wechselspiel mit in Betracht kommenden endogenen Ursachen wird mit dem Ergebnis der unmittelbaren Untersuchung zu einer richtigen Auffassung führen. Besondere Schwierigkeiten bieten aber die Fälle von Morbus Basedow, der Formes frustes und des Kretinismus.

So unverkennbar der Exophthalmus, die Tachykardie, der Tremor, die Hyperhydrosis, die Diarrhoen, das Symptom von Graefe, Moebius und Stellwaag neben dem diffusen Kropf den Basedow charakterisieren, so bleibt doch die Auffassung als pluriglanduläre Erkrankung, der thyreogenen, thymogenen oder neurogenen Ätiologie umstritten. Inwieweit diese Momente bei den Formes frustes eine Rolle spielen, ob das konstitutionelle Moment, wie Chvostek wünscht, in den Vordergrund zu stellen ist, muß noch dahingestellt bleiben. Für den Kretinismus kann das Primum movens, wie das Breitner meint, jedenfalls nicht in der Erkrankung oder Aplasie der Schilddrüse gesucht werden. Dafür sprechen auch die sehr verschiedenen histologischen Ergebnisse und der mühsame Erklärungsversuch von Hotz. Besonders bemerkenswert sind die Befunde aus der de Quervainschen Klinik, welche zu der Annahme führen müssen, daß ein im Blut anzunehmender Giftstoff existiert, der nur insofern Beziehungen zur Schilddrüse hat, als er durch sie paralysiert werden kann.

Mit dem von der Schweizerischen Kropfkommission aufgestellten Schema[1]) zur einheitlichen Beurteilung der Schilddrüsengröße sind nur die Kröpfe erfaßt, die in typischer Lage zur Beobachtung kommen. Eine besondere Bedeutung haben die Kröpfe, die der äußeren Untersuchung entgehen. Den Übergang zum intrathorakalen Kropf bildet der Tauchkropf. Bei der tiefen Atmung wird er aspiriert und tritt in die obere Thoraxapertur ein. Damit kommt er in eine raumbeschränkte Gegend, wo sich der Druck auf die umgebenden Organe, die Luftröhre, geltend machen muß. Nachdem der Tauchkropf bei ruhiger oder oberflächlicher Atmung meist im Jugulum sicht- und tastbar ist, sollte er nicht übersehen werden; aber in seiner schädigenden Wirkung und in seiner Bedeutung für bestehende Atembeschwerden wird er oft ganz außerordentlich unterschätzt.

Die retrosternale oder intrathorakale Struma kann im Zusammenhang mit dem äußeren Kropfe stehen. Es ist immer Sache der klinischen Untersuchung, die vergrößerte Schilddrüse abzugrenzen, vor allem nach unten zu. Er-

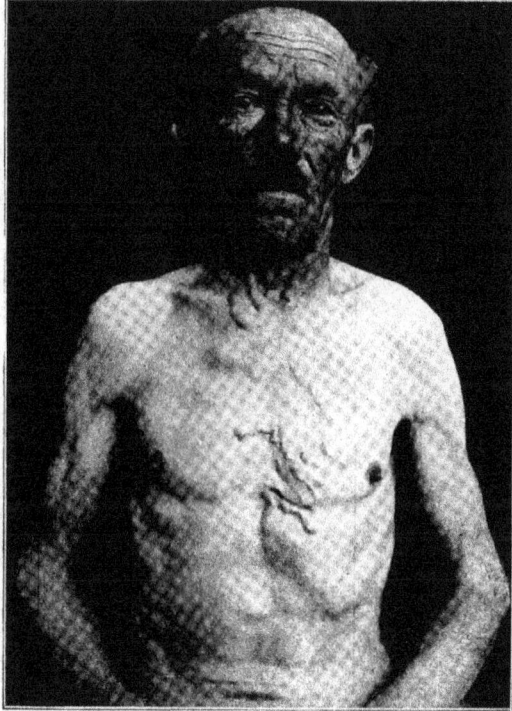

Abb. 80. 64 jähr. Mann mit substernaler Struma. Hals schlank, ohne Kropf, erweiterte Hautvenen am Thorax (Stauung im Gebiet der Mammaria externa).

geben sich Schwierigkeiten, den unteren Pol mit Bestimmtheit abzutasten, zu umgreifen (bei Husten des Patienten), so muß der Verdacht auf intrathorakalen Kropf be-

---

[1]) Kategorie 0: Die Schilddrüse ist nicht tastbar, die vordere Fläche der Trachea liegt frei.
    ,,   1: Die Luftröhre ist von einem eben tastbaren Querwulst bedeckt.
    ,,   2: Die Schilddrüse kann mit Leichtigkeit abgetastet werden, das Profil des Halses ist nicht verändert.
    ,,   3: Die vergrößerte Schilddrüse verändert das Halsprofil so, daß von einem dicken Hals gesprochen werden kann.
    ,,   4: Der ausgesprochene Kropf. Seine Ausbreitung und Größe wird nach den beteiligten Schilddrüsenabschnitten, den Seitenlappen, Isthmus, Proc. pyramidalis, Knotenbildung usw. beschrieben.

stehen, der die Indikation beherrscht. Leicht übersehen, d. h. nicht diagnostiziert werden retrosternale Strumen, die keinen Zusammenhang mit der
Schilddrüse erkennen lassen, isoliert liegen und der äußeren Untersuchung
durchaus verborgen bleiben.

Hat ein Patient einen unvorhergesehenen plötzlichen Erstickungsanfall,
der sich nachts einstellt, oder klagt er über Hustenreiz, Engigkeit, Atemnot,
die allmählich zunimmt, oder sucht er gar mit einem deutlichen inspiratorischen
Stridor den Arzt auf, so ist in erster Linie an intrathorakalen Kropf zu denken
und daraufhin zu untersuchen. Eine Reihe von Symptomen unterstützt diesen
Verdacht: Es handelt sich meist um ältere Patienten, mit ausgesprochener
Zyanose, einem gedunsenen Gesicht, einem dicken Hals mit großen erweiterten

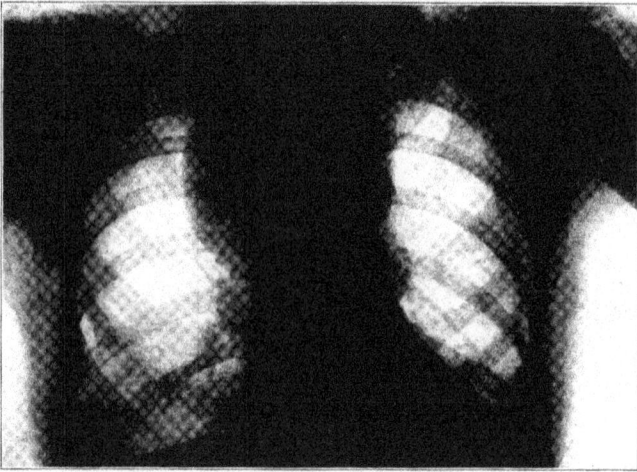

Abb. 81. Große, substernale Struma, der Aortenbogen nach links verdrängt und gesenkt.
(Röntgeninstitut Zürich.)

Venen, die auch über die Vorderfläche des Thorax ziehen. Die Palpation des
Halses ist erschwert, läßt aber bei Hustenstößen eine derbe Resistenz im
Jugulum oder über den Klavikeln tasten, die rasch wieder verschwindet. Über
dem Manubrium sterni oder den seitlichen Partien ist Dämpfung nachweisbar
(Abb. 80). Daneben besteht meist Verbreiterung des Herzens, oft Emphysem.

In der Differentialdiagnose sollte die Abgrenzung gegenüber kar-
dialer oder pulmonaler Dyspnöe, besonders Asthma cardiale und bronchiale keine Schwierigkeiten machen. Namentlich unter Berücksichtigung des
Röntgenbildes, das neben dem Gefäßband oft bis an den oder neben dem
Herzschatten herabreichend eine gut begrenzte Verschattung ergibt mit Kompression und Verdrängung der Trachea (Abb. 81).

Sehr viel schwieriger, ja unmöglich, kann die Unterscheidung von
dem Aneurysma der Art. anonyma sein. Entscheidend sollte die Durchleuchtung sein, die Mitbewegung bei tiefer Atmung und Schluckbewegungen
sowie Eigenpulsation erkennen, oft aber nicht sicher mitgeteilte Pulsation ab-

trennen läßt (Abb. 82). Ebenso kann die Entscheidung, ob eine Struma sub-sternalis oder ein Mediastinaltumor vorliegt, bisweilen nicht getroffen werden.

In der Praxis sieht jeder Chirurg noch viele Verstöße gegen die Diagnose der substernalen Struma und damit manchen diagnostischen Irrtum. Seit Ein-führung der Röntgenstrahlen ist auch dieses Kapitel erleichtert worden. Als Frühsymptom habe ich in einem Falle das Auftreten einer Blepharitis und Konjunktivitis (infolge der Stauung) gesehen, die den Patienten zum Arzt führten. Erst zwei Jahre später kam es zu einem akuten Erstickungsanfall, der zur erfolgreichen Operation führte.

Ein anderer Weg der Schilddrüsenvergrößerung führt hinter die Trachea

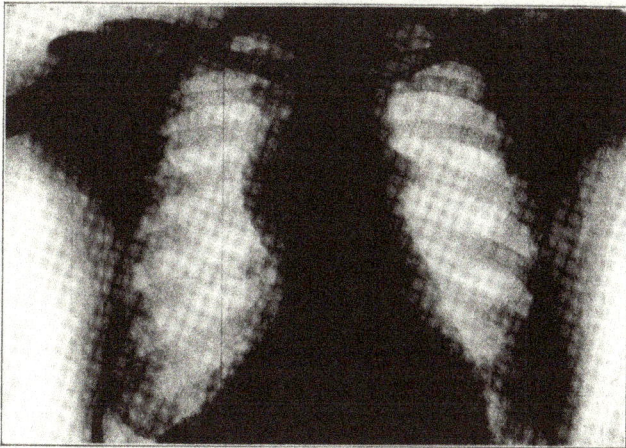

Abb. 82. Aneurysma. Gleichzeitige Füllung des Ösophagus, der nach links verdrängt ist.
(Röntgeninstitut Zürich.)

oder hinter den Pharynx und Ösophagus. Auch die Struma retrotrachealis und retroviseralis wird klinisch oft nicht richtig erkannt. Die Abtastung nach hinten läßt an Genauigkeit zu wünschen übrig. Der retropharyngeale Kropf kann vom Munde aus sichtbar werden, unter Beibehaltung der übrigen für die Struma charakteristischen Symptome.

In dem folgenden Fall handelt es sich um das gleichzeitige Vorkommen von retropharyngealer und retrosternaler Struma.

Alois K., 59 Jahre (chir. Klinik, Zürich 1921/1126). Seit der Jugend Atembeschwerden, die sich im Militärdienst steigerten. Als Ursache wurde eine innere Struma angenommen. Patient konnte nie größere Märsche oder andere schwere körperliche Arbeit machen. Erster Erstickungsanfall vor 20 Jahren, seither wiederholte schwere Anfälle ohne äußeren Anlaß oder ausgelöst durch Nahrungsbestandteile, die im Hals steckenblieben. Operation schon vor 20 Jahren von Prof. Krönlein geraten. Vor 5 Wochen Halsweh, Schluckschmerzen, die zu heftiger Steigerung der Atembeschwerden führten, die namentlich auch bei Drehung des Kopfes nach rechts auftraten.

Großer starker Mann, mit ausgesprochener Gesichtszyanose, angestrengter keuchender Atmung, weithin hörbarem in- und exspiratorischem Stridor. Drehung des Kopfes nach rechts wird vermieden, weil sofort starke Atembehinderung auftritt. Rechte Halsseite vorgetrieben, Larynx nach rechts verschoben. Schildknorpel scheinbar tiefer als normal stehend (3 cm über sternalem Clavicularrand). Auf der rechten Halsseite eine diffuse, derbe, wenig bewegliche Resistenz zu fühlen, die unter dem Jugulum und der rechten Klavikula verschwindet, nach oben schlecht begrenzbar ist. Dilatation des Herzens. Dämpfung hinter dem Manubrium sterni. Blutdruck erhöht.

Laryngoskopisch: Dicht hinter dem Zungengrund ein kleineigroßer, rundlicher Tumor, der von hinten und rechts von der Rachenwand ausgeht, von normaler Schleimhaut überzogen ist und die nach links an den Zungengrund herangeschobene Epiglottis fast vollkommen verdeckt (Abb. 83).
Bei der Untersuchung steigert sich der schon vorher laute Stridor bedrohlich. Übereinstimmend damit palpatorischer Befund, der den von der rechten Rachenwand ausgehenden Tumor als prall, elastisch, derb, glatt,

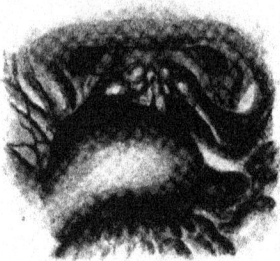

Abb. 83. Laryngoskopisches Bild einer großen retroviszeralen Struma, die die rechte Hälfte der Epiglottis und damit den Kehlkopfeingang zudeckt (chir. Klinik Zürich).

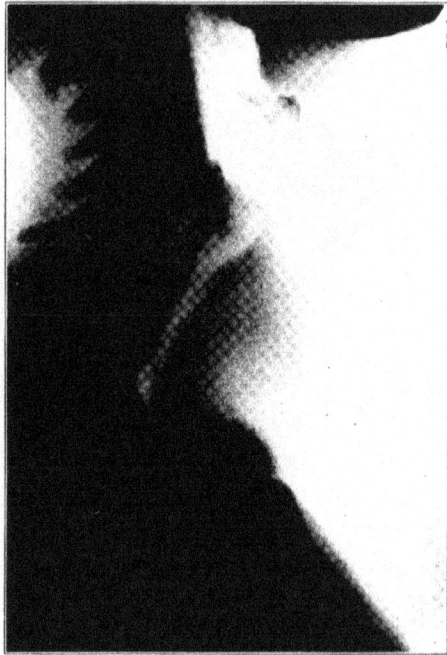

indolent und beim Schlucken in die Höhe steigend erkennen läßt. Die Diagnose wird auf Struma substernalis et retropharyngea gestellt.

Abb. 84. Seitliche Röntgenaufnahme der Trachea. Kompression von vorne nach hinten (eigene Beobachtung).

Bei der Operation am 18. Juli 1921 (v. Eiselsberg) wird die große, kolloide, zum Teil zystische, zum Teil verkalkte Struma, die in einer Kontinuität von retropharyngeal bis substernal absteigt, entfernt. Glatter Verlauf.

Damit treten Schluckbeschwerden auf, ähnlich wie sie bei der Struma maligna vorhanden sind, in der Regel aber ohne Schmerzen. Der retrotracheale Kropf vermehrt ganz besonders die Atembeschwerden. Es entsteht dadurch die Kompression der Trachea von vorn nach hinten oder von hinten nach vorne, die leicht verkannt wird, weil sie auf der anterior-posterioren Röntgenaufnahme nicht zur Darstellung kommt (Abb. 84, 85). Die seitliche Aufnahme muß deshalb gefordert werden (Sgalitzer).

Daß die Anamnese eines retroviszeralen Kropfes ein Ösophagusdivertikel vortäuschen kann, zeigt der folgende Fall (Abb. 86):

Hermann H., 22 Jahre (1921/446). Mehrmaliger Gelenkrheumatismus. Insufficientia valvul. aortae. et mitr. Strumektomie Februar 1915. 2 Jahre nach der Operation begann der Kropf auf der rechten Seite wieder zu wachsen gleichmäßig bis heute. Seit der Operation etwas Atembeschwerden, seit einem Jahr Schluckbeschwerden, die sich stets steigerten; alle, auch größere Bissen wurden hinuntergebracht, jedoch nur unter starkem Würgen. Fast bei jedem Essen hat Patient das Gefühl, daß in der Speiseröhre, etwa unter Halsmitte, kleine Speisereste steckenbleiben, und zwar 1—4 Tage dort stecken bleiben können, um dann wieder spontan durch den Mund zum Vorschein zu kommen; selten rutschen sie die Speiseröhre hinunter. Auch hat er zuweilen beobachtet, daß er Speisereste am Morgen beim Erwachen im Munde vorfand. Nimmt er horizontale linke Seitenlage ein, so kann er Speisereste fast momentan entleeren. Zuweilen versucht er durch Wassertrinken genossene Nahrung hinunterzuschwemmen. Diese Schluckbeschwerden führen ihn in die Klinik.

Rechter Schilddrüsenlappen kleinfaustgroß, unterer Pol nicht zu umgreifen, nach vorn bis zur Mitte der linken Halsseite reichend, Kehlkopf nach links verdrängt und gedreht. Wegen Verdacht auf Zenkersches Ösophagusdivertikel Ösophagoskopie, die Verdrängung der Speiseröhre nach links ergibt, die Schleimhaut ist unverändert. Auch röntgenologisch wird ein Divertikel nicht gefunden. Der Ösophagus ist von außen her, ebenso wie die Trachea, verengt. Daher klinische Diagnose Ösophagusdivertikel fallengelassen. Strumektomie, die zur Heilung führt.

Die intratracheale Struma gehört zu den Erkrankungen der Luftröhre und findet dort ihre Besprechung (vgl. S. 162).

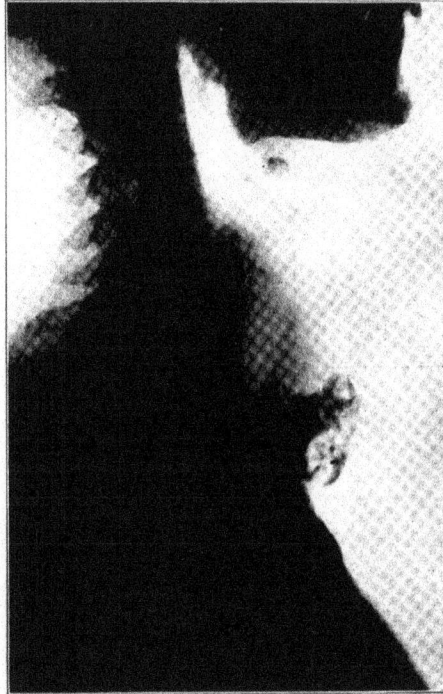

Abb. 85. Auf der seitlichen Aufnahme ist die Kompression der Luftröhre von hinten her durch den retrotracheal gelegenen Kropf gut zu erkennen.

Noch einmal muß hier auf das Vorkommen der verschiedensten aberrierten Strumen verwiesen werden, die den Geschwülsten der betreffenden Gegenden wie der Regio submandibularis, hyoidea, subhyoidea, dem oberen seitlichen Halsdreieck angehören.

Wenn sich der Kropf in erster Linie in einer Vergrößerung der Schilddrüse äußert, so kommt doch differentialdiagnostisch eine Reihe anderer pathologischer Prozesse in Betracht, welche entweder eine normale Glandula thyr. betreffen oder sich in einer kropfigen Schilddrüse abspielen. Die Differenzierung dieser Veränderungen gegeneinander kann zu sehr großen Schwierigkeiten und damit zu Irrtümern führen.

Hierher gehört vor allem die Entscheidung zwischen Blutungen in einen Kropf und akuter Entzündung (Strumitis). Beide gehen mit

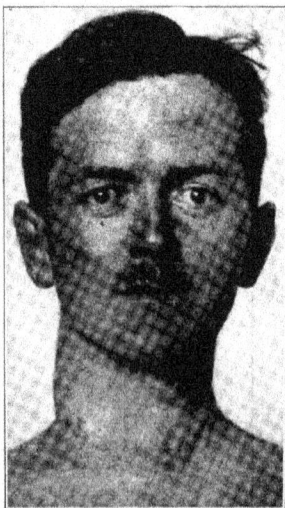

rascher Vergrößerung, örtlichen, bisweilen auch ausstrahlenden Schmerzen, Rötung, äußeren Entzündungserscheinungen, Temperatursteigerung, gelegentlich zunehmender Tracheostenose einher. Im ganzen sind die Erscheinungen bei der Blutung in einen Kolloidkropf oder eine Zyste milder. Sie bilden sich auf Ruhe und Eis zurück, während bei der Entzündung Progredienz besteht.

Das Bild der akuten Strumitis macht gelegentlich eine Lymphadenitis acuta (Abb. 87) oder der typische lymphangitische Abszeß im unteren Abschnitt des Gefäßspaltes, wie er sich deszendierend, aber auch aszendierend entwickelt, der im mittleren Halsdreieck am vorderen Rande des Sternokleidomastoideus in Erscheinung tritt (Clairmont).

Ein selbst beobachteter Fall zeigt die Schwierigkeiten der Differentialdiagnose gegenüber Aktinomykose (Abb. 88).

Abb. 86. 22 jähr. Mann mit rechtsseitigem Kropfrezidiv. Beschwerden wie bei einem Ösophagusdivertikel (eigene Beobachtung).

Adalbert G., 30 Jahre (1921/91). Vor Beginn des jetzigen Leidens nie Erscheinungen eines Kropfes. Vor 3 Wochen entstanden Schmerzen in der linken Halsseite, wo sich eine Schwellung entwickelte. Dieser Erkrankung ging ein 14 tägiger Schnupfen voraus. Patient konnte den Kopf nicht mehr nach der gesunden Seite drehen. Vor 8 Tagen Höhepunkt der Erkrankung, seither eher Besserung. Temperatur nie gemessen.

Junger, kräftiger, gesunder Mann. Normale Temperatur. An der linken Halsseite entsprechend dem linken Schilddrüsenlappen eine diffuse Vorwölbung ohne Hautrötung. Es läßt sich ein derbes, druckempfindliches, gegen die Umgebung ziemlich deutlich abgegrenztes Gebiet in der Ausdehnung von 7:4 cm abtasten, Haut darüber verschieblich. Resistenz gegen Unterlage etwas fixiert. Ein Zusammenhang mit dem Isthmus der Schilddrüse nicht sicher feststellbar. Keine Fluktuation, keine vergrößerten Lymphdrüsen. Klinische Diagnose: Abklingende Strumitis.

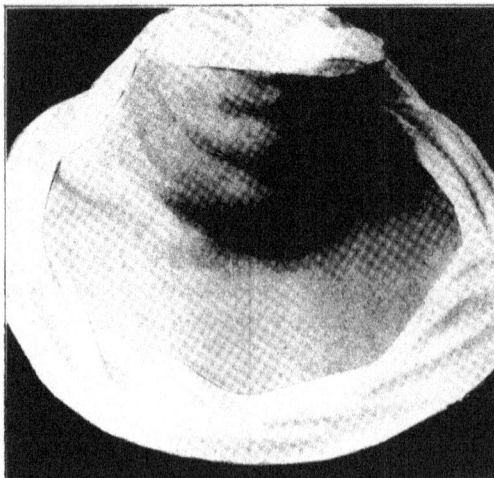

Abb. 87. 20 jähr. Mann. Klinische Diagnose Strumitis. Inzision ergibt Lymphadenitis.

Nach Kragenschnitt zur Freilegung der Schilddrüse findet sich schon schwielige Verdickung des subkutanen Gewebes und der Halsfaszie, vor allem aber der kleinen Halsmuskeln. Zwischen Platysma und Muskulatur ein fingerhutgroßer Abszeß mit gelbgrünem Eiter. Der Schilddrüsenlappen ist kaum vergrößert, vollkommen weich: Also keine Strumitis. Infiltrierte kleine Halsmuskeln werden exzidiert. An der linken Seite des Zungenbeinkörpers wird ein zweiter bohnengroßer Abszeß mit gleichem Verhalten eröffnet. Im Eiter keine Bakterien, aber Aktinomyzesdrusen. Dementsprechende Behandlung.

Die Entscheidung zwischen Blutung und Entzündung wird mit der Probepunktion zu erhalten sein. Das verschiedene therapeutische Vorgehen in beiden Fällen läßt unbedingt eine klare Entscheidung wünschenswert erscheinen.

Eine besondere Form der Schilddrüsenvergrößerung ist die seltene chronische, nicht spezifische Entzündung, die Riedel als eisenharte Struma beschrieben hat. Hier besteht die große Schwierigkeit der Abgrenzung gegenüber der Struma maligna. Daß sie unmöglich sein kann, daß diagnostische Irrtümer immer wieder vorkommen werden, hat erst die Diskussion auf dem Deutschen Chirurgenkongreß 1922 gezeigt. Der sehr derbe, wenig bewegliche Schilddrüsentumor mit leicht unebener Oberfläche, mit Atem-Schluckbeschwerden und ausstrahlenden Schmerzen zeigt das volle Bild der malignen Schilddrüsengeschwülste. Die Beachtung eines akuten fieberhaften Beginnes oder unregelmäßiger Temperatursteigerungen im weiteren Verlaufe kann auf die richtige Spur führen. In fraglichen Fällen sollte, ehe die Strumektomie ausgeführt wird, eine Probeexzision gemacht werden, wobei wir uns von vornherein über die Grenzen der histologischen Diagnose im klaren sein müssen.

Eine von mir unter der Diagnose Sarkom total exstirpierte Schilddrüse hat sich bei der mikroskopischen Untersuchung als chronische Entzündung erwiesen. Post op. stellten sich die Erscheinungen der Kachexia strumipriva ein (vgl. Abb. 90 S. 153 u. 154).

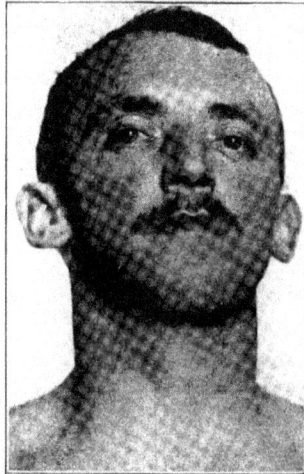

Abb. 88. 30 jähr. Mann mit Schwellung der linken Halsseite. Diagnose Strumitis erweist sich als unrichtig, es handelt sich um eine Aktinomykose.

Eine andere Form der Schilddrüsenvergrößerung, die selten ist und meist unerwartet kommt, ist die Tuberkulose. Sie verläuft unter dem Bilde der subakuten bis chronischen Entzündung. Erweichung mit Verfärbung der Haut, ein drohender Spontandurchbruch kann die Diagnose erleichtern. Oft fehlen aber diese Symptome und der mikroskopische Nachweis der Tuberkulose kommt im exzidierten Kropfgewebe vollkommen überraschend. Gewöhnlich betrifft die Tuberkulose nicht Fälle mit evidenter anderweitiger klinischer Tuberkulose, was die Diagnose erschwert. Sehr selten sind andere chronische Entzündungen wie Lues und Aktinomykose.

Nicht diagnostiziert wird in der Regel auch der Echinokokkus der Schilddrüse, der unter dem Bilde eines Zystenkropfes verläuft oder den Verdacht auf chronische Entzündung (Tuberkulose) bzw. malignen Tumor erweckt. Das Auftreten einer Urtikaria hat in dem einzigen Falle, der bisher richtig erkannt wurde, die Diagnose ermöglicht. Die Komplementbindungsreaktion und die Eosinophilie werden meist nicht untersucht werden.

Innerhalb der verschiedenen Formen der malignen Strumen, auf die hier nicht näher eingegangen werden soll, ist eine Entscheidung, welche Geschwulst vorliegt, so gut wie unmöglich. Jeder Fall, in dem ausstrahlende Schmerzen gegen den Hinterkopf und Beschwerden beim Schlucken angegeben werden, ist verdächtig auf Blastombildung. Rasches Wachstum in letzter Zeit kann als verdächtig gelten, ist aber nicht beweisend. Unbeweglichkeit eines Lappens oder der ganzen Schilddrüse, schlechte Begrenzbarkeit, derbe Konsistenz bei fehlender Druckschmerzhaftigkeit, unebene, kleinhöckerige Oberfläche, auffallende Tracheostenose bei mäßiger Größe des Kropfes sind suspekte Symptome. Trotz allem wird immer wieder eine maligen degenerierte Struma übersehen oder ein bösartiger Kropf zu unrecht diagnostiziert werden. Gar nicht selten wird eine verkalkte Schilddrüse wegen der Konsistenzvermehrung für bösartig gehalten. — Nach meiner Erfahrung kommt ein Karzinom oder Sarkom in einer Struma calculosa selten vor.

Es muß dringend geraten werden, jeden operierten Kropf mikroskopisch untersuchen zu lassen. Auf der anderen Seite soll dort, wo eine Struma maligna diagnostiziert und für inoperabel gehalten wird, von der Probeexzision Gebrauch gemacht werden, die nicht nur die Entscheidung zwischen Karzinom und Sarkom sicherstellt, sondern auch die Röntgentherapie, von der später noch die Rede sein muß, auf eine besser fundierte Basis stellen soll.

Gelegentlich kann eine intrathorakale maligne Struma eine Knochenmetastase als erstes auffälliges Symptom zeigen. Für diesen Fall kann ich folgendes Beispiel anführen: Ein 55jähr. Patient hatte sich bei dem Haschen nach einer Fliege eine Fraktur des rechten Humerus zugezogen. Das Röntgenbild zeigte, daß es sich um eine pathologische Fraktur handelte, indem der Knochen an der Stelle des Bruches eine weitgehende Destruktion aufwies. Als ich den Pat. konsultativ sah, wurde neben der Therapie vor allem die Frage an mich gestellt, ob es sich um einen primären oder sekundären Tumor handle. Bei dem Pat. fielen mir Zyanose und Gedunsensein des Gesichtes, eine leichte Dyspnoe und mehrfache große geschlängelte Venen der Brusthaut auf. Im Jugulum war nichts Sicheres zu tasten. Die Röntgenuntersuchung ergab einen handtellergroßen mediastinalen Schatten entsprechend einer intrathorakalen Struma, die als Ursache der Metastase angesprochen werden mußte.

Jede Untersuchung eines Kropfkranken muß die Veränderungen festzustellen suchen, welche die der vergrößerten Schilddrüse benachbarten Organe erleiden. Hierher gehören in erster Linie die Trachea, das Herz, die großen Gefäße, der Ösophagus, die Lungen, die Stimmbandnerven und die Epithelkörperchen.

Die Untersuchung der Trachea geschieht durch die Inspektion und Palpation, durch die Laryngoskopie, die direkte Tracheoskopie und die Röntgenuntersuchung. Es unterliegt keinem Zweifel, daß in vielen Fällen die genaue Besichtigung des Halses, die Verschiebung des Kehlkopfes, die Abtastung des Anfangsteiles der Luftröhre wichtige Anhaltspunkte für die Beziehung zum Kropfe ergeben. Die Laryngoskopie läßt den Geübten mit dem Einblick durch den Larynx Verdrängungen und örtliche Kompressionen wahrnehmen. Aber auch Veränderungen der Wand, wie Verwaschung der Ringzeichnung, Verschmälerung der Ringe, Auflockerung der Schleimhaut oder Flottieren der Wand (Zeichen der Tracheomalakie, Denk und Hofer) können erkannt werden. Von der direkten Tracheoskopie kann im allgemeinen Abstand genommen werden, namentlich weil die Röntgenuntersuchung einen vollen Ersatz schafft. Hier wird die Aufnahme in zwei Achsen, also sagittal und frontal, gefordert, worauf schon früher hingewiesen wurde. Es wäre ein Fehler, sie zu unterlassen. Die verschiedenen Formen der Verengerung durch ein- oder doppelseitige Kompression und Verdrängung, von den Seiten her oder von vorne nach hinten, lassen sich so einwandfrei erkennen.

Aber auch die Erweichung der Trachealwand durch Strumadruck, die Tracheomalakie läßt sich, wie Sgalitzer zeigte, mit der Röntgenaufnahme nachweisen. Bisher wurde dieser Befund meist erst gelegentlich der Operation erhoben, vielfach auch nicht da erkannt. Er konnte p. op. eine schwere Komplikation bedeuten. Jetzt haben wir die Möglichkeit, uns über den Zustand der Trachea ante operationem in der folgenden Weise zu orientieren: Ist die Luftröhrenwandung durch Druck erweicht, so stellt sie nicht mehr ein starres Rohr dar, sondern hat nachgiebige Wände. Wird die Atmungsluft bei geschlossener Stimmritze durch kräftige Exspiration ausgetrieben (Valsalvascher Versuch), so erweitert sich die malakische Luftröhre, was auf dem Röntgenbild durch Verbreitung des lufthaltigen Röntgenschattens zur Darstellung kommt. Umgekehrt wird die Wandung der Trachea aspiriert, wenn eine Inspirationsbewegung bei geschlossener Glottis ausgeführt wird (Johannes Müllerscher Versuch). Wieder kann eine Verschmälerung der Luftröhre röntgenologisch nachgewiesen werden.

Wie die Untersuchungen von Steiner gezeigt haben, besteht für die Hälfte der Kropffälle eine Inkongruenz zwischen den subjektiven Atembeschwerden und dem Grade der Trachealkompression. Starke Beschwerden können bei geringer Stenose vorhanden sein. Andererseits kann starke Trachealkompression geringe Atembeschwerden auslösen. Auch der Druck kleiner Strumaknoten auf die Luftröhre vermag ein starkes subjektives Gefühl der Atmungsbeklemmung auszulösen — eine für die Indikationsstellung wichtige Beobachtung.

Die Beziehung von Kropf und Herz ist eine wiederholt diskutierte Frage, die praktisch von der größten Bedeutung ist. Es wäre also ein großer Fehler, der Untersuchung des Herzens bei einem Kropfträger nicht eine besondere Aufmerksamkeit zu schenken. Beim Kropfherzen handelt es sich vorwiegend, wie Steiner (Züricher Klinik) gezeigt hat, um eine Vergrößerung des linken Herzabschnittes. Vielfach findet man daneben noch eine Verbreiterung nach rechts. Eine isolierte Beteiligung des rechten Herzens ist jedoch selten. Der Auffassung, daß die Herzveränderung von der Trachealstenose abhängig sei (mechanisches Kropfherz), steht die Meinung gegenüber, daß die Herzvergrößerung durch thyreotoxische Wirkung bedingt sei. Die Untersuchungen Steiners sprechen für die letztere Erklärung. Die Herzschädigungen bei intrathorakalem Kropf, der unentdeckt bleibt, können unrichtigerweise für primär myogen bedingt gehalten werden.

Die großen Gefäße werden bei der Struma intrathoracica in Mitleidenschaft gezogen. Der Aortenbogen wird nach links oder nach unten verdrängt. Das Röntgenbild zeigt diese Beeinflussung deutlich. Die Vena cava superior wird komprimiert. Darauf ist die Stauung in den Halsvenen des Halses und Thorax zurückzuführen. Ebenso können die Lungenspitzen durch den substernalen Kropf eine Kompression erleiden, die sich röntgenologisch in einer leichten Verdichtung des Lungenfeldes zu erkennen gibt.

Der Druck der Struma auf den Ösophagus kann röntgenologisch bei Füllung mit Kontrastbrei zur Darstellung kommen. In der Regel handelt es sich um geringe symptomlose Stenosen, die nur bei den Tumoren klinische Bedeutung gewinnen.

Ein sehr variables Verhalten zeigen die Nervi recurrentes. Es kommen Fälle von gutartigem Kropf vor, die in jahrelangem Bestehen gewachsen sind und zur Rekurrenslähmung geführt haben, ohne daß dafür eine bestimmte Erklärung möglich wäre. Nachdem aber die Rekurrenslähmung eine häufige Begleiterscheinung der Struma maligna ist, muß ihr Bestehen immer den Verdacht auf Tumorbildung erwecken. Auch eine Blutung in den Kropf und eine Strumitis kann zu vorübergehender Schädigung eines Rekurrens führen. Es erhellt daraus wieder die Wichtigkeit der laryngoskopischen Untersuchung bei jedem Kropf. Ihre Unterlassung ist auch heute noch einer der häufigsten Fehler.

Schwieriger ist die Schädigung der Epithelkörperchen bei Kropf zu erklären. Daß sie vorkommt, zeigt das Bestehen leichtester tetanischer Zeichen ante operationem. Es wird von einer Tetaniebereitschaft gesprochen. Um sie zu diagnostizieren, muß jeder Kropfträger auf das Fazialisphänomen untersucht werden. Ob mechanische Schädigung vorliegt, oder ob sich auch schon vor der Operation die „Stigmata der Tetanie durch das funktionelle Erdrücktwerden der Epithelkörperchen durch die überwertige Schilddrüse erklären lassen", muß dahingestellt bleiben. Eine Beziehung zwischen Tetaniebereitschaft und postoperativer Tetanie besteht meines Erachtens nicht.

Alle diese sekundären, den Kropf begleitenden Symptome der Nachbarorgane müssen erkannt und beachtet werden. Es wäre ein Fehler, die Kropfträger daraufhin nicht zu untersuchen, es wäre ein diagnostischer Irrtum, an den beschriebenen Erscheinungen achtlos vorbeizugehen.

Bei Besprechung der **Kropfbehandlung** muß ein Wort über die Kropfprophylaxe und die nichtoperative Therapie gesagt werden.

Die Kropfprophylaxe beruht bekanntlich auf der Verabreichung kleiner Jodmengen bei Jugendlichen und Erwachsenen: Die Einführung des Vollsalzes, das per Kilo 0,005 Jodkali enthält (nach Fellenberg beträgt der tägliche Jodkonsum in kropffreien Gegenden 0,000022—0,000038 g Jod; bei einem Verbrauch von 10 g Vollsalz nimmt der Mensch täglich 0,00005 g Jodkali oder 0,0000383 g Jod), soll das Entstehen neuer Kröpfe vermindern und nach Möglichkeit vorhandene Kröpfe beseitigen. Das energische Eintreten v. Wagner-Jaureggs, die Erfahrungen Eggenbergers und anderer Schweizer Autoren können noch nicht über die Tatsache hinwegbringen, daß die bisweilen beobachtete, ganz außerordentliche Jodempfindlichkeit einzelner Individuen die Möglichkeit einer Schädigung auch durch so geringe Jodmengen, wie sie im Vollsalz enthalten sind, nicht ausschließt. Ich stimme daher Bircher durchaus bei, wenn er in seinen Schlußsätzen sagt: „Die Jodprophylaxe in der Schule wie die allgemeine durch das Vollsalz, stehen noch, bei der kurzen Beobachtungszeit, im reinen Versuchsstadium — ein endgültiges Urteil kann heute nicht abgegeben werden." Es wäre meines Erachtens unrichtig, die Kropf-prophylaxe, wie sie jetzt angeregt ist, kritik- und vorbehaltlos anzunehmen.

Die Jodtherapie bei nicht hyperthyreoten Strumen kann ein verschiedenes Ergebnis haben. Im allgemeinen wird eine Verkleinerung des Kropfes beobachtet. Es kann aber auch eine Anschwellung der Schilddrüse zustande kommen (Hagen, de Quervain).

Breitner erklärt die verschiedene Wirkung des Jodes auf die verschiedenen Struma-formen aus dem morphologisch funktionellen Typus der Struma. Im Stauungskropf, dessen Kolloidanschoppung durch ungenügende Jodzufuhr und mangelhafte Aktivierung des Sekretes zustande gekommen ist, wird das Kolloid durch Jodverabreichung vollwertig und ausgeschwemmt. Der Parenchymkropf sucht durch Hyperplasie den Mehrbedarf zu decken. Wird durch Jodzufuhr das Sekret hochwertiger, so wird die nächste Folge der Jod-therapie eine Abfuhrhemmung sein.

Neben der unsicheren Wirkung bleibt aber die Gefahr des durch Jod ausgelösten Hyperthyreoidismus als wichtigste Kontraindikation gegen die gedankenlose und übertriebene Jodbehandlung des Kropfes bestehen. Seit R. Breuers grundlegender Arbeit (1900) über den Jodbasedow und den folgenden Mitteilungen sind wir uns der ernsten Gefahr voll bewußt, welche die Verabreichung von Jod bei Kropfträgern auslösen kann. Aus diesen Gründen wurde in den letzten zwei Jahrzehnten die früher allgemein geübte Jodtherapie bei Kropf äußerst eingeschränkt und für den Basedow verpönt. Vom Standpunkte der Chirurgen, die viele Schäden gesehen haben und neuerdings vermehrt sehen, muß auch weiterhin an dieser Auffassung festgehalten werden. Der neuen Empfehlung kleinster Jodmengen bei Basedow stehen wir äußerst skeptisch gegenüber. Auch der Er-klärungsversuch Breitners läßt die Zufuhr kleinster Joddosen nur für gewisse Fälle von Morbus Basedow gelten. Ob daran die gleichzeitige Verabreichung von Thymus etwas ändert, müssen weitere Beobachtungen lehren.

Die Organtherapie kann nur dort eine günstige Wirkung entfalten, wo der Mehrbedarf nach Schilddrüsensekret zur Vergrößerung des Organs geführt hat. Damit sind in erster Linie die parenchymatösen Strumen der Jugendlichen gemeint, die nicht ganz selten auch ein spontanes Zurückgehen zeigen. Es ergibt sich somit in der nichtoperativen medikamentösen Therapie im allge-meinen die Indikationsstellung, daß der Kolloidkropf (die eutrophisch-hypor-rhoische Form) durch Jod, der parenchymatöse Kropf (die eutrophisch-hyper-rhoische Form) durch Schilddrüsenfütterung am ehesten günstig beeinflußt werden kann. Die Grenzen dieser Indikationsstellung zu über-schreiten, bedeutet meist keinen Nutzen, oft einen Schaden für den Patienten.

Vor der Operation muß noch die Röntgentherapie erwähnt werden. Es geht nicht mehr an, sie bei der Behandlung eines hyperthyreoten Kropfes, vor allem des Morbus Basedow, vollkommen auszuschließen. Wie Kontrollen mit dem Basalstoffwechsel gezeigt haben, ist die Wirkung auf die Funktion der Schilddrüse eine sehr ausgiebige. Vom Standpunkte des Internisten, der den nichtoperativen Eingriff immer vorzuziehen geneigt ist, ist die Empfehlung der Strahlenbehandlung durchaus verständlich. Von chirurgischer Seite sind zwei wichtige Einwände zu machen: die Strahlenwirkung ist eine vorüber-gehende, so daß damit keine Dauerheilung erreicht und die operative Therapie nicht durchaus verdrängt wird. Durch die Strahlenbehandlung resultieren Veränderungen, wie vor allem vermehrter Blutreichtum (Brüchigkeit der Gefäße ?), Verwachsungen, welche den folgenden Eingriff außerordentlich erschweren und seine Gefahren vergrößern. Die Röntgentherapie sollte daher auch von den Internisten nur auf jene Fälle angewendet werden, bei denen die chirurgische Behandlung kontraindiziert ist oder die einen operativen Eingriff ablehnen.

Die operative Therapie des Kropfes kennt drei Indikationen: die kosmetische, mechanische und funktionelle. (Eiselsberg.)

Der ersten gegenüber ist strengste Kritik geboten. Es hat sich aber gezeigt, daß manche Fälle, die in dem Verdachte stehen, nur aus kosmetischen Gründen die operative Behandlung zu suchen, doch Beschwerden haben, die durch einen kleinen, unscheinbaren Kropfknoten ausgelöst sind. Es ist im vorhergehenden schon auf die Fälle verwiesen worden, bei denen ein kleiner Kropfknoten durch direkten Druck auf die Luftröhre, ohne eigentliche Kompression und Verdrängung, Hustenreiz und das Gefühl der Dyspnoe auslöst. Es wäre unrichtig, diese Fälle von der Operation auszuschließen und medikamentös zu behandeln.

Die mechanische Indikation ist unbestritten. Das sollte der Grund sein, Kröpfe schon vor dem Auftreten wesentlicher oder schwerster Erstickungserscheinungen zu operieren. Die heutige Diagnostik erlaubt, wie wir gesehen haben, eine ganz klare Vorstellung von den tatsächlich vorhanden anatomischen Verhältnissen: Immerhin ist es auch heute noch möglich, daß nach Freilegung des Kropfes die ante operationem gewonnene Auffassung korrigiert und der Operationsplan geändert wird. Vor allem muß darauf aufmerksam gemacht werden, daß ein substernaler Kropf nicht übersehen und zurückgelassen werden darf, oder daß eine einseitige substernale Struma exstirpiert wird, während auf der anderen Seite ein zweiter intrathorakaler Kropf besteht, der nicht entfernt wird. Im allgemeinen gilt die Regel, die die Tracheostenose vornehmlich bedingende Kropfseite zuerst anzugehen.

Immer kommen noch Fälle vor, die in extremis dem Chirurgen überwiesen werden und schwerste Notfälle darstellen. Bei lautem Stridor stehen sie unmittelbar vor der Erstickung. Bisweilen handelt es sich um sekundäre Veränderungen in einem komprimierenden Kropf (wie z. B. Blutung, Struma intra partum), wodurch es zu einer raschen, unvorhergesehenen Steigerung der Atemnot kommt. In allen diesen Fällen sollte unbedingt versucht werden, um die Tracheotomie herumzukommen. Der Luftröhrenschnitt, der früher eine nicht ganz seltene Operation bei diesen schweren Kröpfen war, ist heute dank der besseren Technik selten geworden. Bei der Einlieferung solcher Fälle darf zweierlei nicht vergessen werden. Die Kopftieflagerung erleichtert oft ganz erstaunlich die durch einen substernalen Kropf bedingte schwere Dyspnoe. Dann tritt in der Regel schon nach Durchtrennung der kleinen Halsmuskeln, welche den Kropf decken, eine so deutliche Besserung der Atmung auf, daß hinreichend Zeit bleibt, um die Trachea aus der Umklammerung oder von dem Drucke durch die Strumektomie zu befreien und die Tracheotomie, die immer eine Infektionsgefahr für das ganze Operationsgebiet und damit eine schwere Komplikation bedeutet (Mediastinitis) zu vermeiden. Die Therapie auch dieser schweren Fälle ist also die Kropfexstirpation.

Über die Tracheomalakie ist im vorhergehenden schon gesprochen worden. Wir können sie ante operationem diagnostizieren. Für diese Fälle und für jene, die erst intra operationem erkannt werden, muß der Vorschlag von v. Eicken, bei liegendem Tracheoskop zu operieren und das Tracheoskop post operationem Stunden ja Tage liegen zu lassen, beherzigt werden. Die erweichte Luftröhre soll nach dem alten Vorschlage Billroths nicht allenthalben von dem Kropfgewebe befreit werden. Der Kollaps wird eher verhindert, wenn beiderseits oder wenigstens auf der einen Seite Kropfgewebe an der Trachea stehenbleibt. Jedenfalls darf für diese Fälle, vorausgesetzt daß die erweichte Trachealpartie nicht durch Resektion entfernt oder durch Plastik gestützt bzw. ersetzt wurde, nicht versäumt werden, postoperativ zur Tracheotomie gerüstet zu sein. Das Tracheotomiebesteck muß neben dem Bette des Patienten vorbereitet sein.

Das mechanische Moment hat durch die Auffassung von Blauel und Reich eine neue und besondere Bedeutung gewonnen, die überdies die Verbindung zur funktionellen Seite herstellt. Die Tracheostenose führt durch verminderte Sauerstoffzufuhr zu reduzierter Schilddrüsentätigkeit. Es kommt zur Sekretretention und damit zur Kolloidanschoppung Es entwickelt sich ein Zirkulus, indem die Struma, die die Luftröhre verengt, durch Kolloidretention wächst und die Kompression vermehrt. Diese Betrachtung muß selbstverständlicherweise das mechanische Moment ganz besonders beachten lassen.

Die funktionelle Indikationsstellung ist durchaus nicht so weit abgeklärt, daß sichere Richtlinien aufgestellt werden könnten. Auf der einen Seite ist wohl erwiesen, daß die funktionelle Reduktion der anatomischen parallel geht. Auf der anderen Seite ist uns ein sicheres Urteil über die Wertigkeit der Schilddrüse verschlossen, und es ist uns unmöglich, den Bedarf des Organismus aus der Fähigkeit der Schilddrüse, diesen Bedarf nach der Reduktion zu decken, auch nur annähernd abzuschätzen. Verhältnismäßig einfach liegen die Verhältnisse beim absoluten Hyperthyreoidismus. Sie haben Sudeck veranlaßt, für die schwersten Fälle die Totalexstirpation der Schilddrüse vorzuschlagen. Dieser Vorschlag verläßt die physiologischen Grundlagen und muß verworfen werden. Aber er betont die Forderung nach möglichst weitgehender Verkleinerung der Schilddrüse beim Morbus Basedow. In den übrigen Fällen von Struma wird kaum je die funktionelle Indikation so gelöst werden können, daß sie der Rezidivgefahr vorzubeugen vermöchte.

Breitner formuliert seinen Standpunkt folgendermaßen: Eine sehr ausgedehnte Resektion ist bei der hypotrophen-hyporrhoischen Struma ebensowenig angezeigt wie bei der diffusen Adenomatose. Die erstere erfordert eine Jodnachbehandlung. Eine weitgehende Resektion ist für die eutrophisch-hyporrhoische und eutrophisch-hyperrhoische Struma die Methode der Wahl, wobei die letztere — fast durchwegs die jugendlichen Individuen betreffend — mit Jod nachzubehandeln ist.

Die Strumektomie wird von den meisten Chirurgen in örtlicher Schmerzbetäubung ausgeführt. Die Technik der Lokalanästhesie ist verschieden. Die paravertebrale Injektion bietet zweifellos Gefahren (Winterstein), ist aber in ihrer Wirkung ausgezeichnet. Die Leitungsanästhesie, wie sie Braun und Kulenkampff — „weg von der Wirbelsäule!" — in den letzten Jahren angegeben haben, leistet nach unseren Erfahrungen durchaus nicht dasselbe. Das ist der Grund, weshalb ich die paravertebrale Methode bisher nicht grundsätzlich aufgegeben habe, aber seit der 7. Auflage der Braunschen Lokalanästhesie nur in vereinzelten besonderen Fällen anwende.

Auf der anderen Seite ist es unrichtig, die allgemeine Narkose für die Strumektomie grundsätzlich zu verwerfen. Sie kommt für manchen Fall in Betracht, so vor allem für die kindliche Struma, für die Strumektomien bei schwerer Tracheostenose und malakischer Trachea, dann bei Basedow. In den letzten Fällen haben wir aber durch eine systematische Vorbereitung gelernt, die Bedingungen für eine gute Wirkung der Lokalanästhesie zu schaffen: Vor der Operation eine mehrtägige Liegekur mit täglich 3mal 15 gtt. Digalen, 3mal 15 gtt. Somnifen, 3mal 5 gtt. Tict. opii spl. — am Abend vor der Operation 30 gtt., am Morgen noch einmal 20 gtt. Somnifen —, kein Pantopon, nur wenig Kampfer, wenn nötig.

Durch die Lokalanästhesie wird gelegentlich eine vorübergehende Rekurrens- und Sympathikuslähmung erzeugt. Sie hat nichts zu bedeuten. Die Rekurrensstörung, die meist schon während der Injektion, bisweilen aber erst mit Beginn der Operation auftritt, ist offenbar auf den Vagus zu beziehen, der in der Nähe des Infiltrationsgebietes liegt.

Verschiedene Nachuntersuchungen von Kropfoperierten haben gezeigt, daß die Zahl der Rezidive außerordentlich hoch ist. Es ergibt sich daraus der Schluß, die Enukleation aufzugeben und beidseitig zu operieren. Die heute meist geübten Methoden sind daher: die doppelseitige Resektion oder die Exstirpation einer, die Resektion der anderen Seite.

Hier kann nicht auf die Technik der Strumektomie eingegangen werden, nur einige Punkte seien hervorgehoben: Die Methode der präventiven Unterbindung aller vier Arterien hat nach wie vor ihre Gegner. Sie ist durchaus nicht allgemein angenommen. Erfahrene Kropfoperateure, wie Eiselsberg, lehnen sie wegen der Gefahr der Epithelkörperchenschädigung ab.

Für die intrathorakale Struma muß ganz besonders auf das Zügelverfahren (Anseilmethode) von Hartert verwiesen werden. Es gelingt so, den Kropf allmählich aus der Tiefe hervorzuholen. Die Freilegung des Mediastinums mittelst Sternumdurchtrennung oder Resektion läßt sich auf diese Weise oft umgehen. Das Verfahren eignet sich für jeden größeren Kropf.

Für den Basedow hat Kocher die mehrzeitige Operation empfohlen, beginnend mit der Unterbindung einer oder mehrer Arterien. Viele Chirurgen halten an diesem Vorgehen in den schweren Fällen fest, denen sie eine Strumektomie nicht zutrauen wollen. Ich persönlich glaube beobachtet zu haben, daß der Basedowkranke — nach entsprechender Vorbereitung — den Eingriff an der Schilddrüse verträgt, wenn sofort in der ausgiebigsten Weise das Parenchym reduziert wird (Zurücklassen eines nußgroßen Restes an einem oberen Pol, also Exstirpation mit Resektion). Halbe Eingriffe, die den Patienten ungenügend von der thyreotoxischen Wirkung befreien, sind gefährlich. Ich beginne allerdings mit der Unterbindung der Venen (V. thyr. inf. und media), was durch die Unterbrechung der Sekretabfuhr bedeutungsvoll sein mag.

Schließlich wurde in letzter Zeit die Frage der Wunddränage besonders besprochen. Sie ist von unwesentlicher Bedeutung. Man kann wohl von dem Unterlassen der Dränage, aber kaum von ihrer Ausführung einen Nachteil sehen. Bei der erweiterten Kropfoperation, wie sie nach unserem heutigen

Standpunkte durch die Rezidivgefahr diktiert wird, muß die Dränage (Glasröhrchen auf jeder Seite, das nach 24 Stunden entfernt wird) als Regel gelten. Nach der Kropfoperation können Komplikationen und Schädigungen resultieren, die zu den therapeutischen Irrtümern in Beziehung zu bringen sind: Allmählich oder plötzlich einsetzende Erstickungsanfälle können rasches Handeln fordern. Vor allem sind zwei Möglichkeiten gegeben: Tamponade des Kropfbettes durch Nachblutung und Druck auf die Trachea. In der Regel kann die Blutung erkannt werden, die Wunde ist zu öffnen und das Hämatom auszuräumen. Dieses Ereignis ist vor allem eine Komplikation der Enukleation. Oder die malakische Trachea kollabiert. Nur die sofortige Eröffnung der Wunde und der Luftröhrenschnitt können lebensrettend wirken. Neben diesen schweren Komplikationen sei erwähnt, daß auch ein fehlerhafter allzuenger Verband beunruhigende Erscheinungen auslösen kann.

Eine Nachblutung wird auch durch den Blutverlust als solchen gefährlich. Das Abgleiten oder Durchschneiden einer Ligatur von einer der vier Hauptarterien ist in erster Linie zu fürchten. Aber auch Hämorrhagien aus subkutanen Venen, kleineren Gefäßen des Kropfrestes können alarmierend werden. In einem Falle von Strumektomie wegen Basedow habe ich eine schwere Nachblutung aus einem Stichkanal einer Michelschen Hautklammer erlebt. Der Grundsatz bester und verläßlichster Blutstillung bei jeder Kropfoperation muß immer wieder ins Gedächtnis zurückgerufen werden. Bei der Methode der vier Unterbindungen wird die Durchtrennung der Art. thyr. inf. vermieden. Die Ligatur größerer Gefäßäste, wie die der Hauptarterien, wird von vorsichtigen Chirurgen doppelt gelegt (die proximale Unterbindung leicht, die distale kräftig geknüpft).

Die häufigste Komplikation der Kropfoperation ist die Verletzung des Stimmbandnerven und die Schädigung der Epithelkörperchen. Sämtliche Methoden gehen darauf aus, diese Komplikationen auszuschließen. Niemals kann es aber gelingen, hier durchaus sicher zu sein. Beide Komplikationen gehören zu den möglichen üblen Folgezuständen einer kunstgerecht ausgeführten Kropfoperation. Anatomische Variationen, technische Schwierigkeiten während des Eingriffes, Blutung, Eiterung und Narbenbildung sind die häufigsten Gründe der Schädigung.

Der N. recurrens wird intra operationem verletzt oder leidet in den ersten Tagen nach dem Eingriff oder erst sehr viel später. Wieweit die Vorschläge der Chirurgen, um die operative Läsion zu vermeiden, auseinanderweichen, geht daraus hervor, daß die einen den Nerven freilegen wollen, um ihn zu schonen, die anderen sich sicherer fühlen, wenn sie ihn nicht zu Gesicht bekommen. Für die einen ist die Resektion mit Belassung eines Kropfrestes an der Trachea, für die anderen die streng intrakapsuläre Exstirpation der beste Weg, um eine Schädigung des Stimmbandnerven zu vermeiden.

Zahlreichen Rekurrensläsionen liegt sicher eine schwere anatomische Verletzung nicht zugrunde. Oft handelt es sich nur um Zerrungen, Schürfungen und nicht um Durchtrennungen oder Ligaturen. Ebenso muß in den Fällen, die bei Lokalanästhesie mit klarer Stimme operativ abgeschlossen werden, angenommen werden, daß schon Ödem oder Hämatom den N. recurrens schädigen kann, so daß post operationem Heiserkeit auftritt. Alles das ist nur durch die besondere Empfindlichkeit dieses Nerven zu erklären. Die Anwendung der

Lokalanästhesie bedeutet eine Erleichterung für die Schonung des Nerven, sie bedeutet aber keineswegs einen sicheren Schutz.

Eine besonders schwere Form der Rekurrensschädigung ist die Postikuslähmung. Wie sie elektiv zustande kommt, bleibt in den meisten Fällen unklar. Tritt sie doppelseitig auf, so ist die Tracheotomie meist nicht zu vermeiden. Die Prognose ist ungünstig. Wird der Rekurrens schon auf der ersten Seite verletzt, so ist die Fortsetzung der Operation auf der anderen Seite kontraindiziert. Eine häufige Komplikation der Rekurrenslähmung ist postoperativ die Pneumonie, auf die ganz besonders zu achten ist. Ihre Prognose bei gleichzeitiger Rekurrenslähmung ist sehr viel ungünstiger.

Infolge der Nähe der Glandulae parathyreoideae zu dem N. recurrens kommt die Schädigung dieser kleinen Organe oft gleichzeitig mit der Nervenläsion vor; aber auch ohne diese wird sie beobachtet. Dieselben Regeln gelten für die Schonung beider Organe. Der Ausfall der Epithelkörperchen kann sich in der leichtesten Weise aber auch in der schwersten Form geltend machen. Im letzteren Falle treten die vollen Erscheinungen der Tetanie nach subjektiven Prodromalerscheinungen (Kribbeln, Eingeschlafensein der Hände) 24—48 Stunden nach der Operation auf und können zum Tode führen. In den leichtesten Fällen zeigt uns nur das Auftreten von Chvostek I die Gleichgewichtsstörung im Epithelkörperchenapparat an. Auch hier handelt es sich offenbar oft um reparable Veränderungen.

Heute ist das klinische Bild der parathyreopriven Zustände, der Prophylaxe und Therapie weitgehend geklärt (vgl. Eiselsberg). Wir besitzen in dem Kalk ein ausgezeichnetes Mittel, um selbst schwere tetanische Zustände erfolgreich zu bekämpfen. Erste Forderung ist, daß jeder Kropfoperierte in den ersten Tagen nach dem Eingriff auf Epithelkörperchenausfall untersucht wird. Je regelmäßiger dies geschieht, um so häufiger wird Hypoparathyreoidismus festzustellen sein (z. B. Melchior in 85 %). Zeigt sich das geringste Symptom wie Chvostek I, so erhält der Patient Kalk, am besten intravenös als Afenil (10—20 cm^3) oder morgens nüchtern per os als Calcium lacticum (10 bis 30 g); daneben wird Organtherapie eingeleitet bei mehlfreier Kost. Nach den Untersuchungen von Blum sollte Fleisch unbedingt vermieden werden. Stehen Parathyreoideatabletten nicht zur Verfügung, so wird Schilddrüse gegeben. Schließlich haben wir in der Epithelkörperchenimplantation ein weiteres Mittel, um den Ausfall zu bekämpfen. Wenn darüber auch noch nicht die Akten endgültig abgeschlossen sind, so scheint doch festzustehen, daß die Implantation einen augenblicklichen, wenn auch beschränkten Erfolg hat. Es ist durchaus unsicher, daß sie vor den metatetanischen Komplikationen (Katarakt, parathyreoprive Kachexie) schützt. Das beste Material ist natürlich das homoioplastische (neugeborenes Kind, verunglückter Jugendlicher). Wo es nicht zur Verfügung steht, kann auch heteroplastisches (Schaf, Pferd, Affe) verwendet werden. Wird bei einer Strumektomie ein Körperchen gefunden, das als Epithelkörperchen imponiert (Lage, Gestalt, Größe, braune Farbe), so soll es nicht entfernt, sondern geschont werden. Ist das aber nicht mehr möglich, so ist sofort von einem kleinen Stückchen ein Gefrierschnitt anzufertigen. Oft wird eine Täuschung vorliegen; es handelt sich um Schilddrüse, Fett- oder Lymphdrüsengewebe. Ist es aber wirklich Epithelkörperchenmaterial, so ist die sofortige Reimplantation am Halse zu machen.

Jede Strumektomie stellt einen schweren Eingriff in die Tätigkeit der Schilddrüse dar. In dem Kropfreste spielen sich, wie Hedinger gezeigt hat, histologische Veränderungen ab, die mit der veränderten Hormonlieferung zusammenhängen. Es scheint mir zweifellos, daß es nicht so selten (bei der von mir geübten Exstirpation der einen und Resektion der anderen Seite bis auf einen nußgroßen Rest am oberen Pol unter Belassung der Art. thyr. sup., die eine plötzliche starke Reduktion des Schilddrüsengewebes bedeutet) Fälle gibt, die nach der Strumektomie zunächst unter dem Eindrucke eines Hypothyreoidismus stehen. Dem entspricht auch ein klinisches Bild, das sich in Blässe, schlechter Erholung, unüberwindbarer Appetitlosigkeit und anderen

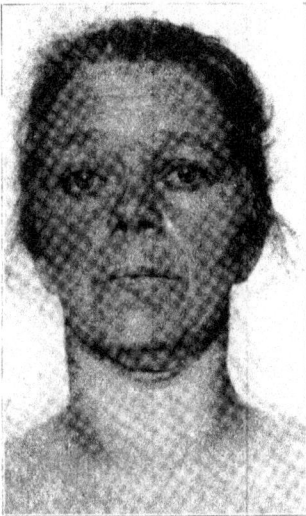

Abb. 89. 47 jähr. Frau. Strumitis, klinisch für Sarkom gehalten — Radikaloperation: Totalexstirpation der Schilddrüse.

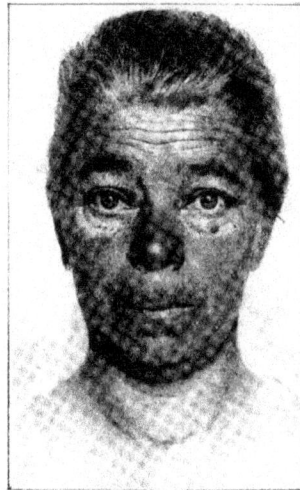

Abb. 90. Dieselbe Patientin: Kachexia strumipriva postoperativa.

Magenbeschwerden äußert. Diese Form des postoperativen Hypothyreoidismus ist aber eine vorübergehende Schädigung, die durch Schilddrüsenmedikation gemildert werden kann, in der Regel nur 1—2 Monate, längstens bis zu 1 Jahr dauert und schließlich durch Hypertrophie des Kropfrestes ausgeglichen wird. Damit ist eine endogene Bedingung für das Kropfrezidiv gegeben.

Äußerst selten ist bei der jetzigen Technik der Kropfoperation die Kachexia strumipriva (das Myxödem). Sie kommt, worauf schon hingewiesen wurde, viel eher bei dem Versuch einer Radikaloperation wegen maligner Struma (Verwechslung mit Strumitis chronica!) vor. Die Schilddrüsenfütterung und Implantation geben entschiedene Besserung; mit der Bestimmung der Blutgruppengleichheit (homoioplastisch) wird versucht, die Einheilungsbedingungen zu erleichtern. Als Ort der Implantation kommt das präperitoneale Gewebe, der Hals, kaum mehr die Tibia (Kocher) oder Milz (Payr) in Betracht.

In den letzten 6 Jahren habe ich in Zürich zwei Fälle von Kachexia strumipriva gesehen. Der eine schon früher erwähnte ist die 47jährige Frau Anna L. (1923/652). Im Frühling 1923 Operation wegen einer derben, schlecht beweglichen Struma, welche hochgradige Atembeschwerden verursachte und den Eindruck einer malignen Struma machte (Abb. 89). Es wurde die totale Exstirpation unter Zurücklassung eines kleinen Restes vom Isthmus ausgeführt. Die histologische Untersuchung ergab eine chronisch entzündliche, eisenharte Struma. Einige Tage p. op. traten leichte Tetanieerscheinungen auf, welche auf Afenil und Calc. lact. zurückgingen. Im Laufe der folgenden Wochen entwickelte sich langsam ein Myxödem. Es wurden der Patientin deswegen im Sommer 1923 mehrere Scheibchen von Schilddrüsengewebe aus einem soeben entfernten Kolloidkropf implantiert. Außerdem Behandlung mit Schilddrüsentabletten. Es trat erst kurzdauernde Besserung auf. Patientin wurde nach Hause entlassen, wo sie bald aufhörte, die Tabletten zu nehmen. Der Zustand verschlimmerte sich, weswegen sie neuerdings auf die Klinik aufgenommen wurde. Basalstoffwechsel — 30. Auf Gaben von Schilddrüsentabletten wieder Besserung (Abb. 90). Herbst 1925 in sehr gutem Zustand.

Die andere Patientin, die 25jährige Hilda Sch. (1921/1064) machte 1920 andernorts eine Kropfoperation aus kosmetischen Gründen mit. Zunächst gutes Befinden, erst 2 Monate nach der Operation langsames Auftreten von Myxödem. 1921 Implantation von zwei Scheiben einer Basedowstruma. Nach der Operation trat für etwa 6 Monate Besserung ein, dann entwickelten sich langsam die früheren Symptome des Hypothyreoidismus. 1922 neuerdings Beobachtung in der chirurgischen Klinik. Es bestanden ausgesprochene Erscheinungen von Hypothyreoidismus mit niedrigen Basalstoffwechselwerten (— 30). Patientin wurde mit Thyreoidintabletten behandelt, woraufhin subjektiv eine Besserung eintrat. Seit März 1923 keine Tabletten mehr und gutes Befinden.

Bei der Schilddrüsentransplantation drängt sich die Frage auf, welches Material am besten verwendet wird. Normale Schilddrüse steht meist nicht zur Verfügung. Nach der Nomenklatur Breitners sollte es eine eutrophisch-hyporrhoische Form sein. Hier ist ein gut funktionierendes Epithel vorhanden mit Sekretspeicherung. Kocher hat die in einem Stadium des Hyperthyreoidismus befindliche Basedowstruma bevorzugt.

Zu den selteneren postoperativen Komplikationen gehört das mediastinale Emphysen, das nach der Entfernung einer großen intrathorakalen Struma auftreten kann. Gold hat aus der Eiselsbergschen Klinik 4 Fälle mit 2 Todesfällen beschrieben. Zur Vermeidung dieser Komplikation wird neben der präventiven Tracheoskopeinführung die sofortige Ausfüllung der Wundhöhle mit Kochsalzlösung empfohlen.

Das besondere Kapitel der Rezidivstrumen bedarf hier noch einiger Worte. Wie schon ausgeführt, kann das Rezidiv kaum je sicher verhindert werden. Die postoperative Kropfprophylaxe muß sich erst in unseren Erfahrungen auswirken. Das Verlassen der Endemiegegend ist meist nicht durchführbar. Der alte Rat, das Trinkwasser zu kochen oder zu meiden, muß wieder ins Gedächtnis zurückgerufen werden. Denn wir können Wagner-Jauregg nicht ohne weiteres beipflichten, wenn er sagt: Die geologische Theorie konnte eingehender Überprüfung nicht standhalten und die Trinkwassertheorie fand in experimentellen Untersuchungen keine Bestätigung.

In der nächsten Zeit werden jedem Chirurgen noch Rezidivstrumen unterkommen, die operativer Behandlung bedürfen. Alle diese Fälle sind schwer. Es ist eine eigentümliche Tatsache, daß ein großer Prozentsatz der Rezidivstrumen Stimmbandnerven- und Epithelkörperchenschädigung hat. Die Gefahr, auch auf der zweiten Seite den Rekurrens und die Glandulae parathyreoideae zu gefährden, ist außerordentlich groß, um so mehr als Narbenbildung die zweite Operation technisch erschwert. Von diesem Gesichtspunkte aus muß der Eingriff so gewählt werden, daß die Wahrscheinlichkeit, den Rekurrens und die Epithelkörperchen zu verletzen, möglichst gering ist. Das ist der Fall bei der Resektion, die einen Kropfrest an der Trachea stehen läßt.

Auch der intrathorakale Kropf kann rezidivieren, sei es auf der anderen Seite, sei es von einem auf der operierten Seite zurückgebliebenen Reste ausgehend. Bei der früher auch für die substernale Struma geübten Enukleation ist das häufiger vorgekommen. Es ist deshalb schon bei dem ersten Eingriff auf diese Möglichkeit zu achten.

Es wäre fehlerhaft anzunehmen, daß sich der Einfluß der Strumektomie sofort auf das Verhalten der Trachea und des Herzens geltend macht. Wir wissen aus den Untersuchungen von Denk und Winkelbauer, Mukai und Kapp u. a. m., daß die komprimierte Luftröhre erst ganz allmählich sich wieder ausweitet und ihre normale Lichtung kaum wieder vollständig erreicht.

Ähnlich ist es mit dem Herzen. Die Dilatation bildet sich zurück, aber langsam. Eine systematische Digitalisbehandlung sollte postoperativ nicht unterlassen werden.

Die **Therapie der übrigen Schilddrüsenerkrankungen, die zur Vergrößerung des Organs führen,** kann hier nur mit wenigen Worten gestreift werden. Bei der Blutung in die Zyste ist die Probepunktion nicht nur aus diagnostischen, sondern auch aus therapeutischen Gründen gestattet. Die endgültige Behandlung kann aber nur in der Kropfoperation bestehen. Für die Fälle von Strumitis kommt in erster Linie die Inzision in Betracht. Nur dort, wo es nicht rasch zur Vereiterung kommt, kann an die Exstirpation des entzündlichen Lappens gedacht werden. Hingegen ist dieser Eingriff sekundär auszuführen, wenn nach der Inzision der Strumitis eine Fistel zurückbleibt, die auf Nekrose oder Sequesterbildung zurückzuführen ist. Auch die Tuberkulose, der Echinokokkus werden mit der typischen Kropfoperation behandelt.

In der Therapie der Struma maligna gebührt der Röntgentherapie eine erste Rolle. Im ganzen sieht man sehr wenig Erfreuliches von der operativen Behandlung. Rasches Rezidiv, Lymphdrüsen oder entfernte Metastasen (Lunge, Knochen) sind das gewöhnliche Resultat. Erstaunliche Erfolge sieht man hingegen bisweilen von der Strahlenbehandlung. Ich halte es deshalb für unrichtig, Fälle, die klinisch nicht als leicht operabel imponieren, operativ anzugehen. Schlechte Begrenzung, teilweise oder vollständige Unbeweglichkeit, Lymphdrüsenmetastasen, Venenthrombosen, verdächtige Schatten im Röntgenbild im Bereiche der Lungenfelder und fragliche Knochenmetastasen sind unbedingte Kontraindikationen. Auch in den Fällen, die den Hals einmauern oder die Trachea umklammern und schwer stenosieren, sollte wenn nur irgend möglich versucht werden, die Tracheotomie durch Eiskrawatte, Ruhe und vor allem durch größere Dosen Morphin zu umgehen.

Neben dem erworbenen Hypo- bzw. Athyreoidismus steht die **kongenitale Thyreoaplasie** (kongenitales Myxödem), die Pineles auch den sporadischen Kretinismus im Gegensatz zum endemischen Kretinismus nennt. Die Erscheinungen des vollkommenen Ausfalles der Schilddrüse, die fehlt, stellen sich in der Regel mehrere Wochen bis Monate nach der Geburt ein. Sie sind dann durchaus charakteristisch. Die körperliche und geistige Entwicklung des Kindes bleibt zurück, das Wachstum ist aber proportioniert. Der Schädel ist groß, brachyzephal, die Fontanellen bleiben offen. Die Haare sind spröde, brüchig, spärlich. Die Nasenwurzel ist eingesunken, die Nase ist breit, die Stirn niedrig, in lange parallele Runzeln gefaltet, mit stumpfsinnigem Gesichtsausdruck, die unteren Augenlider und Wangen sind geschwollen (myxödematös), der Mund ist breit, die Lippen dick, die Zunge vergrößert, zwischen den Lippen vorragend. Die Hände sind dick, tatzenförmig, der Bauch ist groß (Froschbauch), mit Neigung zur Nabelbruchbildung. Die Stimme ist heiser, krächzend, die Sprache schwerfällig und klanglos. Die Knochenossifikation geht sehr langsam vor sich. Die motorischen Funktionen sind beschränkt, verlangsamt. Die vegetativen Funktionen sind träge, die Psyche apathisch. So deutlich das klinische Bild ist, so können doch diagnostische Irrtümer vorkommen und zwar gegenüber endemischem Kretinismus, dem Mongolismus und der Chondrodystrophie.

Die meisten Fälle von Thyreoaplasie gehen in den ersten Lebensjahren zugrunde, sie können aber ein mittleres Lebensalter erreichen und dann als endemischer Kretinismus imponieren. Die Differentialdiagnose baut sich auf dem sporadischen Vorkommen, auf dem Fehlen von Kretinismus oder Kropf in der Aszendenz auf. Die Palpation eines strumösen wenn auch kleinen Schilddrüsenrestes, wie ihn der endemische Kretin so häufig. zeigt, schließt ohne weiteres die Thyreoaplasie aus.

Die weitestgehende Ähnlichkeit zeigt die **mongoloide Idiotie,** deren Hauptsymptome die Schiefstellung der Lidspalte (von außen oben nach innen unten), die Epikanthusbildung und das Fehlen des eigentlichen Myxödems sind. Nach Feer, dessen mündlicher Darstellung (Vortrag im Ärztefortbildungskurs Zürich 1923) ich folge, haben diese Patienten auch Veränderungen am Auge selbst, Strabismus, Nystagmus und Neigung zu Konjunktivitis und Blepharitis. Der Mund ist groß, gewöhnlich offen, läßt die Zunge hervortreten, die nicht übermäßig groß, auch nicht plump, eher lang und sehr beweglich ist. Auffällig sind die sehr kurzen Füße und Hände, ganz besonders kurz ist der Daumen. Am kleinen Finger, dessen zweite Phalange gewöhnlich sehr stark verkürzt ist, ist die Einwärtsdrehung deutlich ausgesprochen. Die Muskulatur ist auffallend schlaff, daher zeigen alle Gelenke eine sehr große Exkursionsmöglichkeit. Der Bauch ist gewöhnlich stark aufgetrieben. Die Haut ist sukkulent, sehr beweglich, läßt sich in Falten abheben (Cutis laxa), bisweilen marmoriert und kalt anzufühlen. Die erkrankten Kinder haben einen gewissen Grad von Imbezillität, sind nie ganz Idioten. Im ersten Lebensjahre sind die Kinder sehr torpid, im zweiten Jahre tritt ein starker Beweglichkeitsdrang auf, die Kinder haben etwas Affenartiges an sich, schneiden fortwährend Grimassen, bewegen sich viel, haben große Nachahmungslust.

Die mongoloide Idiotie wird von den meisten Autoren als eine polyglanduläre Erkrankung angesehen, wobei die Schilddrüse ein bedeutende Rolle spielt. Nur dann; wenn der hypothyreote Habitus eine wesentliche Rolle spielt, ist von der Schilddrüsenfütterung oder Implantation bei dieser prognostisch ungünstigen Erkrankung etwas zu erwarten.

Die **Chondrodystrophie** erinnert an die genannten Krankheitsbilder nur durch eine Wachstumsstörung, die aber durchaus verschieden ist: Die Kürze der Extremitäten gegenüber dem Körperlängenwachstum ist auf den ersten Blick auffallend erkennbar. Eine geistige Unterentwicklung besteht nicht, die Schilddrüse ist vorhanden.

Die Therapie kann sich nur entsprechend der Genese dieser Erkrankungen entwickeln, sie muß dort, wo der Schilddrüsenmangel die entscheidende Rolle spielt, wie beim kongenitalen Myxödem — das infantile Myxödem ist der erworbene Hypothyreoidismus des Kindes — in Schilddrüsenzufuhr, sei es parenteral durch Implantation oder enteral durch Schilddrüsenfütterung bestehen. Der Erfolg kann die Differentialdiagnose ex juvantibus unterstützen. Es wäre aber ganz verfehlt, bei der reinen mongoloiden Idiotie oder gar der Chondrodystrophie irgendeinen Erfolg von der Schilddrüsentherapie zu erwarten.

Andere Geschwülste im vorderen Halsdreieck.

Außer dem lymphangitischen Halsabszeß, der schon gegenüber der Strumitis differentialdiagnostisch erwähnt wurde, kommen noch chronische Entzündungen vor, die unter Schwellung und Verfärbung der Haut im Jugulum oder vorderen Halsdreieck in Erscheinung treten. Hierher gehört die sehr seltene Tuberkulose des Manubrium sterni mit Bildung eines kalten Abszesses, das gar nicht so seltene Gumma des Kopfnickers und die Lymphadenitis tuberculosa bzw. das Dermoid des Mediastinum anticum. Diese Erkrankungen zu differenzieren, kann sehr mühsam, überhaupt nicht möglich sein. Probepunktion, mikroskopische Untersuchung, Beobachtung, Einfluß der Therapie (Neosalvarsan) kann häufig erst entscheiden.

6. Regio supraclavicularis.

In der Supraklavikulargegend kann eine überzählige Halsrippe (vgl. S. 108) eine Geschwulst vortäuschen. Die undeutlich tastbare Resistenz wird für ein Osteom gehalten. Die Röntgenuntersuchung klärt den Fall auf. Aber auch eine Skoliose kann, selbst ohne überzählige Rippe, durch die schon oberhalb des Schlüsselbeins vortretende Konvexität eine Halsrippe nachahmen. Diagnostische Irrtümer werden hier nur durch das Röntgenbild vermieden, das eine genaue Besichtigung verlangt.

Obwohl auf eine angeborene Störung zurückzuführen, tritt meist erst im Alter zwischen 18 und 25 Jahren die Lymphzyste der Supraklavikulargrube auf. Die weiche, kompressible, teigige Geschwulst ist ohne weiteres erkennbar, mit keiner anderen Geschwulstbildung zu verwechseln (Abb. 91). Die Exstirpation dieses Lymphangioms ist mühsam, immer weitergehend als der klinische Aspekt vermuten läßt und daher nur unter strengen Kautelen durchführbar (Achtung vor Verletzung der Pleurakuppe).

Der häufigste Tumor der Supraklavikulargegend geht von den Lymphdrüsen aus. Wenn die Entscheidung, welcher Natur die Vergrößerung der Lymphdrüsen sein mag, oft schon recht schwierig sein kann, so liegt die Hauptbedeutung doch in der Tatsache, daß die Glandulae lymphaticae supraclaviculares und vor allem die der linken Seite wegen ihrer Beziehungen zum Ductus thoracicus aus den verschiedensten Regionen ihren Lymphzufluß erhalten. Finden wir daher supraklavikular eine Lymphdrüsenschwellung, die wir als durch Karzinom bedingt auffassen müssen, so kann als primärer Sitz des Tumors in Betracht gezogen werden: Die nächste Umgebung, vor allem der Hals mit den verschiedenen Lieblingslokalisationen eines Epithelioms (Zunge,

Sinus pyriformis, Larynx, Schilddrüse); dann die weibliche, aber auch männliche Brust; drittens die Organe des Thorax, vor allem das Bronchus-, Lungen- und Pleurakarzinom, dessen Diagnose oft erst durch das Auftreten einer karzinomatösen Lymphdrüse oberhalb des Schlüsselbeines evident wird; und schließlich können die Karzinome aller Abdominalorgane, vor allem das Magenkarzinom, der Eierstockkrebs zu einer Metastase in einer supraklavikularen Lymphdrüse führen — Virchowsche Drüse — und damit nicht nur die Diagnose, sondern auch die Prognose (Inoperabilität) sicherstellen.

Die folgende Beobachtung der Züricher chirurgischen Klinik (Baumann, Vera: Über einen Fall von metastatischem Halsabszeß bei bisher latentem Magenkarzinom. Diss.

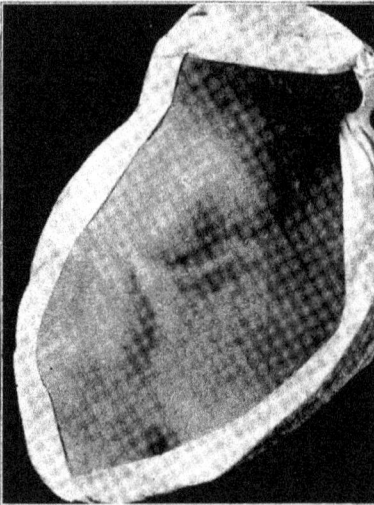

Abb. 91. Lymphzyste der rechten Supraklavikulargrube. (Chir. Klinik Zürich. Photo nach Moulage.)

Zürich 1923) ist von besonderem diagnostischem Interesse: Bei einem anscheinend gesunden Manne von 59 Jahren trat auf der rechten Halsseite ein Abszeß auf, der für eine Strumitis acuta gehalten und inzidiert wurde. Schon bei der Operation war es zweifelhaft, ob es sich wirklich um eine eitrige Einschmelzung von Schilddrüsenteilen und nicht um einen Abszeß unter dem Musc. sternocleido-mastoid. handle, der sich unter der mittleren Halsfaszie im Gebiet der großen Halslymphbahnen etabliert und nach vorne medial ausgebreitet hatte. (Lymphangitischer Halsabszeß.) Die histologische Untersuchung eines exzidierten Teilchens der Wand des Abszesses bestätigte auch die Vermutung, daß er sich extrathyreoidal entwickelt hatte. Die bakteriologische Untersuchung des reichlich entleerten dickflüssigen, nicht stinkenden Eiters ergab eine Reinkultur von unbeweglichen gramnegativen Stäbchen aus der Gruppe Milchsäurebazillen. Daraufhin wurde eine klinische und röntgenologische Untersuchung des Abdomens vorgenommen und ein maligner Tumor des Magens festgestellt, der sich bei der sofort vorgenommenen Probelaparotomie als bereits inoperabel erwies.

Es wurde hier also ein Tumor des Magens ausschließlich deshalb diagnostiziert, weil ein Halsabszeß Bakterien enthielt, deren Vorkommen für das Carc. ventr. charakteristisch ist.

Aus dem Gesagten erhellt, daß die karzinomatöse Lymphdrüse der Supraklavikulargrube von außerordentlicher diagnostischer Bedeutung ist. Sie wird erst voll, wenn die Probeexzision die mikroskopische Untersuchung erlaubt und nicht nur das Neoplasma bestätigt, sondern auch durch die Art des Tumors den Ausgangspunkt bestimmen läßt. Nicht immer ist dies aber möglich. Hier wird wie selten anderswo besonders oft von der Exstirpation einer Drüse zur histologischen Diagnose Gebrauch gemacht werden müssen. Es wäre ebenso fehlerhaft dies zu unterlassen wie die klinische Untersuchung auf Lymphdrüsenschwellung in der Supraklavikulargrube zu versäumen oder den diagnostischen und prognostischen Wert dieses Befundes zu unterschätzen.

Die Exzision einer supraklavikularen Lymphdrüse stellt zwar einen kleinen, aber doch gelegentlich durch den Gefäßreichtum dieser Gegend etwas mühsameren Eingriff dar.

7. Regio nuchalis.

Diagnostische Irrtümer kommen bei den Geschwülsten dieser Gegend selten vor. Sie sind meist leicht in ihrer besonderen Art zu erkennen. Die symmetrischen Lipome (Madelungscher Fetthals) wurden schon früher (vgl. S. 91) erwähnt. Gleiche symmetrische Schwellungen können durch leukämische und pseudoleukämische Infiltrate der Nackenhaut bedingt sein. Weniger gut bekannt ist das einseitige flache, subfasziale Lipom.

An zwei Erkrankungen muß in dieser Gegend erinnert werden, die genetisch zu Irrtümern Anlaß geben:

Die Kephalozele occipitalis, die mit dem Schädelinnern durch die kleine Fontanelle oder das Foramen magnum kommuniziert. Sie muß als solche erkannt werden, um mit einer Fehldiagnose falsche therapeutische Eingriffe zu verhindern. Sie betrifft Kinder, zeigt die charakteristischen Symptome jeder Kephalokele, d. h. die Zeichen der Abhängigkeit vom Schädelinnendruck. Ist sie geschlossen, so liegt eine zystische, fluktuierende, von Haut bedeckte Geschwulst an charakteristischer Stelle vor. Jedes operative Eingreifen ist durch die große Gefahr der Infektion (Meningitis) belastet. Es ist deshalb größte Zurückhaltung am Platze. Ein klinisch ähnliches Bild kann das Haemangioma cavernosum dieser Gegend zeigen.

Eine andere, auch bei Kindern vorkommende, aber harmlose, doch oft falsch gedeutete Erkrankung ist die subakute Lymphadenitis nuchae, die das chronische Ekzem des Kopfes, häufig auch die Anwesenheit von Kopfläusen begleitet. Die undeutliche druckschmerzhafte Schwellung am vorderen Trapeziusrand erfordert nur die kausale Behandlung, um endgültig zu verschwinden.

Bösartige Bindegewebsgeschwülste, wie Sarkome der Faszie oder des Periostes, sind in dieser Gegend selten.

XII. Larynx und Trachea.

Die krankhaften Zustände dieser beiden Organe gehören in erster Linie in das Arbeitsgebiet des Laryngologen: sie sind deshalb in der Abteilung „Innere Medizin" dieses Sammelwerkes Heft 14 von den Fachmännern Friedrich und A. Oranus besonders bearbeitet worden. Hier kann deshalb nur eine kurze Übersicht gegeben werden, die den Anteil, der nach wie vor dem Chirurgen gesichert bleibt, bezüglich diagnostischer und therapeutischer Irrtümer behandelt.

Von den Verletzungen des Larynx und der Trachea wurde früher schon gesprochen.

Die **Fremdkörper der oberen Luftwege** können bekanntlich eine momentane lebensbedrohliche Rolle spielen, wenn sie hinreichend groß und eingekeilt sind (Tamponade des Additus ad laryngem). In der Dringlichkeit der Situation kommt

nur der Griff in den Pharynx, an den Kehlkopfeingang und, wenn die Entfernung des Fremdkörpers auf diese Weise nicht möglich ist, die rascheste
Eröffnung der Luftwege auf kürzestem Wege in Betracht. Es wird meist einem
glücklichen Zufalle in erster Linie zu danken sein, wenn in diesen Fällen ärztliche Hilfe rasch zur Hand und erfolgreich ist.

Ganz anders ist unser Standpunkt gegenüber den kleineren und flot-
tierenden Fremdkörpern. Hier haben wir in der Röntgenuntersuchung einen
wichtigen Behelf, in der direkten laryngo- und tracheoskopischen Untersuchung
eine Methode, nicht nur zur sicheren Feststellung, sondern vor allem auch zur
Entfernung des Fremdkörpers. Mit der Eröffnung der Luftwege ist zunächst
unter vorsichtiger Beobachtung zuzuwarten. Die Tracheotomie zu früh an-
zulegen, ist in diesen Fällen bei dem heutigen Stande der Laryngo- und
Tracheoskopie ein Fehler.

Für alle Fälle ist von dem Augenblicke der Einlieferung des Patienten
jederzeit zur Tracheotomie vorbereitet. Wir wissen, wie rasch durch Ödem
die Atmung erschwert werden kann und wie schnell sich die lebensgefährliche
Suffokation entwickelt. Auch nach der Entfernung des Fremdkörpers durch
die Tracheoskopie bleibt diese Gefahr zunächst bestehen. Es kann sich also
immer nur um eine klinische und nicht um eine ambulatorische Behandlung
handeln. Für die Fälle, wo die unblutige Extraktion nicht gelingt, oder die
Eröffnung der Luftwege wegen der Erstickungsgefahr nötig wurde, kann auch
der Fremdkörper des Larynx von der Tracheotomie aus entfernt werden. Die
Laryngofissur läßt sich vermeiden. Die Tracheotomie zur Fremdkörper-
extraktion kann wegen Infektionsgefahr nicht geschlossen werden. Die Einführung einer kleinen Kanüle genügt bei Abdichtung gegen die Umgebung.

Hier sei besonders auf eine Fremdkörperaspiration verwiesen, die zwar in
der Regel bedeutungslos bleibt, aber doch gefährlich werden kann und leicht
zu vermeiden ist. Es ist die Aspiration von Flüssigkeit nach Kokainisierung
des Pharynx und Larynx zwecks Untersuchung. Diesen Patienten muß ein-
geschärft werden, daß sie in den nächsten zwei Stunden nach der Kokainpinselung nichts zu sich nehmen dürfen. Besonders leicht entsteht die Aspiration,
wenn Patienten, die ösophagoskopiert wurden, dann sofort zur röntgenologischen Untersuchung (Durchleuchtung) gewiesen werden und eine Barium-
aufschwemmung erhalten.

Das **Ödem des Larynx (Glottisödem)** oder richtiger das Ödem der aryepiglottischen Falten, wo es sich meist abspielt, ist die wichtigste symptomatische
Erscheinung im Bereiche des Kehlkopfes, der die verschiedensten örtlichen und
entfernten Erkrankungen zugrunde liegen können. Es wird sowohl bei der
Beobachtung wie bei der Behandlung von Krankheitsprozessen in der Nähe
oder innerhalb des Larynx von vornherein auf diese Begleiterscheinung Rücksicht zu nehmen sein. Das gilt vor allem von akut entzündlichen Zuständen.
Die Patienten oder ihre Angehörigen sind auf diese Komplikation namentlich
dann aufmerksam zu machen, wenn sie sich zu einer Spitalbehandlung nicht
entschließen wollen. Immer wieder muß auf die Schnelligkeit, mit der sich
ein gefahrdrohender Zustand einstellen kann, aufmerksam gemacht werden.

Die Laryngoskopie klärt über den vornehmlichen Sitz des Ödems und
gelegentlich über die Grundkrankheit auf.

Therapeutisch kommen zunächst absolute Ruhe, kleine Morphindosen,

Eiskravatte in Betracht. Daneben läuft die Behandlung der Grundkrankheit, sofern sie möglich ist wie bei der Inzision eines Entzündungsherdes in der Nachbarschaft. Inwieweit die Tracheotomie durch lokale Inzision (Ödem der aryepiglottischen Falten) und Intubation verzögert oder umgangen werden kann, muß die Beobachtung lehren. Es wäre fehlerhaft, den Eingriff auf Kosten des Patienten, dem mit halber Hilfe nicht gedient ist, allzuweit hinauszuschieben. Die Tracheotomie bringt momentane Befreiung, rasches Abklingen des Ödems, und die Kanüle kann, wo es die Grundkrankheit erlaubt, in wenigen Tagen entfernt werden.

Die **Diphtherie des Larynx**, früher die häufigste Indikation zur Tracheotomie, ist fast gänzlich aus den chirurgischen Stationen und Kinderspitälern verschwunden. Allein diese Tatsache zeigt den Erfolg der Serumbehandlung zur Genüge. Auch in den Fällen, wo Versäumnisse von seiten der Patienten oder ihrer Angehörigen oder diagnostische Irrtümer vorgekommen sind und die Diphtherie ein Stadium erreicht hat, in dem sich Dyspnoe zeigt, steht die Serumeinspritzung an erster Stelle. Sie ist auch dann noch von prompter Wirkung. Die Intubation, die allein die Tracheotomie nicht verdrängen konnte, steht auch dann noch zur Verfügung.

Von anderen akuten und chronischen Entzündungen seien nur die seltenen Phlegmonen, die häufigere Perichondritis (z. B. bei Grippe), dann die Tuberkulose, Lues, Aktinomykose und das Sklerom genannt. Sie alle gehören durchaus in das Arbeitsgebiet der Laryngologen.

Diagnostische Irrtümer werden durch die allgemeine Untersuchung, den Bazillennachweis, die Wassermannsche Reaktion und die endolaryngeale Probeexzision eingeschränkt, was gegenüber dem Karzinom des Kehlkopfes von großer Bedeutung ist.

Unter den **Tumoren des Larynx** beschäftigen die gutartigen Geschwülste, wie die Polypen, Fibrome, Papillome, Lipome, Chondrome, wohl ausschließlich die Laryngologen. Die endolaryngealen Eingriffe genügen in den meisten Fällen. Anders steht es mit den malignen Larynxtumoren, unter denen bei weitem das Karzinom überwiegt. Die Unterscheidung in äußere und innere Kehlkopfkarzinome bewährt sich nicht nur vom Standpunkte der Lokalisation, sondern auch von dem der Prognose. Die äußeren (auch sekundären) Krebse wurden schon im Kapitel „Pharynx" besprochen. Die inneren Krebse liegen auf dem Stimmbande, sie wachsen langsam und überschreiten spät die Mittellinie. Die Lymphdrüsenmetastasen entstehen spät und treten nicht in den Lymphoglandulae cervicales profundae, sondern erst in der oberflächlichen Lymphdrüse vor dem Larynx auf. Nach der Exstirpation sehen wir Dauererfolge, die wir bei dem äußeren Karzinom nicht erreichen können. Nach einigen Statistiken ist das innere Karzinom häufiger. Für die Züricher Verhältnisse trifft das nicht zu. Hier überwiegt bei weitem das bösartige äußere Karzinom, während der innere Krebs zu den Seltenheiten gehört. Es scheinen also regionäre Verschiedenheiten vorzukommen.

Auch symptomatisch unterscheiden sich die beiden Formen, indem bei dem äußeren Karzinom die Schluck- und Schlingbeschwerden sowie die Schmerzen, bei dem inneren Krebs die Heiserkeit das Initialsymptom darstellt.

Alle diese Unterschiede müssen vor Augen gehalten werden, um diagnostische und vor allem prognostische Irrtümer zu vermeiden. Es ist hier nicht der Ort, um die operative Behandlung des Larynxkarzinoms mit der Laryngofissur, halbseitigen und totalen Exstirpation zu besprechen. Gluck hat diese Operationen technisch und methodisch so gut ausgebildet, daß die Radikaloperation auch dieser Karzinome mit Erfolg ausgeführt werden kann. Auch funktionell ist das Resultat bei der Hemilaryngektomie recht zufriedenstellend.

Unter den **Tumoren der Trachea** fallen die gutartigen Geschwülste wie das Osteochondrom, Fibrom, Papillom in das Gebiet der Laryngologen, die bösartigen Geschwülste sind selten. Von besonderem Interesse ist aber die intralaryngeale bzw. intratracheale Struma.

Nach der letzten Arbeit von Wegelin müssen wir pathologisch-anatomisch mit drei Möglichkeiten rechnen. Die intralaryngotracheale Struma kommt schon in der Fötalzeit zur vollen Ausbildung. Die fötale Schilddrüse wächst durch die Zwischenknorpelräume in die Submukosa des Larynx und der Trachea ein. Oder das Schilddrüsengewebe wächst im extrauterinen Leben ein, wofür die feste Verwachsung der Schilddrüse mit den Zwischenknorpelmembranen Voraussetzung ist, die schon in der Fötalzeit zustande gekommen sein muß. Für die dritte Möglichkeit, daß ein Teil der Schilddrüsenanlage in frühester Embryonalzeit abgeschnürt wird, fehlt bisher der Beweis.

Immer handelt es sich um eine strumöse Hyperplasie der Schilddrüse: die intratracheale Struma ist also eine Teilerscheinung einer Struma diffusa parenchymatosa oder colloides, kommt deshalb vorwiegend beim weiblichen Geschlecht vor im Alter von 25—40 Jahren. Sie sitzt seitlich und hinten am Ringknorpel und an den beiden ersten Trachealknorpeln, selten nur an der hinteren Wand und am seltensten an der vorderen Wand des Kehlkopfes.

Klinisch haben wir zwei Formen zu unterscheiden. Die eine, die als Kropf mit Tracheostenose in Erscheinung tritt. Oft zeigt erst die Operation, daß es sich nicht allein um Verdrängung oder Kompression handelt, sondern um ein direktes Einwachsen des Strumagewebes in die Luftröhre, wodurch das Lumen verlegt wird. In anderen Fällen fehlt der äußere Kropf und es entwickelt sich als Tumor der Trachea, submukös kugelig in das Lumen hereinragend, die intratracheale Struma.

Differentialdiagnostische Irrtümer sind hier gegenüber anderen Geschwülsten der Luftröhre gegeben. Nach Schachemann scheiden von vornherein Fibrome und Papillome aus wegen ihrer Form und ihres gestielten Aufsitzens, Chondrome haben eine andere Konsistenz, Karzinome sehen auf den ersten Blick anders aus. Verwechseln können wir: Tuberkulöse und luetische Granulationstumoren, langsam wachsende Sarkome und Adenome der Schleimdrüsen. Typischer Sitz, Bevorzugung des weiblichen Geschlechts, Steigerung der Beschwerden im Zusammenhange mit der Menstruation, langsame Entwicklung, submuköse Lage sind die ausschlaggebenden Momente. Eine Probeexzision ist für diese Fälle ein Fehler. Die kleine Geschwulst wird infiziert. Gerade dieses Verhalten, durchaus verschieden gegenüber anderen Geschwülsten der Luftröhre, fordert die richtige klinische Diagnose, zu der die direkte Tracheoskopie nicht unbedingt nötig ist. Die Laryngoskopie läßt den Tumor im Anfangsteil der Trachea feststellen, weil infolge der Dyspnoe der Kehlkopf in der Achse der Luftröhre gehalten wird und der Einblick in die Luftröhre durch die geöffnete Glottis möglich ist.

Differentialdiagnostische Schwierigkeiten bereitet auch die Abgrenzung gegenüber maligner Struma. Die karzinomatöse Degeneration der Struma intratrachealis ist sehr selten, doch kann ein primärer, häufiger ein rezidivierender Schilddrüsenkrebs in die Luftröhre einwachsen, einen ähnlichen kugeligen, in das Tracheallumen vorspringenden Tumor bilden, über dem die Schleimhaut aber nicht intakt bleibt. Hier entscheidet die Anamnese und die mikroskopische Untersuchung.

Von den drei Operationsmethoden der intratrachealen Struma, der endotrachealen, pertrachealen und der Trachealresektion, ist zweifellos die pertracheale vorzuziehen, um so mehr als es gelungen ist, die Inzision der vorderen Trachealwand (Tracheofissur) nach Exzision der Struma durch Naht zu schließen und zur primären Heilung (mit Umgehung des Einlegens einer Trachealkanüle) zu bringen.

Während die Operationen am Larynx nie Noteingriffe darstellen, gilt dies wie bekannt im höchsten Maße von der Tracheotomie, über die hier noch ein paar Worte zu sagen ist. Den kürzesten Eingang in die Luftwege unterhalb der Stimmbänder bietet das Lig. crico-thyreoideum. Hier wird der Einschnitt in den verzweifelten Fällen zu machen sein, wo jede Vorbereitung fehlt, wo nur ein Messer zur Verfügung steht, mit dem das gut tastbare Band zwischen Cartilago thyr. und Cartilago cricoidea (Lig. conicum) durchtrennt wird. Der Einschnitt erfolgt in frontaler Richtung, also quer, parallel dem Verlauf des Ramus crico-thyreoideus der Art. thyr. sup. und senkrecht zur Richtung der elastischen Faserung des Bandes. Damit wird eine Blutung unwahrscheinlich und die Incision klafft kreisrund, so daß sich die Einführung einer Kanüle erübrigt. Tandler hat neuerdings die Koniotomie wieder aufgegriffen und mit Recht empfohlen. Sie kann ein Menschenleben retten und sollte deshalb nicht in Vergessenheit geraten oder wegen Blutungsgefahr grundsätzlich verworfen werden.

Als Operation der Wahl kommt sie vor allem nicht in Betracht, weil sie die Luftwege zu nahe den Stimmbändern eröffnet. Aus diesem Grunde wird meist, nach Chiari bei Kindern immer, die Tracheotomia inferior bevorzugt, obwohl ihre Technik mühsamer ist als die der Tracheotomia superior. Es kann nicht als Fehler bezeichnet werden, wenn in den Fällen, wo der obere Luftröhrenschnitt den Zweck erfüllt, dieser gewählt wird. Er darf aber nicht kombiniert werden mit der Krikotomie, der Durchtrennung des Ringknorpels, die ganz besonders zu Nekrose, Granulationsbildung, Stenose und weiter zu erschwertem Dekanulement führt. Unrichtig ist es natürlich, die Luftwege oral vom Hindernis zu eröffnen, wenn die Tracheotomie aboral möglich ist. Die biegsamen Kanülen stellen einen Notbehelf dar, der nur im äußersten Falle zur Anwendung kommen soll. Auch hier muß wieder betont werden, daß in allen Fällen, wo das die Tracheostenose bedingende Hindernis entfernt werden kann (Kompressionsstenosen z. B. beim Kropf), die Tracheotomie wenn möglich vermieden werden soll.

Die Fehler und Gefahren der Tracheotomie können hier nicht ausführlich dargestellt werden. Die Bedeutung des Eingehens in der Mittellinie, der exakten Blutstillung, der Schwierigkeiten der Darstellung der Luftröhre (z. B. bei der Struma maligna) sind hinreichend bekannt. Ganz ausgezeichnete Dienste leistet die Injektion von einigen Tropfen einer 10 %igen Kokainlösung in die Luftröhre mit Spritze, vor Eröffnung derselben: Das Einführen der Kanüle löst keinen Hustenreiz aus. Die quere (frontale) Inzision der Trachea hat sich nicht

11*

bewährt. Die sagittale Eröffnung genau in der Mitte der vorderen Trachealwand muß in der Größe der einzuführenden Kanüle entsprechen. Um ein
Herausfallen der Kanüle zu verhindern, wird das Bändchen, das um den Hals
gelegt ist, mit echtem Knoten und nicht mit Masche geknüpft.

In der Nachbehandlung können lebensgefährliche Komplikationen durch
frühzeitige temporäre Entfernung und täglichen Wechsel der Kanüle vermieden werden. Hierbei ist immer zu bedenken, daß der erste Kanülenwechsel
(am ersten oder zweiten Tag p. op.) kritisch werden kann. Wenn auch nur eine
Kanüle herausgezogen, eine andere eingeführt wird, so soll doch das Instrumentarium zur Tracheotomie und Assistenz zur Verfügung stehen. Dieser
erste Kanülenwechsel kann zwar im Bette, muß aber bei gutem Lichte ausgeführt werden. In der Züricher Klinik werden die Patienten grundsätzlich in
den Operationssaal gebracht, so daß unliebsame aufregende Störungen vermieden werden.

Die Eindickung des Sekretes, Borkenbildung und damit Verstopfung des
Lumens vermeidet die Hayeksche Kanüle, die bei frisch Tracheotomierten
ausschließlich angewendet wird. Die Reinigung des inneren Rohres wird damit
nicht überflüssig, aber weniger bedeutungsvoll.

Der Dekubitus, die Arrosionsblutung, die Trachea-Ösophagusfistel sind
zwar nicht immer Folgen einer fehlerhaften Nachbehandlung, werden aber
gewiß auf einen kleinen Prozentsatz eingeschränkt, wenn die stete Variation
in bezug auf Krümmung, Kaliber und Länge der Kanüle für Entlastung der
Luftröhrenwand sorgt. Der Dekubitus liegt gegenüber der größten Konvexität
der Kanüle oder an ihrem unteren Rande. Die Arrosionsblutung kommt mit
unmittelbar letaler Folge meist aus der Art. anonyma, seltener aus anderen
großen benachbarten arteriellen oder venösen Gefäßen zustande. Nur die
Blutungen aus dem Wundbereich können durch Tamponade beherrscht werden.
Dem in den Ösophagus penetrierenden Dekubitus mit Fistelbildung sind vor
allem die Fälle ausgesetzt, bei denen ein Dränrohr in der Speiseröhre liegt,
gegen welches die Trachealkanüle drückt. In diesen Fällen muß durch häufigen
Kanülenwechsel und möglichst frühzeitiges Weglassen der Kanüle der lebensgefährlichen Komplikation vorgebeugt werden.

Auch das definitive Dekanulement wird vorbereitet und erleichtert, wenn
von allem Anfang an auf die frühzeitige Entfernung der Kanüle Bedacht genommen wird. Das erschwerte Dekanulement ist, vorausgesetzt daß die zuführenden Luftwege frei sind, auf Fehler der Technik der Tracheotomie oder in
der Nachbehandlung zurückzuführen, sei es daß Granulationsbildung, Narbenstenose, Verbiegung oder Einstülpung der Trachealwand usw. die Ursache sind.
Mühsame, im Erfolg zweifelhafte, bisweilen gefährliche (Pneumonie!) sekundäre
Eingriffe wie die Trachealplastik, Trachealresektion werden so vermieden.

XIII. Ösophagus.

Wenn auch in der Diagnostik und Therapie der Ösophaguserkrankungen
noch nicht der letzte Erfolg errungen ist, so waren die Fortschritte der letzten
Jahre doch so rasche, so außerordentliche, daß wir dieses ganze Kapitel anders
betrachten müssen, als dies noch vor wenigen Jahren geschehen ist. Der Aus-

bau der Untersuchungstechnik hat gleichzeitig mit der Verbesserung der
Diagnostik uns einen anderen Standpunkt für das therapeutische Eingreifen
gebracht. Fehler und Irrtümer wurzeln deshalb hier mehr als auf
anderen Gebieten vor allem darin, daß neue Methoden noch zu
wenig bekannt und die durchgreifenden Reformen für unsere diagnostische und therapeutische Betrachtung nicht Gemeingut geworden sind.

Heute stehen Röntgenuntersuchung und Ösophagoskopie an der Spitze.
Die Methode der Palpation mit der Sonde ist in den Hintergrund gerückt. Sie
hat ihre bestimmten Gegenindikationen gefunden und ihre Anwendungsbreite
ist wesentlich eingeschränkt. Was wir mit dem Auge direkt oder indirekt sehen,
wird faßbar und konkret.

Mit der Einführung von zwei Untersuchungsmethoden, die nicht allen
Ärzten zur Verfügung stehen können, wird Diagnose und Therapie der Ösophaguserkrankungen dem praktischen Arzte entfremdet und entrissen. Zweifellos liegt darin eine außerordentliche Gefahr, um so mehr als wir uns schon heute
einbekennen müssen, daß ein weiterer erfolgreicher Schritt der Chirurgie, die
operative Behandlung des Ösophaguskarzinoms nur mit der Frühdiagnose
und d. h. in der Zusammenarbeit mit dem Praktiker wird erreicht werden können. Auf der anderen Seite ist uns dieser Fortschritt
ein neues Memento, die einfachsten klassischen und besten Methoden der
ärztlichen Untersuchung nicht zu vergessen. Für die Beurteilung des Kranken,
der über Schluckbeschwerden klagt, gehört hierher die Beobachtung des
Schluckaktes, die so wichtige Schlüsse zuläßt und die auch durch eine genaue
Anamnese nicht ersetzt werden kann.

Mir scheint es also ein ernster diagnostischer Fehler, wenn bei der
Untersuchung eines solchen Patienten versäumt wird, zu beobachten, wie er Flüssiges und Festes schluckt. Die Art, wie sich
der Patient der ihm gebotenen Nahrung gegenüber verhält, wie er sie nimmt,
wie er sie kaut und schluckt, in welcher Menge, wie er sie behält oder wie er
sie von sich gibt, kann so durchaus charakteristisch sein, daß sich daraus sichere
diagnostische Schlüsse ergeben. Ich erinnere nur an den Patienten mit Kardiospasmus, der anstrengungslos, mit Appetit, ja man darf sagen mit Heißhunger
die Hälfte seiner Mahlzeit, die aus fester Speise und einem Getränk besteht,
zu sich nimmt, plötzlich anhält, die genossenen Mengen ebenso ungequält und
leicht wieder von sich gibt und dann ungestört in der gleichen Weise seine
Mahlzeit fortsetzt. Oder ich denke an den Patienten mit dem Zenkerschen
Divertikel, oder an den Kranken mit dem stenosierenden Karzinom, die jeder
wieder eine besondere, meist unverkennbare Eigenart der Nahrungsaufnahme
und des Schluckaktes aufweisen.

Wenn somit auf diese Weise schon häufig die Diagnose auf eine sicherere
Grundlage als nur Vermutung zu stellen sein wird, so wäre es ein zweiter
Fehler, von der Röntgenuntersuchung und der Ösophagoskopie nicht in allen
Fällen von Ösophaguserkrankung Gebrauch zu machen.

Diese beiden Methoden beherrschen durchaus das Feld, wo der Verdacht
eines Fremdkörpers im Ösophagus besteht oder ein solcher erwiesenermaßen
vorhanden ist. Hier ist wohl gegen frühere Anschauungen der größte Wandel
vor sich gegangen. Diese neue Stellungnahme ist besonders wichtig, weil sie

ein Vorkommen betrifft, das mit Recht als gefährliches Ereignis aufgefaßt wird, das rasche Hilfe fordert und zunächst dem praktischen Arzte unterkommt. Jetzt wird von ihm verlangt, daß er den Patienten als ein noli me tangere betrachte, daß er — mit den ihm im allgemeinen zur Verfügung stehenden Mitteln — weder die Diagnose zu erhärten noch die Entfernung des Fremdkörpers aus der Speiseröhre versuchen solle. Es ist eine starke Zumutung für den tätigen praktischen Arzt, daß er nur dafür zu sorgen hat, daß der Patient der Stelle zugeführt wird, wo die Röntgenuntersuchung und Ösophagoskopie möglich ist.

Nach allem, was uns die letzten Jahre zu diesem Kapitel gelehrt haben, muß gesagt werden, daß dieser neue Standpunkt der richtige ist, daß er Menschenleben schont und daß es daher ein Fehler ist, dagegen zu verstoßen. Es muß daran erinnert werden, daß bei Anwendung der alten Methoden für die **Fremdkörper** der Speisewege, also bei Benützung der Sonde, des Münzen- und Grätenfängers, der Ösophagotomie die Mortalität 14—17%, bei Verwendung der modernen Hilfsmittel 2—3% beträgt. Die Ausführungen von F. Schlemmer auf Grund eines großen Materials haben den letzten überzeugenden Einblick gebracht.

Um einen steckengebliebenen Fremdkörper zu diagnostizieren, darf nicht die Sonde, welcher Art sie auch sei, in die Hände genommen werden, sondern es muß ösophagoskopiert werden. Die Röntgenuntersuchung ist wünschenswert, sie hat der Ösophagoskopie vorauszugehen, ist aber bei negativem Ausfall nicht beweisend. Die Bougierung ist unter allen Umständen gefährlich. Ganz abgesehen davon, daß die Sonde anstandslos den Fremdkörper passieren kann, mag es geschehen, daß der Fremdkörper in die Tiefe gestoßen wird oder sich fester verkeilt. Wenn auch die Entfernung eines Fremdkörpers möglichst bald erfolgen soll, so wissen wir doch, daß der Fall nicht so dringlich ist, daß er nicht einer chirurgischen oder laryngologischen Station zugewiesen werden könnte. Ein Fremdkörper kann ohne Schaden für den Patienten zweimal 24 Stunden lang im Ösophagus liegenbleiben, vorausgesetzt, daß keinerlei blinder Mobilisierungsversuch unternommen wird.

Auch für die Entfernung der Fremdkörper aus der Speiseröhre ist die Ösophagoskopie die sicherste und schonendste Methode, gleichgültig, in welcher Höhe der Fremdkörper steckt und wie lange er auch eingeklemmt ist. Alle anderen Verfahren, wie namentlich die Anwendung der Schlundsonde, der Münzen- und Grätenfänger, des Kirmissonschen Hakens, sind gefährlich. Diese Instrumente haben ihre Existenzberechtigung verloren und genießen historisches Interesse.

Erst wenn die Extraktion eines Fremdkörpers durch das Ösophagoskop nicht gelingt, kommt die Freilegung und Eröffnung der Speiseröhre in Betracht, wobei der Hals- und obere Thoraxabschnitt von der typischen linksseitigen zervikalen Ösophagotomie, die untere Thoraxpartie von der Gastrotomie aus zugänglich ist. Nach dem Sitze des Fremdkörpers ist also die operative Methode richtig zu wählen. Fremdkörper, die ungefähr in der Mitte des Thorax sitzen, werden besser von oben als von unten erreicht.

Daß selbst mit der Ösophagoskopie ein Fremdkörper übersehen werden kann, geht aus den Fällen hervor, wo ein negativer Befund erhoben wurde, obwohl ein Fremdkörper im Hypopharynx (vor allem im Sinus pyriformis) saß. Es muß daher auf diesen Fehler ganz besonders geachtet werden. Mit der einfachen Laryngoskopie oder der Hypopharyngoskopie nach Eicken werden diese Fälle richtig erkannt.

Mit den Fremdkörpern der Speiseröhre hängen unmittelbar zusammen die **inneren Verletzungen,** die wohl häufig harmlose Schleimhautläsionen bleiben und zu keinem weiteren Nachteil führen, die aber, wo sie tiefer gehen oder die Bakterienansiedlung, wie z. B. im Dekubitus, eine besondere Virulenz annimmt und lokale Gewebsnekrose mit einhergeht, in jeder Höhe der Speiseröhre durch die Infektion des lockeren periösophagealen Gewebes außerordentlich gefährlich werden können. Nicht die Verletzung als solche, sondern die Komplikation der Infektion bestimmt somit unser Vorgehen. Es wird schwierig sein, den richtigen Augenblick zu erfassen, wo ein operativer Eingriff noch Hilfe bringen kann. Möglich ist dies nur in den Anfangsstadien. Können wir ösophagoskopisch feststellen, daß der Fremdkörper, dessen Extraktion gelingt, schon die Speiseröhre durchbohrt hat, so ergibt sich damit ohne weiteres die Indikation zur Ösophagusfreilegung am Orte der Verletzung. Ein Zuwarten auf die Entwicklung weiterer Symptome wäre gefährlich.

Sitzt die Verletzung im Bereiche des Halses, so ist eine äußere Untersuchung möglich. Die ersten alarmierenden Symptome sind hier feststellbar. Sie müssen nur als solche zur Indikationsstellung gewertet werden. Mit dem bisweilen vorkommenden glücklichen Ausgang in spontane Begrenzung und Abszeßbildung kann nicht gerechnet werden. Die kollare Mediastinotomie, von der schon früher die Rede war, kann das Fortschreiten der Infektion in den Mittelfellraum hinein verhindern. Die breite Freilegung bekämpft die periösophageale Phlegmone, die Abdichtung durch Tamponade gibt einen Schutz. So konnte schon mancher Fall von innnerer Verletzung der Speiseröhre im Bereiche des Halses erfolgreich behandelt werden. Es wäre fehlerhaft, diese Tatsache nicht zum Ausgangspunkt unserer Überlegungen zu machen, mit dem Bewußtsein, daß diese Fälle ganz besonders dringliche sind, in denen ein rasches Handeln nottut.

Viel ungünstiger liegen die Verhältnisse im Mediastinum selbst. Die Diagnose muß auf allgemeine Symptomatologie aufgebaut werden. Die anatomischen Bedingungen für die Progredienz sind noch sehr viel bessere, für die chirurgische Behandlung weitaus schlechtere. Die Unzugänglichkeit des Mediastinum posticum, die Gefahr der Pleuraverletzung sind Momente, die den Eingriff wenig aussichtsvoll erscheinen lassen. Nachdem es aber bereits, wie die Literatur zeigt, geglückt ist, auch solche Patienten zu retten, wäre es irrig, in diesen hoffnungslosen Fällen auf den einzigen Weg zu verzichten, der Hilfe bringen kann.

Bei den inneren Verletzungen müssen wir wieder auf die instrumentelle Untersuchung der Speiseröhre zurückkommen. Nachdem die Ösophagoskopie meist in den Händen geübter Untersucher liegt, kommen folgenschwere Verletzungen selten vor. Viel häufiger sind sie noch immer bei der einfachen Bougierung, die der praktische Arzt macht. Liegen pathologische Wandveränderungen vor, so sind sie sehr viel leichter zu verstehen. Daß sie aber auch bei ganz normalem Ösophagus zustande kommen können, hat mir ein in Zürich beobachteter Fall gezeigt. Es muß hier wieder festgestellt werden: Die

Ösophagusbougie ist nicht nur ein gefährliches Instrument bei den Fremdkörpern und Erkrankungen des Ösophagus und seiner Umgebung, sondern bedeutet immer eine Gefährdung und verlangt deshalb stets die äußerste Vorsicht. Es kommt auch auf die Art der Sonde an: Der praktische Arzt
sollte ausschließlich mit der zylindrischen Sonde untersuchen
und nie mit der konischen (von Bouchard) oder Knopfsonde.
Namentlich die letztere (sonde à boule) halte ich für sehr gefährlich und ihre
Anwendung, namentlich seit sie ihre Bedeutung für den Fremdkörpernachweis
vollkommen und restlos eingebüßt hat, für fehlerhaft.

Eine besondere Art der inneren Verletzung des Ösophagus ist die Verätzung (mit Säure oder Alkali). Sie bietet augenblickliche und spätere Gefahren. Nach Lotheißen stirbt ein Viertel der Vergifteten (24,4 %) an Überlaufen des Giftes in die Luftwege, oder am Fortschreiten der Verätzung in
das Mediastinum, in Pleura und Lunge oder in die Gefäße. Bei nahezu 74 %
der Überlebenden entwickeln sich Veränderungen.

In den letzten Jahren ist in der Behandlung der frischen Verätzungen ein wichtiger Schritt vorwärts gemacht worden, der ganz neue
Richtlinien zeigt und unser Urteil, was hier als therapeutischer Irrtum zu bezeichnen ist, von Grund aus ändert. Früher bestand, wie Salzer mit Recht
sagt, darüber kein Zweifel, daß die frische Speiseröhrenverätzung ein noli me
tangere war. Die Frühbougierung galt als gefährlich. Und die Behandlung
wurde erst begonnen, wenn sich die Folge der Verätzung, die Striktur, ausgebildet hatte, also Wochen nach der Verätzung.

Die Statistiken von Salzer und von Bokay, die sich zunächst auf Kinder
beziehen, werfen alle diese Grundsätze um und zeigen uns, daß es mit der
Frühbehandlung, d. h. vom 2. bis spätestens 6. Tage nach der Verätzung beginnend, möglich ist, die nicht nur lästige, sondern auch gefährliche spätere
Verengerung für die Mehrzahl der Fälle zu verhindern. Es bleibt noch zu
beweisen, ob dieselbe grundsätzliche Behandlung auch bei Erwachsenen an-
wendbar ist, was Lotheißen bezweifelt, die Erfolge Steindls wohl schon
ergeben. Bei einem Falle in Zürich (60jähriger Mann) hat sich die Frühbougierung sehr gut bewährt.

Es ergibt sich somit folgendes: Während es bisher als Fehler galt, Verätzungen wegen der Perforationsgefahr vor Ablauf mehrerer Wochen, also vor
der Vernarbung, zu bougieren, müssen wir den neuerdings veröffentlichten
Resultaten Salzers und v. Bokays entnehmen, daß diese Annahme unrichtig
ist, daß eine kunstgerechte und selbstverständlich mit äußerster
Vorsicht unternommene Bougierung schon vom 2. Tage an möglich ist, daß ihre Gefahren übertrieben wurden, daß es nicht mehr richtig
ist, in den Fällen von Verätzung zuzuwarten, die Hände in den
Schoß zu legen, sondern daß wir aktiv einzugreifen haben und daß es gelingt,
durch die systematische Frühbougierung in einem Stadium, wo die Wund-
heilung noch nicht begonnen hat, in dem es erst zu Abstoßung des verätzten
Schleimhautzylinders kommt und dann ein allseits granulierendes Rohr vorliegt, die Verengerung infolge Narbenschrumpfung zu verhindern.

Wir sehen hier also einen auffallenden Gegensatz gegenüber unserem
Standpunkte bei Fremdkörpern der Speiseröhre und bei der Bougierung überhaupt. Es wird ja auch abzuwarten sein, ob sich die Methode der Früh-

bougierung, bisher nur von einzelnen gebraucht, bei der allgemeinen Anwendung weiterhin so glänzend bewährt.

Die **Verätzungsstrikturen des Ösophagus** stellen ein mühsames Kapitel der Therapie dar. Geduld und Ausdauer sind hier besonders vonnöten, und mancher Fehler, der geschieht, ist darauf zurückzuführen, daß beides gemangelt hat. Hier herrscht die Sondenuntersuchung und Sondenbehandlung.

Die anamnestischen Angaben des Patienten ergeben zwar ohne weiteres die Diagnose. Ehe aber die Therapie einsetzt, müssen wir trachten, Genaueres über den Sitz, die Ausdehnung, den Grad der Verengerung zu erfahren, um damit eine Vorstellung von dem Lumen des Ösophagus zu bilden. Wieder kann das wohl mit der röntgenologischen Darstellung und ösophagoskopischen Betrachtung gelingen — auf die Sondenuntersuchung ist aber nicht zu verzichten.

Wird ein Fall von Verätzungsstriktur zum erstenmal bougiert, so müssen wir uns der Gefahren dieser Untersuchung bewußt sein. Sie darf nur mit der zylindrischen Bougie, mit leichtester Hand, mit größter Vorsicht und Geduld, nie mit Gewalt ausgeführt werden. Es ist fehlerhaft, gleich dünne Bougies zu nehmen, es wird mit einer dicken (Nr. 20—24 Ch.) oder mit mittelstarken Bougies (Nr. 16—17 Ch.) begonnen und mit absteigenden Nummern fortgesetzt. Nie darf versucht werden, die Passage zu forcieren. Die Striktur, die undurchgängig ist, muß immer wieder unter denselben Kautelen, also wiederholt bougiert werden, ehe der Schluß erlaubt ist, daß hier eine vollständige Undurchgängigkeit vorliegt. Unabhängig davon d. h. indiziert durch den Kräfte- und Ernährungszustand darf mit der Anlegung einer Ernährungfistel (Gastrostomie) nicht gezögert werden. Bisweilen wird eine früher impermeable Striktur nach der Gastrostomie durchgängig. Es muß also einige Zeit nach der Operation wieder systematisch bougiert werden. Auch kann die Gastrostomie, nach dem Witzelschen Grundsatz angelegt, später zur Bougierung ohne Ende verwendet werden, die sich für die schwersten, hartnäckigen, starren Fälle ganz besonders bewährt.

Zu dieser Behandlungsmethode muß einiges ergänzend hinzugefügt werden. Immer wieder sollen zwei Fäden durch die Speiseröhre gelegt sein, von denen jeder in sich selbst geknüpft ist; der eine dieser Fäden dient zum Durchziehen des Schlauches, der andere liegt als Reserve. Wenn der konische Schlauch nach v. Eiselsberg nicht zur Verfügung steht, der zweifellos die besten Dienste leistet, so kann durch Aneinandernähen von Dräns aufsteigender Dicke dasselbe erreicht werden. Die Vereinigungsstellen dürfen aber nicht Fremdkörper darstellen, die der Ösophaguswand gefährlich werden können. Die Dräns können auch durch Vulkanisierung miteinander vereinigt werden. Die Patienten haben namentlich anfangs beim Durchziehen der Bougie Schmerzen, starken Speichelfluß. Sie erhalten zweckmäßigerweise eine halbe Stunde vorher Morphium und Atropin. Temperatursteigerungen kontraindizieren die Fortsetzung. Die Bougierung ohne Ende wird später durch die Sondenbehandlung ersetzt. Der Patient soll sobald als möglich lernen, sich diese Bougie selbst einzuführen. Er macht es wohl bald geschickter und sicherer als der Arzt. Selbstperforationen kommen so gut wie nicht vor. Wenn irgend möglich, soll eine Erweiterung der Striktur bis auf Nr. 24 erreicht werden. In einzelnen Fällen ist dies aber nicht möglich; sie bleiben bei Nr. 15—17 stehen. Ist die

Dilatation gelungen, so muß der Patient mit allem Nachdruck darauf aufmerksam gemacht werden, daß sein weiteres Schicksal in seiner Hand liegt, ohne fortgesetzte Bougierung ist die neuerliche Verengerung so gut wie sicher. Der Patient erhält die dickste Bougie, die passiert, mit der er sich im ersten Jahre täglich, im zweiten jeden zweiten Tag usw. zu sondieren hat.

Die Patienten mit erweiterter, aber später sich wieder verengender Striktur sind einer Komplikation ausgesetzt, das ist die Obturation der verengten Partie durch Nahrungsmittel, vor allem Fleisch. Besteht eine trichterförmige Stenose oder sind zwei Strikturen übereinander vorhanden, so wird die Partie oberhalb der engsten Stelle wie austamponiert und damit gänzlich undurchgängig. Die Patienten, die auch nicht einen Schluck Flüssigkeit mehr hinunterbringen, stellen eine besondere Gruppe bezl. Fremdkörper im Ösophagus dar. Auch für diese Fälle ist die alte Behandlungsmethode, die vor allem in dem Hinunterstoßen des Fremdkörpers bestanden hat, verlassen und zu verwerfen. Diese Patienten sind ohne vorausgegangene Sondenuntersuchung — durch Schluckenlassen von Flüssigkeit kann man sich von der vollständigen Undurchgängigkeit der Speiseröhre überzeugen — röntgenologisch zu untersuchen, zu ösophagoskopieren und die in der verengten Partie meist festsitzenden Fremdkörper zu entfernen. Das gelingt unter Leitung des Auges, meist allerdings recht mühsam und in zeitraubender Arbeit. Es wäre wieder fehlerhaft, einen solchen Patienten durch Sondenuntersuchung oder sogar Sondenbehandlung einer Gefahr auszusetzen. Für die Fälle von immer impermeablen Strikturen, die verurteilt wären, zeitlebens eine Gastrostomie zu tragen und auf den Genuß der Nahrungsaufnahme per os dauernd zu verzichten, ist ein wichtiger Fortschritt mit der antethorakalen Ösophagoplastik errungen. Es muß aber verlangt werden, daß diese mühsame, nur in vielfachen Sitzungen durchführbare und meist durch hartnäckige Fistelbildungen gestörte Operation ausschließlich dann als indiziert angesehen wird, wenn die Speiseröhre als endgültig unwegsam durch zahlreiche verschiedene Untersuchungen (retroperitoneale Bougierung) und in verschiedenen Zeitabständen erwiesen ist. Es wäre durchaus fehlerhaft, die Ösophagoplastik dort auszuführen, wo die Speiseröhre noch durchgängig, oder zu erwarten ist, daß eine Durchgängigkeit noch erreicht werden kann.

Drei Erkrankungen des Ösophagus haben ein gemeinsames Hauptsymptom: Stenosenerscheinungen, die sich allmählich, ohne Grund in der Vorgeschichte, entwickelt und zu einer geringeren oder stärkeren Beeinflussung des Allgemeinbefindens und des Kräftezustandes geführt haben. Es handelt sich um das Divertikel des Ösophagus, den sog. Kardiospasmus und das Karzinom.

Die Zusammenstellung ergibt die grundsätzliche Bedeutung der Differentialdiagnose. Zwei durchaus heilbaren Erkrankungen steht ein Leiden gegenüber, bei dem vorläufig ein therapeutischer Erfolg nicht erzielt worden ist. Wir wissen heute, nachdem unsere Untersuchungstechnik durch das Ösophagoskop und die Röntgenstrahlen so ausgezeichnet gefördert worden ist, daß früher mancher Fall zugrunde gegangen, ja wir dürfen das Wort gebrauchen, verhungert ist, weil sein Leiden als Karzinom angesprochen, für unheilbar gehalten und eine operative Therapie abgelehnt worden war. Solche Erfahrungen sind für das Divertikel, aber ganz besonders für den Kardiospasmus bekannt.

Wir werden uns immer, welchen Fällen wir auch gegenüberstehen, dieser Tatsache erinnern und die Diagnose **Carcinoma oesophagi** erst dann stellen dürfen, wenn sie einwandfrei erhärtet ist. Dazu gehört in gewissem Sinne die Vorgeschichte, der Befund bei der Sondierung, aber vor allem das Resultat der Ösophagoskopie, der röntgenologischen Durchleuchtung bzw. Aufnahme —

Füllungsdefekt — und — für manche, aber durchaus nicht für alle Fälle — der Probeexzision.

Es muß ganz besonders betont werden, daß das Alter des Patienten keine differentialdiagnostisch entscheidende Rolle spielt. Das Pulsionsdivertikel kann auch im höheren Alter erst Erscheinungen machen, bei anscheinend kurzdauernder Anamnese auftreten, zu raschem Verfall führen. Bei einem solchen Patienten wird vielleicht die radikale Operation des Divertikels in dem gegebenen Zustande nicht möglich sein, aber die provisorische Anlegung der Ernährungsfistel oder die systematische Sondenfütterung bedeutet für ihn ganz etwas anderes als für den Patienten mit dem Karzinom. Bei den Fällen von **Divertikel** handelt es sich wohl meist um das Zenkersche Pulsionsdivertikel in der Höhe der Cartilago cricoidea, an der hinteren Speiseröhrenwand. Sehr viel seltener hat das Traktionsdivertikel klinische

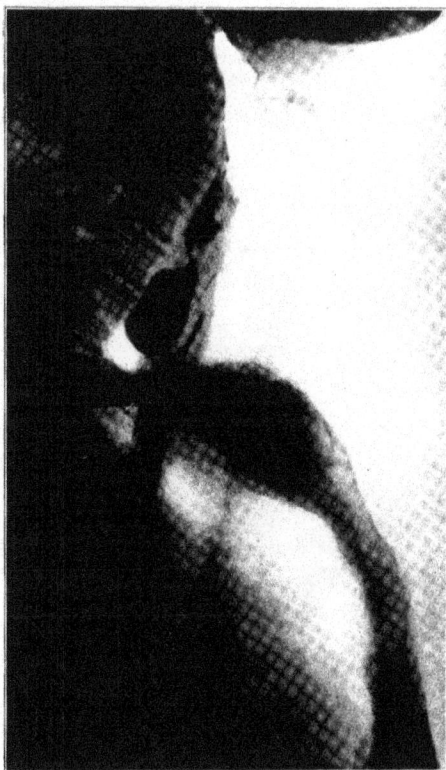

Abb. 92. Zenkersches Pulsionsdivertikel bei einer 70jähr. Frau. (Züricher Röntgen-Institut.)

Bedeutung. Schließlich sind vereinzelte Fälle von Divertikelbildung im thorakalen Abschnitt des Ösophagus bekannt geworden, von denen das des untersten Teiles, vor allem das epiphrenale Divertikel, hervorzuheben ist.

Das Pulsionsdivertikel kann sehr deutliche klinische Symptome machen: Die Art der Nahrungsaufnahme, der Wechsel der Schluckbeschwerden, der von dem Patienten angegebene Sitz der Stenose, das Gefühl der Tumorbildung am Halse gelegentlich der Nahrungsaufnahme, die Entleerung des Sackes durch Druck, das Regurgitieren von Speisen und Schleim oder alten zersetzten Speiseresten, das Halsgeräusch sind bezeichnend. Oft werden aber alle diese Erscheinungen weder mit Bestimmtheit angegeben noch mit Sicherheit beobachtet. Dann entscheidet die Röntgenaufnahme, die Täuschungen nicht zuläßt (Abb. 92). Die Sondenuntersuchung und die Ösophagoskopie können irreführen. Auch bei wiederholten Untersuchungen kann das Rohr nicht das Divertikel entrieren, sondern im Ösophagusschlauch hinuntergleiten, ohne daß der Eingang in das Divertikel mit Sicherheit festzustellen wäre.

Dem Patienten, bei dem ein Zenkersches Divertikel festgestellt wurde, ist zur Operation zu raten. Jede andere Therapie wäre ein Irrtum. Sie ist aussichtslos, meist gefährlich. Die chirurgische Therapie soll meines Erachtens nur in der Exstirpation bestehen, deren Mortalität bei Anwendung der Lokalanästhesie, die in allen Fällen genügt, bei richtigem Abdichten intra operationem, bei Einlegen eines Dräns oder eines Dochtes in die Nähe der Nahtstelle (nicht auf die Nahtstelle) und Einführen eines dünnen Schlauches in den Ösophagus (durch die Nase herausgeleitet) sehr gering ist. Die neben der Entfernung des Divertikels angegebenen Methoden, wie die Einstülpung, das Hochnähen, sind unsichere Verfahren.

Bei der Diagnose des Pulsionsdivertikels ist auch daran zu denken, daß neben diesem eine andere Ösophaguserkrankung, vor allem ein Karzinom bestehen kann.

Einen solchen Fall habe ich[1]) in Zürich operiert, wo ich nach der Exstirpation des Divertikels beim Einführen des Schlauches in den Ösophagus durch ein ca. 10 cm tiefer sitzendes Hindernis überrascht wurde. Es handelte sich um ein Karzinom, das übersehen worden war. Die nachträgliche Betrachtung der Röntgenplatte zeigte, daß es hätte erkannt werden können. Der positive Befund im Sinne eines Divertikels hat die weiteren Details der Ösophagusdarstellung übersehen lassen. Seither sind weitere solche Fälle bekannt geworden und es scheint bei dem an und für sich nicht häufigen Vorkommen des Zenkerschen Divertikels diese Kombination nicht ganz selten zu sein. Sie sollte ante operationem erkannt werden, weil sie die Divertikeloperation verbietet.

Die Möglichkeit einer Verengerung an der Stelle des exstirpierten Divertikels besteht. Es wäre fehlerhaft, in der Nach-

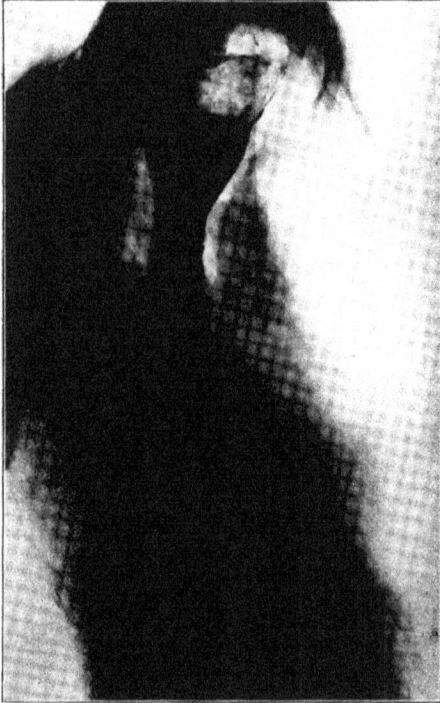

Abb. 93. Karzinom des Ösophagus in der Höhe der Bifurkation mit sekundärer Dilatation. (Züricher Röntgen-Institut.)

---

[1]) Kappeler, A., Über das gleichzeitige Vorkommen von Divertikel und Karzinom in der Speiseröhre. Diss. Zürich 1919.

behandlung darauf nicht Rücksicht zu nehmen. Ganz besonders gilt das für die Fälle, wo eine Heilung der Ösophaguswunde per primam nicht erreicht wurde und eine Zeitlang eine Fistel bestand. Auch diese Patienten müssen in der vierten Woche nach der Operation lernen, sich selbst zu bougieren.

Im Bereiche des Halses werden die differentialdiagnostischen Schwierigkeiten durch die Röntgenuntersuchung meist mit einem Schlage gelöst. Schwieriger ist dies aber für die tieferen Ösophagusabschnitte aus folgenden Gründen:

1. kommt das Karzinom in jeder Höhe vor;
2. können primäre und sekundäre mediastinale Tumoren zu Kompressionsstenosen des Ösophagus führen. Hier ist auch das Aneurysma nicht zu vergessen;
3. liegen in der Höhe der Bifurkation die Traktionsdivertikel, die zumeist keine Beschwerden von seiten der Speiseröhre, sondern septische Erscheinungen oder Lungenkomplikationen machen, aber wohl auch gelegentlich für Schlingbeschwerden verantwortlich sind;
4. werden die Erklärungsversuche für Stenosenerscheinungen des untersten Abschnittes besonders kompliziert, weil sich neben dem

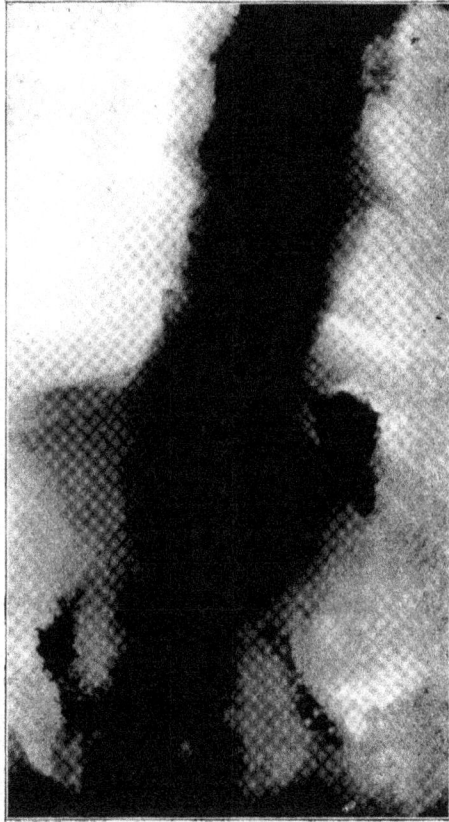

Abb. 94. Karzinom im unteren Abschnitt des Ösophagus mit Dilatation. (Züricher Röntgen-Institut.)

dort häufigen Karzinom der sog. Kardiospasmus und das epiphrenale Divertikel findet und schließlich

5. Erkrankungen des Magens wie das kardiale Ulkus und Karzinom Stenosenerscheinungen des Ösophagus bedingen können.

Zuerst muß auf einen Fehler aufmerksam gemacht werden. In allen Fällen von Stenose unterhalb des Jugulum muß zuerst perkutiert und auskultiert werden, um ein Aneurysma auszuschließen. Dort, wo sich eine Rekurrenslähmung schon durch Heiserkeit anzeigt, wird der

Verdacht von vornherein gegeben sein. Aber auch für alle anderen Fälle muß durch die klinische Untersuchung nach Möglichkeit ein Aneurysma ausgeschlossen werden. Die Bougierung eines solchen Falles ist außerordentlich gefährlich und kann durch Verletzung des Aneurysmas zum sofortigen Verblutungstod führen.

Andere Kompressionsstenosen im Mediastinum werden durch die Vorgeschichte, die klinische Untersuchung und die Röntgendurchleuchtung bzw. -aufnahme ausgeschlossen werden können. Im ganzen sind sie selten.

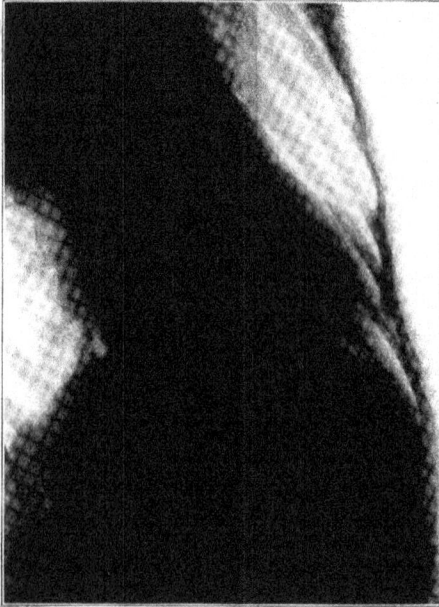

Das zeigt ein Beispiel der Züricher Klink aus letzter Zeit, wo bei einer Frau $1\frac{1}{2}$ Jahre nach der Amputatio mammae sin. wegen Karzinom Schluckbeschwerden auftraten ganz in der Art eines Ösophaguskarzinoms. Es wurde eine Kompressionsstenose durch Metastase angenommen, die zur Gastrostomie führte. Die Obduktion ergab ein Ösophaguskarzinom.

Noch seltener sind Traktionsdivertikel mit klinischen Symptomen. Doch ist es möglich, wie ich das an einem Züricher Fall gesehen habe, daß bei Schlingbeschwerden sich röntgenologisch ein Traktionsdivertikel findet, daneben aber ein Karzinom. Wieder ist es möglich, daß dieses übersehen wird und eine Erklärung für die Schlingbeschwerden in dem Traktionsdivertikel gesucht wird.

Abb. 95. Kardiospasmus, extreme Ösophagusdilatation mit Elongation. (Züricher Röntgen-Institut.)

Es ergibt sich somit, daß diagnostische Irrtümer im oberen thorakalen Abschnitte möglich, aber im ganzen und großen unwahrscheinlich sind, weil die neuen Untersuchungsmethoden in der Regel rasch Klarheit bringen. Sehr viel schwieriger ist das, wie schon gesagt, im untersten Abschnitt, worunter der intraabdominelle Teil des Ösophagus und die Kardia in erster Linie gemeint sind. Auch das Karzinom kann zu einer Erweiterung der Speiseröhre führen, so daß die Dilatation Symptom und Grundleiden bedeuten kann.

Schon die zahlreichen Namen, die für den sog. **Kardiospasmus** im Gebrauche sind, zeigen die Unklarheit unserer Kenntnisse über die Ätiologie. Mir scheinen die Ausführungen von A. Huber sehr einleuchtend, daß das erste Stadium der allgemeinen gleichmäßigen Erweiterung der Speiseröhre die Atonie ist. Damit beginnen schon in diesem Zustande die Schwierigkeiten der Differentialdiagnose gegenüber dem Karzinom. Auf der anderen Seite ist es sicher möglich, daß Krampfzustände der Kardia oder vielleicht besser des intraabdominellen Abschnittes ohne anatomische Grundlage ganz wesentliche Schlingbeschwerden machen. Verwechslungen mit Karzinom sind gegeben.

Für diese Stadien kann nur das Ösophagoskop Sicherheit bringen, während röntgenologische Bilder zu diagnostischen Irrtümern führen können. Aber auch bei der Deutung ösophagoskopischer Bilder ist Vorsicht und Übung nötig (Abb. 93 u. 94).

Die extreme Ösophagusdilatation führt gleichzeitig zur Elongation. Die dem Zwerchfell aufliegende S-förmige Krümmung kann bei Karzinom nicht gesehen werden. Außerdem ist der in den abdominellen Speiseröhrenabschnitt eintretende Schattensporn sehr charakteristisch, der bei Karzinom zwar ähnlich, aber in dieser Länge und so spitz zulaufend nicht vorkommt (Abb. 95).

Hingegen kann für eine spindelförmige Erweiterung des Ösophagus das seltene epiphrenale Divertikel gehalten werden, das aber bei genauer Besichtigung der Röntgenaufnahme nicht entgehen sollte. Klinisch kann es für ein Karzinom gehalten werden, wie das in dem von mir in Zürich operierten Falle von seiten des einweisenden Kollegen geschah (Abb. 96).

Die größten Schwierigkeiten ergeben sich durch Erkrankungen des kardialen Magenabschnittes, die mit

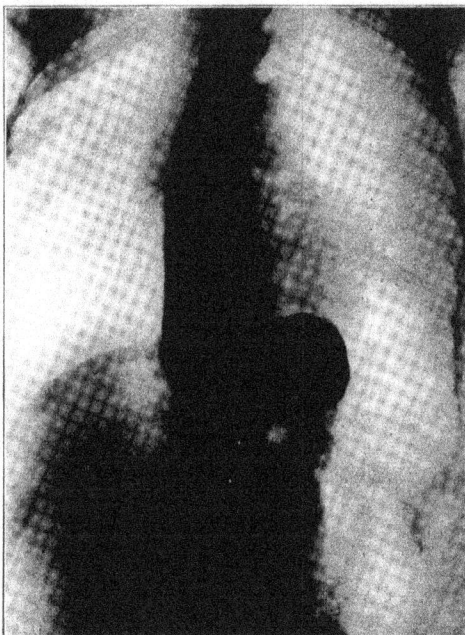

Abb. 96. Epiphrenales Ösophagusdivertikel, als Karzinom imponierend. (Züricher Röntgen-Institut.)

Stenosenerscheinungen des Ösophagus einhergehen, sei es durch einen angenommenen Spasmus, sei es durch submuköse Infiltration (Entzündung oder Tumor) oder Kompression.

Nach meinen Erfahrungen kann ich nicht bestätigen, daß es häufig ein kardiales Ulkus wäre, das zu diesem Bilde oder gar zu der voll entwickelten gleichmäßigen Erweiterung des Ösophagus führen würde. Röntgenologisch ist nicht viel feststellbar, ösophagoskopisch zeigen sich Hyperämie, Schwellung, asymmetrische und starre Wandungen, also ein durchaus indirektes Bild.

Die Schwierigkeit der Differentialdiagnose in diesem Abschnitte des Ösophagus mahnt zur größten Vorsicht. Der diagnostische Irrtum kann ebenso in der unbegründeten Annahme eines Karzinoms bestehen, wie in der unberechtigten Ablehnung dieser Diagnose und Annahme einer gutartigen Erkrankung.

Die Schlußfolgerungen bezüglich Prognose und Therapie gehen weit auseinander (Abb. 97).

Schließlich müssen noch einige Worte zur Therapie gesagt werden.

Das echte epiphrenale Divertikel kann auf abdominalem Wege erfolgreich operiert werden. Der transthorakale Zugang ist sehr viel gefährlicher. Die ganz seltenen höher sitzenden Divertikel, die bisher nur transpleural angegangen wurden, geben wegen der hohen Infektionsgefahr des Mediastinums eine schlechte Prognose. Zu dieser Exstirpation sollte die von Gregoire angegebene Methode, die auch für das tief sitzende Ösophaguskarzinom zukunftsreich erscheint, angewendet werden.

Der sog. Kardiospasmus (spasmogene Speiseröhrenerweiterung) kann zweifellos in den Anfangsstadien mit Sondenbehandlung und dickem Magenschlauch günstig beeinflußt werden. In den späteren Zuständen wäre es ein Fehler, die konservative Behandlung (Gottsteinsche Sonde) zu übertreiben. Dem Vorschlage von Stark, die Kardia zu sprengen, werden wenige folgen. Nach den letzten Erfahrungen genügt für die meisten Fälle die Hellersche Operation, die den Ösophagus nicht eröffnet, mit der Durchschneidung der Ringmuskulatur über dem intraabdominellen Speiseröhrenabschnitt, also vom Magen bis auf den erweiterten Ösophagus hinauf,

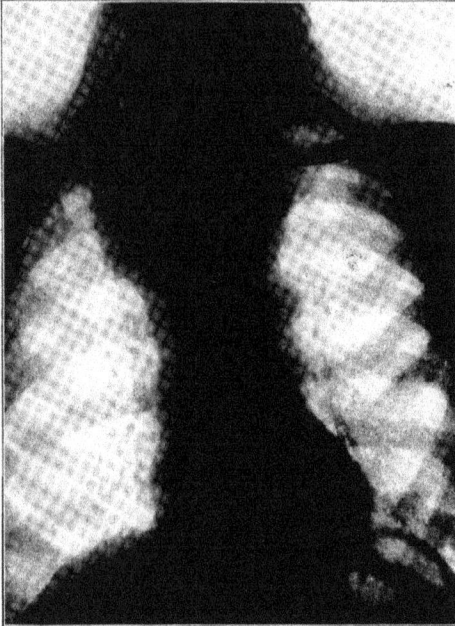

Abb. 97. Ösophaguskarzinom bei Struma substernalis. (Züricher Röntgen-Institut.)

Einführen eines dicken Magenschlauches und folgende Bougierung die Beschwerden behebt. Nur für die Fälle, wo neben der Erweiterung eine Verlängerung der Speiseröhre besteht, deren unterster Abschnitt als schlaffer Sack der oberen Zwerchfellfläche aufruht, kommt die transdiaphragmale Ösophagogastrostomie in Betracht. Es wäre nach meinen sehr günstigen Erfahrungen mit der Hellerschen Operation falsch, diese Operation auf die Fälle der ersten Kategorie auszudehnen.

Die Radikaloperation des **Ösophaguskarzinoms** ist bisher nur in einigen wenigen Fällen gelungen. Auch diese weisen nicht auf einen Weg hin, der ausgebaut werden und als Methode gelten könnte. Wir haben nach diesen Mißerfolgen noch immer nicht die Unterlage gefunden, um mit allen Mitteln auf die Frühdiagnose und Frühoperation zu dringen.

Nach den Züricher Erfahrungen steht es für mich fest, daß die pathologisch-anatomischen Bedingungen für eine Dauerheilung nach Entfernung eines Ösophaguskarzinoms nicht die schlechtesten sind und daß es klinisch unter den Speiseröhrenkrebsen Fälle gibt, die langsam wachsen und wenig bösartig sind. Diese Tatsachen müssen uns aufmuntern, immer wieder die radikale Exstirpation zu versuchen. Die technische Lösung dieses Problems wird gelingen.

In der konservativen Behandlung wird, wie mir scheint, zuwenig von der Sondenbehandlung mit Bougiefütterung und der Intubation Gebrauch gemacht. Bei regelmäßiger Anwendung kann die Verengerung verzögert und der Ernährungszustand des Patienten für längere Zeit recht gut erhalten werden. Die Radiumbehandlung kann diese sehr einfache Methode nicht ersetzen, vielleicht unterstützen. Ihr haftet aber immer die Gefahr der reaktiven Schwellung und der Perforation an, die mir sehr wesentlich erscheint.

In allen Fällen, wo die Ernährung nicht genügt, sollte mit der Anlegung einer Gastrostomie nicht gezögert werden. Komplizierte Methoden sind überflüssig, da die Witzelsche Fistel richtig angelegt und bei Heilung per primam kontinent ist.

Literatur [1]).

Asch, Die Zungenstruma, gleichzeitig ein kasuistischer Beitrag zum Myxödem und zur Frage der postoperativen Tetanie. D. Zschr. f. Chir. 1914, 130 S. 593.

Baumstark, Über einen bemerkenswerten Fall doppelseitiger Speicheldrüsenschwellung. M. m. W. 1917 S. 840.

Beck, K., Über Diagnose und Behandlung der primären, isolierten Aktinomykose der Parotis. Zschr. f. Hals-, Nasen-, Ohrenhlk. 1922, 2 S. 270.

Betke, Die Sarkome der Zunge. Bruns Beitr. 1915, 95 S. 403.

Bircher, Mein Standpunkt in der Kropffrage. Zbl. f. Chir. 1924 S. 2427.

Blauel u. Reich, Über den Einfluß der künstlichen Trachealstenose auf die Schilddrüse. Bruns Beitr. 1913, 82 S. 475.

Bockay, Über die Behandlung der Laugenverätzungen im Kindesalter nach Salzer. W. kl. W. 1924 S. 282.

Borchardt, Symptomatologie und Therapie der Halsrippen. B. kl. W. 1901, S. 1265.

Boß, Zur Differentialdiagnose der Speichelsteine. Bruns Beitr. 1922, 125 S. 451.

Breuer, Beitrag zur Ätiologie der Basedowschen Krankheit und des Thyreoidismus. W. kl. W. 1900 Nr. 28/29.

Breitner, Untersuchungen zur Schilddrüsenfrage. W. kl. W. 1922 S. 969. — Bemerkungen zur Jodwirkung auf die Schilddrüse. W. kl. W. 1923 S. 603. — Die Lehre von den Erkrankungen der Schilddrüse im Lichte ihrer Widersprüche. Act. chir. scand. 1924, 57 S. 207. — Strumadiagnostik. Arch. f. klin. Chir. 1924, 128 S. 183.

Brocq u. Pautrier, Glossite losangique médiane de la face dorsale de la langue. Ann. de dermatol. et de syphil. 1914, 5 S. 1.

Brun u. Fleming, Cervical rib. Surg. cl. of North Am. 1923, 3 S. 615.

Brunner, C., Über die retroviszeralen Geschwülste und Strumen. Bruns Beitr. 36 S. 689.

Buchmann, Beitrag zur Differentialdiagnose der retropharyngealen Geschwülste. Schweiz. m. W. 1922 S. 492.

Budde, M., Über einen Fall von Parotismischtumor mit Knochenmetastasen. Zbl. f. Chir. 1922 S. 1888.

---

[1]) Es muß hier besonders bemerkt werden, daß mit Rücksicht auf Raumersparnis nicht alle im vorhergehenden zitierten Autoren angeführt sind.

178   P. Clairmont

Bumba, Symmetrische Defekte an den vorderen Gaumenbögen. Zschr. f. Hals-, Nasen-, Ohrenhlk. 1922, 1 S. 245.
Chiari, O., Chirurgie des Kehlkopfes und der Luftröhre. N. D. Ch. 1916, 19, Verlag Enke.
Chiari, O. M., Verletzungen und Erkrankungen der Weichteile des Schädels. Diagnostische und therapeutische Irrtümer. Chirurgie 4. Heft.
Collet et Bonnet: Le syndrome paralytique du cancer de la parotide. Lyon chir, 1923, Nr. 4, S. 435.
Dawydowski, Die pathologisch-anatomische Pathologie des Fleckfiebers. Ist. f. path. Anat. Univ. Moskau 1920.
Delbanco, Fordycesche Affektion. D. m. W. 1914 S. 1595.
Denk u. Hofer, Tracheomalazie und Struma. Arch. f. klin. Chir. 1918, 110 S. 401.
Denk u. Winkelbauer, Über das Verhalten der Trachea nach Kropfoperation. Arch. f. klin. Chir. 1921, 116 S. 84.
Deus, Zur Kasuistik spontaner aneurysmaartiger Veränderungen der Karotis. D. Zschr. f. Chir. 1919, 148 S. 228.
Drachter, Die Gaumenspalte und deren operative Behandlung. D. Zschr. f. Chir. 1914, 131 S. 1.
Drüner, Über die chirurgische Anatomie der Art. vertebralis. Bruns Beitr. 1918, 112 S. 335.
Eiselsberg, Zur Behandlung der Tetania parathyreopriva. Arch. f. klin. Chir. 1921, 118 S. 387.
— Das Kropfproblem vom chirurgischen Standpunkt. W. kl. W. 1925, S. 13.
Fabian, Über ein verstecktes Fibrom des Halses. Bruns Beitr. 1911, 75 S. 525.
Gedard, M., Les perforations de la voute palatine sous succion de dentiers a valve en caoutchouc. Journ. de méd. de Paris 1922, 41 S. 425.
Glas, Miliare Tuberkulose der Mundschleimhaut. Mschr. f. Ohrhlk. 1911 S. 97.
Gold, Über Mediastinalemphysem nach Strumektomie. M. Grg. 1924, 37, S. 352.
Gold u. Orator, Kropfform und -funktion. M. Grg. 1923, 36 S. 401. — Über klinisch-morphologische Kropfformen. W. kl. W. 1923 S. 309.
Gregoire, Voie d'accés sur le segment cardio-oesophage permettant d'éviter la plévre et le péritoine. Journ. de Chir. 21 S. 673.
Guleke, Chirurgie der Nebenschilddrüsen. N. D. Ch. 9, Enke, Stuttgart.
Haberer, Kasuistischer Beitrag zu den Erfolgen operativer Therapie beim Zungen- und branchiogenen Karzinom. Zschr. f. Mund- u. Kieferchir. 1914, 1 S. 3.
Hahn, R., Cisticerco solitario della lingua. A. ital. di otol. rinol. e laringol. 1913 24, S. 272.
Hassel, Die Mundbodendermoide. Entwicklungsgeschichte, Diagnostisches und Therapeutisches. Bruns Beitr. 1913, 83 S. 332.
Haugk, Zur Kenntnis der chronischen Entzündung der Unterkieferspeicheldrüse. Bruns Beitr. 1920, 119 S. 43.
Hajek, Indikationen zur Tonsillektomie. W. kl. W. 1924 S. 1338.
Hegler, Mumpsartige Erkrankung der Zungenspeicheldrüse. Beitr. z. Klin. d. Infekt. Krkh. 1913, I S. 229.
Heineke, Die Geschwülste der Speicheldrüsen. Erg. d. Chir. u. Orthop. 1913, 6 S. 239.
Herzen, Traitement des leucoplasies bucco-linguale et vulvo-vaginale. Schweiz. Rdsch. f. Med. 1922, 22 S. 70.
Herzen, Über Parotitis bei Flecktyphus. Klinitscheskaya Med. I S. 29.
Hetsch, H., Maul- und Klauenseuche. Kraus-Brugsch 2 S. 521.
Hoffendahl, Erkrankungen der Mundhöhle. Kraus-Brugsch 5 S. 1.
Honigmann, Eine selbständige Form akuter eitriger Speicheldrüsenentzündung. D. Zschr. f. Chir. 1920, 160 S. 252.
Hopmann, Melanosarkom der Mundschleimhaut. M. m. W. 1916 S. 322.
Hosemann, G., Isolierte Aktinomykose der Speicheldrüse. D. Chir. Kongr. 1910 I. S. 249.
Hotz, Über endemische Struma, Kretinismus und ihre Prophylaxe. Kl. W. 1922 S. 2043.
Huber, Zur Kenntnis der allgemeinen Speiseröhrenerweiterung. Arch. f. Verdauungskr. 1920, 26 S. 250.
Jochmann-Hegler, Lehrbuch der Infektionskrankheiten (2). Berlin, Springer 1924.
Just, Über seltene Komplikationen nach Strumektomie. Arch. f. Klin. Chir. 1925, 135, S. 154.

Kausch, Die Speichelfistel hinter dem Ohr. C. f. Chir. 1925, S. 914.

Klestadt, Der lymphangitische Gaumenabszeß der oberen Frontzähne und seine Folgen. D. m. W. 1921 S. 1554.

Klose, Beiträge zur Chirurgie der Karotisdrüse. D. Chir.-Kongr. 1922, II S. 689.

Kocher, Th., Über glykogenhaltige Strumen. Virch. Arch. 1899, 155 S. 532.

Köhl, Der Zungenkropf. Schweiz. m. W. 1921 S. 361.

Krieg, Über Zungengrundabszesse. Arch. f. Laryng. 1920, 33 S. 120.

Kümmel, Handbuch der praktischen Chirurgie, herausgegeben von Bruns, Garré, Küttner, Bd. 1, X. Abschn. Kap. 9.

Küttner, Die entzündlichen Tumoren der Submaxillarspeicheldrüse. Bruns Beitr. 1896, 15 S. 815. — Die Geschwülste der Submaxillarspeicheldrüse. Bruns Beitr. 1896, 16 S. 181.

Küttner, Die Verletzungen und traumatischen Aneurysmen der Vertebralgefäße am Halse und ihre operative Behandlung. Bruns Beitr. 1917, 108 S. 1.

Lazarevic, Retentionsgeschwulst in der Glandula parotis mit operativer Heilung. W. kl. W. 1914 S. 1143.

Leriche, Behandlung der permanenten Parotisfistel durch die Entnervung der Speicheldrüse. Ausreißen des N. auricolo-temp. Zbl. f. Chir. 1914 S. 754.

Ljalin, Geschwülste der Karotisdrüse. Russ. Ch. Pirogoff-Ges. 1922.

Lorenz, Das branchiogene Karzinom. Bruns Beitr. 1913, 85 S. 599.

Mager, Vom Arcus palato-glossus ausgehendes Fibroma pendulum, das im Ösophagus verschluckt getragen wird und bis vor die Mundöffnung hervorgewürgt werden kann. W. kl. W. 1911 S. 261.

Marburg, Syringomyelie und Halsrippe. W. kl. Rdsch. 1906 Nr. 13.

Marschik, H., Die Pathogenese und Diagnostik der malignen Geschwülste der Nase und des Nasen-Rachenraumes. Beitr. z. Anat. etc. d. Ohr 1914, 7 S. 327.

— Schußverletzungen des Thorax und des Ösophagus. W. kl. W. 1917, S. 636, 702.

Monnier, E., Über Gaumenspaltenoperationen. Schweiz. m. W. 1921 S. 970.

Mukai u. Karp, Form und Lage der Trachea vor und nach Strumaoperation. Fortschr. d. Röntgenstr. 1924, 32 S. 259.

Mullin, W. V., An analysis of some cases of tubercles in the tonsil. Journ. of the Am. med. assos. 1923, 80 S. 1211.

Müller, W., Über Aktinomykose der Speicheldrüsen. Festschr. f. Orth. S. 278.

Naegeli, Blutkrankheiten und Blutdiagnostik. Berlin, J. Springer 1923.

New, G. B. and F. K. Hansel, Melano-epithelioma of the palat. Journ. of the Am. med. assoc. 1921, 77 S. 19.

Nowotny, Über Gaumengeschwüre bei Abdominaltyphus. M. m. W. 1909 S. 1251.

Oehlecker, Tuberkulose der Knochen und Gelenke. Urban u. Schwarzenberg 1924.

Payr, Über Kropffisteln. Arch. f. klin. Chir. 1903, 71 S. 394.

— Über neuere Methoden zur operativen Behandlung der Geschwülste des Nasen-Rachenraumes. Arch. f. klin. Chir. 1904, 72 S. 284.

Pollak, Beitrag zur Kenntnis der Amyloidtumoren der Luftwege und der Mund-Rachenhöhle. Zschr. f. Laryng. 1915, 7 S. 25.

Portmann u. Dupouy, Contribution à l'étude des anévrismes pharynges de la carotide interne. A. méd. belges 1923 S. 97.

Preuße, Über das Zylindrom der Zunge. Bruns Beitr. 1921, 122 S. 355.

Quervain, de, Parastruma maligna aberrata. D. Zschr. f. Chir. 1909, 100 S. 334.

— Spezielle chirurgische Diagnostik. Leipzig, W. Vogel 1922.

Ranzi, Zur Ligatur der A. carotis. W. kl. W. 1918 S. 349.

— u. Sultan. Zur Frage der Enderfolge der Uranoplastik. Arch. f. klin. Chir. 1904, 72 S. 616.

Redwitz, v., Zur Kasuistik der Mundschleimhauttuberkulose. W. kl. W. 1912 S. 238.

Rehn, Die Behandlung der Ludwigschen Phlegmone durch Exstirpation der Glandula submaxillaris. Kl. W. 1922 S. 2138.

Reich, Die Verletzungen des Nervus vagus und ihre Folgen. Bruns Beitr. 56 S. 684.

Reid, Adenomata of the carotid gland. Bull. of J. H. hosp. 1920, 31 S. 177.

Ritter, A., Über Neosalvarsanbehandlung von Mundhöhlenwunden. M. m. W. 1922 S. 672.

Rouget et Pommereau, Sur une cause rare de perforation palatine. Paris med. 1921, 11 S. 336.

Safranek, J., Seltener Fall von retropharyngealer Geschwulst. Gyogyaszat 1922 S. 428.

Salzer, Frühbehandlung der Speiseröhrenverätzungen. Arch. f. klin. Chir. 1924, 133 S. 501.

Schachemann, Ein Fall von Struma intratrachealis. D. Zschr. f. Chir. 1924, 185 S. 348.

Scheier, Über die Erkrankungen der Mundhöhle bei Glasbläsern. Acta Laryngolog. 19 S. 472.

Schinz, Variationen der Halswirbelsäule und der angrenzenden Gebiete. Fortschr. d. Röntgenstr. 31 S. 583.

Schlange, Zur Prognose der Aktinomykose. Arch. f. klin. Chir. 44 S. 863.

Schlemmer, Erfahrungen mit Ösophagusfremdkörpern. Arch. f. klin. Chir. 1920, 114 S. 36.

— Lokale Amyloidose der Schleimhaut der oberen Luftwege. Mschr. f. Ohrhlk. 1914 S. 835.

— Zur Indikationsstellung und Technik der kollaren Mediastinotomie bei Mundhöhlenboden-, Pharynx und tiefen Halsphlegmonen im Anschluß an akut-septische Erkrankungen des Waldeyerschen Rachenringes. Arch. f. Laryngolog. u. Rhinol. 1920, Bd. 33, S. 412.

Schmedern, Während der letzten Jahre im Oldenburger Lande beobachtete Fälle von Übertragung der Maul- und Klauenseuche der Tiere auf Menschen. Mschr. f. Ohrhlk. 1912 S. 1482.

Schwarz, Über primäre und isolierte Speicheldrüsenaktinomykose. Bruns Beitr. 1921, 121 S. 629.

Schwarzacher, Plötzlicher Tod an Erstickung infolge Verlegung des Kehlkopfeinganges durch ein faustgroßes Epitheliom des Zungengrundes. Frankf. Zschr. f. Path. 1921, 26 S. 200.

Seidel, Melanosarkom des harten Gaumens. Ein Beitrag zur doppelseitigen Oberkieferresektion. D. Zschr. f. Chir. 1905, 80 S. 209.

Sémers, Significance of edema of the soft palat. Journ. of the Am. m. ass. 1910, 55 Nr. 11.

Sgalitzer, Die röntgenographische Darstellung der Luftröhre mit besonderer Berücksichtigung ihrer Veränderungen bei Kropfkranken. Arch. f. klin. Chir. 1918, 110 S. 418.

— Zur Kenntnis der Lage- und Formveränderungen der Trachea bei intratrachealen Erkrankungen auf Grund der Röntgenuntersuchung. Arch. f. klin. Chir. 1921, 115 S. 967.

Söderlund, Über die primäre Aktinomykose der Speicheldrüsen. Nord. med. Arkiv 1913, 46 H. 4. — Eine Untersuchung über die sog. Speichelsteinerkrankung, speziell deren Ätiologie. Zbl. f. Chir. 1919 S. 926. — Einige neue Beiträge zur Kasuistik der primären Speicheldrüsenaktinomykose. Acta chir. scand. 1921, 53 S. 189.

Stark, Diagnose und Behandlung der spasmogenen Speiseröhrenerweiterung. Schweiz. m. W. 1923 S. 613.

Steindl, Beitrag zur Kenntnis der Parotisdrüsengeschwülste. D. Zschr. f. Chir. 132 S. 1.

Steiner, Beziehungen zwischen Kropf und Herz, ihr Verhalten nach der Strumektomie. M. Grg. 1922, 35 S. 39.

— Zur Kenntnis mehrfacher Krebsbildung: Karzinom der Vallecula epiglottica und des Ösophagus. M. Kl. 1922 S. 1225.

Stieda, Über Dermoide des Mundbodens. M. m. W. 1909 S. 1046.

Streißler, Die Halsrippen. Erg. d. Chir. u. Orthop. 1913, 5 S. 280.

Studer, Über die Nasenrachenfibrome. Schweiz. m. W. 1922 S. 541.

Sudeck, P., Über die chirurgische Behandlung des Morbus Basedowii. D. m. W. 1921, S. 1224.

Tandler, Topographische Anatomie dringlicher Operationen. Berlin, J. Springer 1916.

Tesar, Otogene peritonsillare Abszesse. Casopis lékaruv ceskych 1923 S. 672.

Tobler, W., Der Skorbut im Kindesalter. Zschr. f. Kindhlk. 1917, 18 S. 63.

Trotter, On certain clinically obscure malignant tumours of the nasopharyngeal wall. Brit. m. Journ. 1911, Oct. 28.

Tschiassny, Purpura rheumatica mit besonderer Beteiligung der Mund- und Rachenschleimhaut. Mschr. f. Ohrhlk. 1912 S. 1447.

Urban, K., Über einen Fall von Zungenkropf. Zbl. f. Chir. 1923 S. 701.

Valentin, Die postoperative Parotitis. B. kl. W. 1913 S. 495.

Vollmer, H., Zungengrundzysten bei Stridor congenitus. Beitr. z. path. Anat. 1922, 70 S. 96.

Vries, de, Ein seltener Fall von Abszeß des Gaumens. Nederlandschtijdsch. v. geneesk 1920, 64 S. 2896.

Wagner, Macroglossia neuromatodes. Inaug.-Diss. Freiburg i. Br. 1913.

Wagner, G. A., Über postoperative Parotitis. W. kl. W. 1904 S. 1407.

Walker, Einige neue Wege zur Vorbestimmung der möglichen Komplikationen nach der Unterbindung der A. carotis communis. Arch. f. klin. Chir. 1924, 130 S. 736.

Warén, A. J., Ein Fall von akutem angioneurotischem Ödem der Zunge. Duodecim 1922 S. 227.

Wegelin, Die Einteilung der Kröpfe. Schweiz. Kropfkomm. Stzg. 21. Jan. 1922.

— Zur Genese der intralaryngo-trachealen Struma. Zbl. f. Path., Sond.-Bd. zu 33, 1923 S. 73; Festschr. f. M. B. Schmidt.

Weise, H., Über die Schußverletzungen der Art. carotis communis, der Carotis externa und ihre primäre Behandlung. Bruns Beitr. 1920, 119 S. 160.

Wertheimer, Hyperthyreoidismus nach Schußverletzungen der Schilddrüse. W. m. W 1917 S. 733.

Winterstein, Zur Phrenikuslähmung bei Lähmung des Plexus brachialis. M. Grg. 1921 34 S. 188.

— Über Unglücksfälle bei der paravertebralen Zervikalanästhesie. M. m. W. 1922 S. 931.

Witherbee, W. D., Contraindications and results in surgical removal of tonsils and adenoids compared with X-ray therapy. Am. Journ. of electrotherapeut. a. radiol. 1922 40 S. 375.

Zehner, K., Ein Fall von Žungenstruma. M. m. W. 1922 S. 747.

Register.

A

Abszeß in der Fossa supraclavicularis 115.
— am Gaumen 36.
— am Halse 114.
— am Kinn 37.
— der Kopfnickerscheide 115.
— im Gefäßspalt unterhalb des Musc. omohyoideus 115.
— peritonsillärer 45.
— am Pharynx 114.
— retropharyngealer 56, 115.
— lymphangitischer Zahn- 37.
— der Zunge 23, 24.
Accessoriuslähmung 100.
Adenoide Vegetationen 54.
Adenome der Parotis 81.
Aktinomykose des Gaumens 38.
— am Halse 88.
— der Mundhöhle 15.
— der Parotis 75.
— der Speicheldrüsen 68.
— oder Strumitis? 142.
— der Zunge 23, 27.
Amyloidose der Mundschleimhaut 16.
— der Zunge 30.
Amyloidtumor des Gaumens 40.
Aneurysma der Art. anonyma 138.
— der Art. vertebralis 98.
— der Karotis 57, 129.
— der Zunge 36.
Angina 42.
— oder Diphtherie? 43.
— Ludowici 56, 62, 114, 121.
— Plaut-Vincenti 44, 45.
— streptococica 43.
— syphilitica 44.
Angiom des Gaumens 41.
Arteria anonyma, Aneurysma 138.
— Carotis s. Karotis.
— lingualis, Ligatur 97.
— vertebralis, Aneurysma 98.
Atherome am Halse 91.
Atrophie der Zunge 19.

B

Basedowsche Krankheit, Jod bei 147.
— Operation bei 150.

A

Bienenstiche im Munde 10.
Bleistomatitis 11.
Bluterkrankungen und Parotis 77.
Blutungen in einen Kropf oder Strumitis? 142.
— nach Operationen an den Tonsillen 48.
— bei Operation der adenoiden Vegetationen 52.
— der Zunge 34.
Bronchiogene Karzinome 122.
Brustbein s. Manubrium sterni 115.
Bursitis subhyoidea 115.

C

Caput obstipum 107.
Choanalpolyp 52.
Chondrodystrophie 156.
Chylusfisteln 87.

D

Dermoid, Vereiterung eines intrathorakalen 87.
— des Mediastinums 157.
Dermoidzyste des Mediastinums 115.
— am Mundboden 64.
Diphtherie oder Angina? 43.
— des Larynx 161.
— der Mundhöhle 12.
Diphtheriebazillenträger 43.
Distorsionen und Kontusionen der Halswirbelsäule 111.
Divertikel des Ösophagus 171.
Drüsengeschwülste am Halse 117, 120 ff.
— in der Regio supraclavicularis 157.
— s. auch Lymphadenitis.
Duchenne-Erbsche Lähmung 103.
Ductus Stenonianus, Erkrankungen 82.
— thoracicus, Verletzung 99.
— thymo-pharyngeus, Fisteln 85.
— thyreoglossus, Fisteln 84.
Echinokokkus der Glandula submandibularis 66.
— der Schilddrüse 143.

E

Elephantiasis der Mundhöhle 16.
Emphysem, mediastinales, nach Kropfoperation 154.

Endotheliome des Gaumens 40.
— der Zunge 34.
Epipharynx, Erkrankungen 54.
— Tumoren 52.
Epitheliome des Nasen-Rachenraumes 53.
Epithelkörperchen und Kropf 146.
— Verletzung bei Kropfoperationen 152.
— Tumoren 131.
Erbsche Lähmung 103.
Erysipel der Mundhöhle 13.

F

Faltenzunge 18.
Fetthals, Madelungscher 91.
Fibrom des Gaumens 41.
— der Mundschleimhaut 16.
— retropharyngeales 58.
— der Tonsillen 51.
Fisteln am Halse 84, 86.
Fordycesche Affektion 16.
Fossa supraclavicularis, Infektion der 115.
Frakturen der Halswirbelsäule 112.
Fremdkörper im Hypopharynx 59.
— in den oberen Luftwegen 159.
— im Pharynx 55.
— in den Speisewegen 165, 166.
Furunkel am Halse 90.

G

Gaumen, Abszesse 36.
— Aktinomykose 38.
— Amyloidtumor 40.
— Angiome 41.
— Endotheliome 40.
— angeborene Epidermiszysten 38.
— Fibrome 41.
— Karzinom 38, 40.
— leukämische und pseudoleukämische Infiltrate 40.
— Myxolipom 41.
— Narben am 39.
— Papillom 41.
— Perforationen 38.
— Sarkome 40.
— angeborene Spaltbildungen 5.
— Sporotrichose 38.
— Syphilis 5, 37, 39.
— Tuberkulose 37.
— Tumoren 40.
— Typhusgeschwüre 37.
— Ulzera 37.
— Verwachsungen am 39.
— Zylindrome 40.
Gaumenbögen, Erkrankungen 41.
Gefäße am Halse, Verletzungen 100.
— und Kropf 145.
Geschwülste s. Tumoren.
Geschwüre s. Ulzera.

Gicht, Parotis und Speicheldrüse 77.
Glandula submandibularis, Echinokokken der 66.
— — Tuberkulose 69.
— — zystische Degeneration 66.
— — Entzündungen 66.
— — Karzinom 70.
Glandulae parathyreoideae s. Epithelkörperchen.
Glasbläser, Wangenveränderungen bei 16.
Glasbläserkrankheit 75.
Glossitis 18.
— rhombica 20.
— superficialis 20.
— sklerosierende 27.
Glottisödem 160.
Gonorrhoe, Stomatitis bei 13.

H

Haarzunge, schwarze 19.
Hals, Abszesse am 114.
— Aktinomykose 88.
— Atherome am 91.
— Entzündungen am 114.
— Erkrankungen am 83.
— Fisteln am 84, 86.
— Furunkel am 90.
— Verletzungen der Gefäße am 94.
— Geschwüre am 87.
— Veränderungen an der Haut 84.
— Hautentzündungen 90.
— Karzinome am 88, 92.
— abnorme Kopfhaltungen 106.
— Larynxverletzungen 105.
— Lipome am 91.
— Verletzungen der Luftwege 104.
— Melanome am 92.
— Verletzungen der Nerven am 100.
— Ösophagusverletzungen 105, 106.
— Schilddrüsenverletzungen 105.
— Selbstmörderschnitt am 104.
— Syphilis am 87.
— Tracheaverletzungen 105.
— Tuberkulose 87.
— Tumoren am 116.
— retroaurikuläre Ulkusbildung am 92.
— Verletzungen der Venen am 99.
— Zungenbeinverletzungen 106.
Halsdreieck, Tumoren des oberen seitlichen 122.
— Erkrankungen im vorderen 131.
Halsfisteln, angeborene 84.
— erworbene 86.
— laterale 85.
— mediale 84.
Halsgeschwüre 87.
Halsorgane, Verletzungen 94.
Halsrippe 108.

Halssympathikus, Verletzung 102.
Halswirbelsäule, Frakturen 112.
— Kontusionen und Distorsionen 111.
— Luxation 112.
— Skoliose 107.
Hämangiome des Mundes 16.
— der Parotis 80.
Hämophilie und Tonsillarhypertrophie 49.
— und adenoide Vegetationen 52.
Hasenscharte 6.
Haut des Halses, Veränderungen 84.
Herpes der Mundhöhle 13.
Herz und Kropf 145.
Hygroma colli congenitum 66, 122.
Hypertrophie der Rachenmandel 54.
— der Tonsillen 47.
— der Zunge 19.
Hypopharynx, Erkrankungen 59.
— Karzinome 59.
— Verletzungen 59.
Idiotie, mongoloide 156.

I

Insektenstiche im Munde 10.
Jod bei Strumen 146.

K

Kachexia strumipriva 153.
Kardiospasmus 174.
Karotis, Aneurysma 129.
— Aufsuchung und Freilegung 96.
— Verletzungen 94.
Karotisdrüse, Tumoren 130.
Karotisligatur, schädliche Folgen der Anämie
nach 95.
— vor Gesichts- und Schädeloperationen 96.
Karzinom, branchiogenes 122.
— des Gaumens 38, 40.
— der Glandula submaxillaris 70.
— am Halse 88, 92.
— des Hypopharynx 59.
— des Larynx 161.
— Leukoplakie und 20.
— des Mesopharynx 58.
— des Mundhöhlenbodens 61.
— der Mundschleimhaut 16.
— am Nasen-Rachendach 52.
— des Ösophagus 33, 34, 165, 171, 173.
— der Parotis 79.
— der Tonsillen 50.
— der Vallekula 33.
— der Zunge 22, 25, 26, 31.
Kehlkopf s. Larynx.
Kephalozele occipitalis 159.
Kiemengangszysten 123.
Kinnabszeß 37.
Klumpkesche Lähmung 103.
Kopfhaltungen, abnorme 106.

Kopfnicker, Gumma 157.
Kopfnickerscheide, Abszesse 115.
Kretinismus 155, 156.
Kropf, Tauch- 137.
— s. auch Strumen.
Kropffisteln 86.

L

Larynx, Diphtherie 161.
— Erkrankungen 159.
— Fremdkörper im 159.
— Ödem 160.
— Perichondritis 115.
— Struma 162.
— Tumoren 161.
— Verletzungen 105.
Lepra des Mesopharynx 56.
Leukämische Infiltrate am Gaumen 40.
— — im Munde 16.
Leukoplakie und Karzinom 20.
— des Mundes 15.
— und Syphilis 19.
— der Zunge 19.
Lingua geographica 18.
— nigra 19.
— papillo-cystica 19.
— plicata (dissecata) 18.
Lipom am Halse 91.
— des Mundbodens, submuköses 65.
— der Mundschleimhaut 16.
— der Parotis 79.
Luftröhre s. Trachea.
Luftwege, Verletzungen 104.
Luxation der Halswirbelsäule 112.
Lymphadenitis cervicalis profunda 115.
— in der Fossa supraclavicuaris 115.
— gland. occ. 114.
— mediastinalis 115.
— tuberculosa des Mediastinums 157.
— nuchae 159.
— retromandibularis et cervicalis 47, 114.
— submand. und submentalis superficialis
114.
— s. auch Drüsenschwellungen.
Lymphangiom der Zunge 24, 25.
Lymphangitischer Abszeß am Gaumen 36.
Lymphdrüsen s. Drüsen.
Lymphogranulomatose 127.
Lymphom, Fisteln eines mediastinalen 87.
Lymphome am Halse, tuberkulöse 127.
Lymphosarkome s. Sarkome.
Lymphzysten der Parotis 80.
— der Regio supraclavicularis 157.

M

Madelungscher Fetthals 91.
Makroglossie 24.
Maladie d'Isembert 14.

Malleus s. Rotz.
Mandeln s. Tonsillen.
Mandelsteine 42.
Manubrium sterni, Osteomyelitis 115.
— — Tuberkulose 157.
Mastoiditis, Senkungsabszeß nach 114.
Maul- und Klauenseuche 12.
Mediastinalemphysem nach Kropfoperation 154.
Mediastinaltumor oder Struma substernalis? 139.
Mediastinum, Dermoid 157.
— Dermoidzyste 115.
— Lymphadenitis 115.
— Tuberkulose 157.
Melanome am Halse 92.
Mesopharynx, Entzündungen 55.
— Erkrankungen 54.
— Fremdkörper im 55.
— Karzinome 58.
— Lepra 56.
— Malleus 56.
— Sklerom 55.
— Sporotrichose 56.
— Syphilis 55.
— Tuberkulose 55.
— Ulzera 55.
— Vorwölbungen 57.
Mikuliczsche Krankheit 40, 66, 77.
Mundboden, Dermoidzyste 64.
— Entzündungen 61.
— Erkrankungen 61.
— Karzinom 61.
— submuköses Lipom 65.
— Phlegmone 114, 119, 121.
— Struma cystica 65.
— Tumoren 63.
Mundhöhle, akute Entzündungen 10.
— chronische Entzündungen 14.
— Erkrankungen 10.
— Tumoren 15.
— Verletzungen 9.
Myxödem 153.
— angeborenes 155.
Myxolipom des Gaumens 41.

N

Nacken s. Hals.
Narben am Gaumen 39.
Nasen-Rachendach s. Epipharynx.
Nasen-Rachenpolypen 52.
Neosalvarsan bei Mundhöhlenwunden 10.
Nerven am Halse, Verletzungen 100.
Nervus accessorius, Verletzungen 100.
— depressor 102.
— phrenicus, Durchtrennung und Exairese 101.
— — Verletzungen 100.

Nervus recurrens und Kropf 146.
— — Verletzung bei Kropfoperationen 151.
— sympathicus s. Halssympathikus.
— vagus s. Vagus.
Noma 12.

O

Occiput, Senkungsabszeß nach Osteomyelitis und Tuberkulose des 114.
Ödem des Larynx 160.
— der Zunge, angioneurotisches 24.
Ohrspeicheldrüse s. Parotis.
Ösophagoplastik 170.
Ösophagoskopie 166 ff.
Ösophagus, Divertikel 171.
— Erkrankungen 164.
— Fremdkörper 165, 166.
— Karzinom 33, 34, 165, 171, 173.
— und Kropf 146.
— Strikturen 169.
— Verätzungsstrikturen 169.
— Verletzungen 105, 106, 167.
Ösophagusdivertikel oder retroviszeraler Kropf? 141.
Osteomyelitis des Manubrium sterni 115.
— des Zungenbeins 115.
Papillom des Gaumens 41.

P

Parastruma aberrata 131.
Parotis, Adenome 81.
— Aktinomykose 75.
— und Bluterkrankungen 77.
— Entzündungen 72.
— und Gicht 77.
— Hämangiom 80.
— und innersekretorische Störungen 78.
— Karzinom 79.
— Lipom 79.
— und Lymphadenitis gland. parot. 114.
— Lymphzyste 80.
— Pneumatokele 75.
— Syphilis 76.
— Tuberkulose 76.
— Tumoren 78.
— Zylindrom 81.
Parotitis chronica 75.
— epidemica 66, 72.
— postoperative 74.
— primäre 72.
— sekundäre 73.
— toxica 77.
Pemphigus der Mundhöhle 13.
Perforationen des Gaumens 38.
Perichondritis laryngis 115.
Periostitis mandib. 114.
Peritonsillärer Abszeß 45.
Peritonsillitis 114.
Pharyngitis 55.

Pharyngitis oder Pharynxkarzinom? 60.
Pharynx, Erkrankungen 54 (s. auch Epipharynx, Hypopharynx).
— Abszesse 114.
Phlegmone im oberen Gefäßspalt 115.
— im unteren Abschnitte des Gefäßspaltes 115.
— des Mesopharynx 56.
— des Mundbodens 114, 119, 121.
— parapharyngeale und retropharyngeale 114.
— periösophageale 115.
Phosphorstomatitis 11.
Plexus brachialis, Verletzung 102.
Plexuszerreißungen, subkutane 104.
Pneumatokele der Parotis 75.
Psoriasis der Mundhöhle 13.
Purpura, Mundhöhle bei 13.

Q

Quecksilberstomatitis 11.

R

Rachen s. Pharynx 54.
Ranula 63.
Regio hyothyreoidea, Tumoren 121.
— nuchalis, Tumoren 159.
— submandibularis, Tumoren 120.
— submentalis, Tumoren 119.
— supraclavicularis, Tumoren 157.
Retentionszysten im Munde 16.
Retroaurikuläre Ulkusbildung 92.
Retropharyngealabszesse 56, 115.
Retropharyngeale Struma 58.
Retropharnygeales Fibrom 58.
Rezidivstrumen 154.
Röntgenbehandlung der Karzinome am Halse 92.
— der Lymphadenitis retromandibularis 47.
— der Strumen 147.
— der Tonsillarhypertrophie 49.
— der Tonsillartumoren 49.
— s. auch Strahlentherapie.
Rotz des Mesopharynx 56.
— der Mundhöhle 15.

S

Salivation, Behandlung 14.
Sarkome des Gaumens 40.
— des Hypopharynx 60.
— der Mundschleimhaut 18.
— der Rachenmandel 52.
— der Tonsillen 50.
— der Zunge 34.
Schiefhals s. Caput obstipum.
Schilddrüse, in das obere seitliche Halsdreieck aberrierte 128.
— Echinokokkus 143.

Schilddrüse, Schwellungen 118.
— Tuberkulose 143.
— Verletzungen 105.
— s. auch Strumen.
Schilddrüsentransplantation 153, 154.
Selbstmörderschnitt 104.
Sialoadenitis chronica 68.
Sialolithiasis 67.
Sinus pyriformis, Karzinome 59.
Sklerom am Mesopharynx 55.
— der Mundhöhle 15.
Skoliose der Halswirbelsäule 107.
Skorbut, Mundhöhle bei 13.
Skrotalzunge 18.
Soor des Mundes 13.
Spaltbildungen des Gaumens, angeborene 5.
Speicheldrüsen, Aktinomykose 68.
— und Gicht 77.
— Syphilis 69.
— Tumoren 69.
— s. auch Glandula.
Speichelfisteln 83.
Speichelsteinerkrankung 67.
Spondylitis tuberculosa 114, 129.
Sporotrichose des Gaumens 38.
— des Mesopharynx 56.
— der Mundhöhle 13.
Stomakake 12.
Stomatitis aphthosa 11.
— gangraenosa 12.
— mercurialis 11.
— gonorrhoica 13.
— herpetica 13.
— phosphorica 11.
— saturnina 11.
— simplex 11.
— ulcerosa 12.
Strahlentherapie der Halslymphome 127.
— der Mundhöhlenkrebse 17.
— s. auch Röntgentherapie.
Streptokokkenangina 43.
Stridor congenitus 30.
Strikturen des Ösophagus 169.
Struma cystica der Zungenbasis 65.
Strumektomie 148.
Strumen 131.
— eisenharte 143.
— und Epithelkörperchen 146.
— und Gefäße 145.
— und Herz 145.
— intralaryngeale und intratracheale 162.
— intratracheale 141.
— Jodbehandlung 146.
— maligne 144, 155.
— und Nervi recurrentes 146.
— Operationen bei 148.
— Organtherapie 147.
— und Ösophagus 146.

Strumen, Prophylaxe 146.
— retropharyngeale 58.
— retrosternale 137.
— retrotracheale und retroviszerale 139.
— Rezidiv- 154.
— Röntgenbehandlung 147.
— Therapie 146.
— Trachea bei 144.
— der Zunge 28.
— s. auch Schilddrüse.
Strumitis 115.
— oder Aktinomykose? 142.
— oder Blutungen in einen Kropf? 142.
— Therapie 155.
Subkutinmundwasser 10.
Sympathikotonie und Sympathektomie 102.
Sympathikus s. Halssympathikus.
Syphilis des Gaumens 5, 37, 39.
— am Halse 87.
— und Leukoplakie 19.
— des Mesopharynx 55.
— der Mundschleimhaut 14.
— der Parotis 76.
— der Speicheldrüsen 69.
— der Zunge 23, 26.

T

Tauchkropf 137.
Thrombophlebitis der Vena jugul. int. 115.
Thyreoiditis 115.
Thyreoaplasie, angeborene 155.
Tonsillarabszeß 45.
Tonsillen, Blutungen 48.
— Entzündungen 42, 114.
— Fibrome 51.
— Hypertrophie 47.
— Karzinome 50.
— Sarkome 50.
— Steine 42.
— Tuberkulose 49.
— Tumoren 50.
— Ulzera 49.
Tonsillitis 114.
Tonsillotomie und Tonsillektomie 47.
Torticollis 110.
Trachea, Fremdkörper in der 159.
— bei Kropf 144.
— Struma 162.
— Tumoren 162.
— Verletzungen 105.
Tracheomalakie 145.
Tracheotomie 163.
Trottersche Trias 53.
Tuberkulose des Gaumens 37.
— der Glandula submandibularis 69.
— am Halse 87.
— der Halswirbelsäule 57.
— des Manubrium sterni 157.

Tuberkulose des Mediastinums 157.
— des Mesopharynx 55.
— der Mundschleimhaut 14.
— der Parotis 76.
— der Schilddrüse 143.
— der Tonsillen 49.
— der Zunge 21, 26.
Tumoren des Gaumens 40.
— am Halse 116.
— der Karotisdrüse 130.
— des Larynx 161.
— des Mundbodens 63.
— der Mundhöhle 15.
— am Nasen-Rachendach 52.
— der Parotis 78.
— der Regio nuchalis 159.
— der Regio supraclavicularis 157.
— der Speicheldrüsen 69.
— der Tonsillen 50.
— der Trachea 162.
— der Zunge 28, 31.
Typhus, Gaumengeschwüre bei 37.

U

Ulzera am Gaumen 37.
— am Halse 87.
— im Mesopharynx 55.
— der Mundschleimhaut 11, 12, 13, 14.
— an den Tonsillen 49.
— der Zunge 21, 26, 31.
Uranoschisma 6.
Urtikaria der Mundhöhle 13.

V

Vagus, Verletzungen 99, 101.
Vallekulakarzinom 33.
Varix der Zunge 36.
Vegetationen, adenoide 54.
Vena jugularis interna, Thrombophlebitis 115.
— — — Verletzung 99.
Venen am Halse, Verletzungen 99.
Verwachsungen am Gaumen 39.
Villaretsches retroparotideales Syndrom 79.

W

Werlhoffsche Krankheit, Mundhöhle bei 13.
Wespenstiche im Munde 10.
Wolfsrachen 6.

Z

Zahnabszeß, lymphangitischer 36.
Zahnprothesen, Gaumenperforation durch 38.
Zunge, Abszeß 23, 24.
— Aktinomykose 23, 27.
— Amyloidose 30.
— Aneurysma 36.
— Atrophie 19.
— Blutungen 34.

Zunge, Endotheliom 34.
— akute pyogene Entzündungen 24.
— chronische Entzündungen 26.
— Erkrankungen 18.
— Falten- 18.
— schwarze Haar- 19.
— Hypertrophie 19.
— Karzinom 22, 25, 26, 31.
— Leukoplakie 19.
— Lymphangiom 24, 25.
— angioneurotisches Ödem 24
— Sarkome 34.
— Skrotal- 18.
— Strumen 28.
— Syphilis 23, 26.
— Tuberkulose 21, 26.
— gutartige Tumoren 28.
— bösartige Tumoren 31.

Zunge, Ulzera 21, 26, 31.
— Varix 36.
— Vergrößerungen 23.
— Verletzungen 9.
— Zylindrom 34.
— Zysten bei Säuglingen 30.
— Zystizerkus 30.
Zungenbasis, Struma cysticum 65.
Zungenbein, Osteomyelitis 115.
— - Verletzungen 105.
Zungenbiß 9.
Zylindrome des Gaumens 40.
— der Parotis 81.
— der Zunge 34.
Zyste, vereiterte branchiogene 115.
— des Gaumens, angeborene 38.
— der Zunge 30.
Zystizerkus der Zunge 30.